江苏省高等学校重点教材 编号：2021-2-215

健康医疗大数据管理

汤少梁　主编

东南大学出版社

·南京·

图书在版编目(CIP)数据

健康医疗大数据管理 / 汤少梁主编. — 南京：东
南大学出版社，2023.4
ISBN 978-7-5766-0719-2

Ⅰ.①健… Ⅱ.①汤… Ⅲ.①医学—数据处理 Ⅳ.
①R319

中国版本图书馆 CIP 数据核字(2023)第 056103 号

责任编辑:陈潇潇　　　责任校对:韩小亮　　　封面设计:王　玥　　　责任印制:周荣虎

健康医疗大数据管理
Jiankang Yiliao Dashuju Guanli

出版发行:东南大学出版社
社　　址:南京市四牌楼 2 号　邮编:210096
网　　址:http://www.seupress.com
电子邮箱:press@seupress.com
经　　销:全国各地新华书店
印　　刷:常州市武进第三印刷有限公司
开　　本:787mm×1092mm　1/16
印　　张:18.25
字　　数:440 千字
版　　次:2023 年 4 月第 1 版
印　　次:2023 年 4 月第 1 次印刷
书　　号:978-7-5766-0719-2
定　　价:56.00 元

本社图书若有印装质量问题,请直接与营销部联系。电话:025 - 83791830

《健康医疗大数据管理》
编写委员会

主　编　汤少梁

副主编　肖增敏　杨　莉

编　委　（按姓氏笔画排序）

王　松　卞琦娟　邓　敏　冯雨莉

朱　娴　杨　玮　罗　珺　唐　力

董慧秋

前　言

　　人类正处于一个前所未有的大数据时代。数据处理和分析技术的进步,让人类使用海量数据的能力得到了极大的提高,借助大数据,人类可以更好地发现知识、提升能力、创造价值。大数据的开发与应用,为政治、经济、学术等各大领域以及各行业都提供了新的发展机遇。大数据既是社会经济的基本生产资料和促进生产力的利器,也是国家创新发展的核心驱动力,被誉为新时代的"石油"。发展普及大数据技术,提高大数据管理与应用能力,提升大数据思维和文化意识,成为各国新一轮发展的着眼点。

　　2015 年 9 月,国务院发布了《促进大数据发展行动纲要》的国家发展战略、系统部署了大数据发展工作,意味着中国大数据发展迎来了顶层设计,正式上升为国家战略。围绕《纲要》,纷纷出台了各行业大数据发展战略性政策。党中央、国务院高度重视健康医疗大数据的应用发展,在 2016 年全国卫生与健康大会上,习总书记就提出:"要完善人口健康信息服务体系建设,推进健康医疗大数据应用。"同时,在国务院办公厅印发的《关于促进和规范健康医疗大数据应用发展的指导意见》(国办发〔2016〕47 号)和《国务院关于印发"十三五"卫生与健康规划的通知》(国发〔2016〕77 号)等文件中,也提出要全面深化健康医疗大数据应用。在中医药大数据发展上,《中医药发展战略规划纲要(2016—2030 年)》提出实施"互联网＋中医药健康服务"行动,建设国家和省级中医药数据中心。大数据技术应用于海量中医文献和名老中医传承瑰宝的开发和管理应用中,必将开启中医药发展的新篇章。大数据技术在健康医疗领域的应用,将从健康医疗系统体系搭建、机构运作、临床研发、诊断治疗、健康生活方式等多个方面带来变革。健康医疗大数据应用发展将带来健康医疗模式的深刻变化,有利于激发深化医药卫生体制改革的动力和活力,提升健康医疗服务效率和质量,扩大资源供给,不断满足人民群众多层次、多样化的健康需求,有利于培育新的业态和经济增长点。

　　本书以健康医疗大数据技术和各领域应用为主线,共分为十二章,为了便于读者掌握书中知识,每一章开始都设置了引导案例,章内根据知识逻辑安排穿插了多个专门案例,最后安排了综合案例分析和思考题。第一章主要介绍了健康医疗大数据的基本概述,包括健康医疗大数据的概念、特征及发展历程、产业生态与产业投资情况,并对我国健康医疗大数据的管理应用效果和未来发展趋势进行了探讨。第二章到第六章介绍了健康医疗大数据相关技术。第二章阐述了健康医疗大数据系统平台,包括其功能、主要应用技术以及体系架构和各层模块作用等。第三章对健康医疗大数据采集和预处理工作进行了介绍。第四章着眼于健康医疗大数据的存储。第五章重点介绍了健康医疗领域大数据处理技术。第六章则强调了健康医疗大数据的安全。第七章到第十二章对健康医疗大数据的多个应用领域进行了介绍,包括大数据与临床诊疗、大数据与药物研发、大数据与公共卫生监测、大数据与公众健康和慢病管理、大数据在中医药领域的应用以及大数据在卫生政策制定中的应用。

本书由汤少梁总体策划,第一章由罗珺编写,第二章和第五章由杨莉编写,第三章由朱娴编写,第四章和第九章由肖增敏编写,第六章由杨玮编写,第七章和第十一章由汤少梁、冯雨莉和董慧秋编写,第八章由唐力编写,第十章由卞琦娟编写,第十二章由邓敏编写。全书由汤少梁、肖增敏、王松负责统稿。在本书编写过程中,参考了大量资料和国内外专家学者的学术成果,在此致以诚挚的谢意。

本书适合高等院校大数据相关专业的本科生使用,同时也可作为其他专业本科生、教育工作者和健康医疗领域相关工作人员了解健康医疗大数据的参考用书。本书难免存在不足之处,敬请同行专家不吝赐教,提出宝贵意见,以利于以后更好的改进和完善。

编者

2022 年 12 月 20 日

目 录

第一章

健康医疗大数据概述

国家健康医疗大数据中心全面服务"健康中国"战略

当前,大数据时代已全面到来,信息技术的飞速发展为大数据时代提供有力支撑。健康医疗大数据是大数据的重要组成部分,国家高度重视健康医疗大数据的应用发展。国家卫生计生委于 2016 年 10 月和 2017 年 12 月分别确定两批健康医疗大数据中心与产业园建设国家试点工程,第一批以福建省、江苏省及福州、厦门、南京、常州为试点省市;第二批试点在山东、安徽、贵州三个省开展。位于福建、贵州、江苏、山东、安徽的我国东西南北中五大医疗健康大数据区域中心分别承担着国家健康医疗大数据中心、区域中心、应用发展中心和产业园建设等国家试点工程任务,并且承担着促进产业整体建设和行业生态培育的任务。

2016 年 11 月,国家健康医疗大数据中心与产业园区建设试点工程(福州园区)在长乐产业园正式挂牌,建设一个包含中心机房建设、健康医疗数据目录库建设和中心平台建设的健康医疗大数据中心;建设健康城市战略运营基地、健康人文国际交流基地两个基地;并在园区布局健康服务片区、精准医疗片区、生物医药片区、科技金融片区四个特色产业片区。该项目以实现福州市健康医疗各业务领域信息资源面向健康大数据中心汇集为发展目标,2020 年 10 月已完成福州市医保用户在 14 家省属医院、全市 37 家二级以上公立医疗机构、174 家基层医疗卫生机构的数据汇聚工作,带动大健康产业链发展。福州在全国首发"一个办法、两大平台",即《福州市健康医疗大数据资源管理暂行办法》、国家健康医疗大数据平台(福州)和国家健康医疗大数据安全服务平台(福州),汇聚公共卫生数据、临床数据、基因组学数据、物联网数据等近百亿条数据,这也标志着国家健康医疗大数据试点工程取得重大突破。目前福州市也落地了基于国家健康医疗大数据的多个创新智能应用,例如在福州市中医院上线使用的福州市区域互联网医院服务平台、在福州市第二医院试点应用的 5G＋大数据院前急救协同平台、在福州上线使用的福州市影像辅助诊断平台、在福州市第一医院落地应用的福州市病案首页质量控制平台、福州市公共科研服务平台、福州市管控式医疗服务平台等。"榕医通"是由原福州市卫计委发起,福州市健康医疗大数据中心及产业园专项工作小组和福建海峡银行共同参与打造,是全国首个区域统一的"一站式"医疗便民服务平台,基于社保卡实名认证,实现全市医疗卫生机构"统一门户、统一支付、预交金通用"等方便快捷的一站式服务,涵盖手机App、微信公众号等多种服务渠道,实现就诊余额在门诊、住院通用结算,以及余额的跨医院通存通用,患者可通过手机充值缴费、在线退款提现,无需到窗口排队缴费,减少排队等待时间。福州市疫情防控公共服务平台充分利用大数据及智能分析等先进技术手段,为政府重大疫情监测预警、领导防控决策支持提供支撑,为市民提供疫情信息查询、疫情线索上报、核酸检测在线预约与报告查询、新冠疫苗预约等服务,提升政府疫情防控效率,助力全市疫情防控大局。"榕医通"还依托国家健康医疗大数据平台,接入家庭医生签约模块和智能导诊功能,让市民在家有"医"靠,市民可通过平台实现线上家庭医生预约、查询,也可以根据病症输入症状,由系统判定诊断结果并且显示推荐医院。该中心高度体现"健康中国"战略部署,展现了数字经济对于健康医疗产业的宏观支撑,并以保障人民健康为核心导向,探索"互联网+健康医疗"服务新模式、新业态,为人民健康提供可靠保障,增强人民群众的获得感、幸福感、安全感。

〔案例来源:福州市卫健委:国家健康医疗大数据福州试点工程硕果累累,https://wjw.fujian.gov.cn/xxgk/gzdt/bmdt/202010/t20201009_5405878.htm〕

随着新一轮信息革命浪潮的涌现,人类社会已经进入大数据时代。党的十九大报告将健康中国作为国家战略实施,健康中国建设是一个系统工程,顺应并引领大数据时代的信息化发展,通过整合与共享大健康医疗数据,以推进医疗信息化,充分发挥大数据在医疗行业的应用价值和商业潜力。大数据作为迅速兴起的跨学科领域,在各个行业领域中扮演着重要角色,大数据与大健康相遇,借助互联网、云计算、人工智能等新技术、新方法为健康中国建设开拓了广阔的应用前景和发展空间。大数据时代为健康中国建设提供技术支持,也为大健康产业的发展提供重要契机和有利条件,国家高度重视健康医疗大数据的创新发展,健康医疗大数据不仅意味着数据处理多样化、更便捷,更是一种思维方式的转变,是实现健康医疗领域跨越式发展的技术变革。随着"互联网+健康医疗"的迅速发展,健康医疗大数据的应用范围不断扩大,已经被应用于健康管理、公共卫生等诸多领域,为病患、医疗机构及社会等带来极大便利。健康医疗大数据作为国家重要的基础性战略资源,正在推动传统的健康医疗模式发生前所未有的重大变化。"以患者为中心"的全生命周期健康管理将逐步替代传统疾病救治模式,以预防、预测、个性、参与、精确为特征的医学新时代正在到来。

第一节　健康医疗大数据的概念、特征及发展历程

一、健康医疗大数据的概念

健康医疗大数据是大数据在医疗领域的一个重要分支。2018年,国家卫生健康委员会公布《国家健康医疗大数据标准、安全和服务管理办法(试行)》中指出,健康医疗大数

据是指在人们疾病防治、健康管理等过程中产生的与健康医疗相关的数据。健康医疗大数据涉及人的全生命周期所产生的多领域数据，包括分布在医院、社区、家庭、养老机构、互联网等空间的大规模健康医疗信息资源，如居民电子健康档案、电子病历、诊疗数据、影像数据、实验数据、仪器数据、临床数据、财务数据、管理数据、医用函件等各种类型，具有跨时空、多模态、多粒度和多源异构等典型特征。因此，健康医疗大数据是由人、物、信息等泛在健康医疗资源整合与协同的数据集合体，包括生物医学传感器收集的生理指标数据、患者诊疗康复数据、基因组数据、诊疗支付及医疗保险数据、社交媒体数据等。此外，从资源视角、开发视角、风险视角看，健康医疗大数据外延概念如下：①它是一类能够提高医院诊疗水平和运作效率、促进健康医疗服务均等化的资源；②具有多源异构性、关联复杂性、潜在价值性、质量差异性等特征；③极易造成医源性风险和隐私泄露。

通过大数据治理、数据共享与聚合方法，对其进行数据挖掘，能够发现服务个人、组织和社会的高价值知识。与此同时，由于不同患者的健康状况受多种因素的影响，因而健康医疗大数据的概念和外延会不断发展演变。

二、健康医疗大数据的特征

习近平总书记在十九届中共中央政治局第二次集体学习时的重要讲话中指出："大数据是信息化发展的新阶段"，并做出了推动大数据技术产业创新发展、构建以数据为关键要素的数字经济、运用大数据提升国家治理现代化水平、运用大数据促进保障和改善民生、切实保障国家数据安全的战略部署，为我国构筑大数据时代国家综合竞争新优势指明了方向。关于健康医疗大数据特征研究，学者们主要通过解读国家出台的相关政策和检索相关文献，基于数据源、数据属性等因素对健康医疗大数据进行分类，并且分析健康医疗大数据的主要特征，既包括大数据的固有特征，也有其自身特有的特征，如图1.1所示。

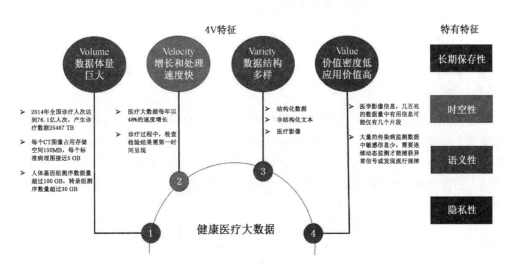

图1.1 健康医疗大数据特征

首先，固有特征包括：①数据体量巨大。健康医疗大数据不同于常规数据，数据量极大。如一张CT图像占150 MB左右，一个病理图占5 GB左右，一个人的DNA数据量占

4 GB左右等,一个医院每天产生的数据量是极其庞大的。②数据增长速度与处理速度快。在当今优质医疗资源缺乏的环境下,一家三甲医院的就诊量是惊人的。如郑州某三甲医院,每天的诊疗病人超过2万人次,每年的门诊量高达800多万。③数据结构多样。健康医疗大数据来源多元,导致其数据结构也是多样化的,主要包括结构化(如个人诊疗信息等)、半结构化(如影像、声音等多模态信息)、非结构化三种,其中常常以非结构化数据(如住院记录、病程记录等)为主。由于数据来源多样,信息化水平不一或人工记录的主观性、随意性会使数据存在偏颇的可能,且不同数据之间缺乏统一标准,导致数据整合困难程度增加。④价值极大。健康医疗大数据是贯穿人的整个生命周期的,健康医疗大数据背后蕴藏信息价值极高,往往也需要结合专业数据挖掘技术和临床经验进行研究。如医疗机构利用大数据进行临床监控,政府利用大数据进行疾病预警监测,企业利用诊疗用药数据进行新药研发,民众利用过往数据进行疾病预警等。

其次,健康医疗大数据的特有特征包括:①长期保存性。无论是个体还是群体,其健康疾病状态均会随着时间不断变化,而非固定静止的。传统的统计数据往往仅能捕捉单一时点信息,难以反映全部动态过程。而随着大数据相关技术的融入,选取正确的采集、处理时间,运用适宜的数据采集、处理技术,能够有效地捕捉数据动态变化,提高健康医疗大数据的时效性,为后期应用提供更多信息。②时空性。个体的健康医疗大数据包括一个人从出生、婴幼儿保健、疫苗注射、入学体检、工作体检、就诊、住院、饮食、运动、睡眠、死亡等一系列生命过程所产生的多点数据。许多临床数据是时间序列,如心电图数据是连续性时间的观察数据,很多慢性疾病也需要通过追踪数据来分析成因。③语义性。医学术语涉及国内和国外医学术语及中文与外文表达表述方式,其中存在多种问题,例如常见的标准存在分歧,中外文表达方式存在不同,此外还存在因更新速度过快导致医学术语表达意思与实际语义存在不同。④隐私性。健康医疗数据包含大量敏感信息,涉及患者个人隐私,具有较高的隐私性,需要进行严格的数据隐私处理。

三、健康医疗大数据的发展历程

(一)相关政策发展历程

健康医疗大数据是国家大数据发展战略中的组成部分,同时也是中国的基础战略性资源和重要生产要素。健康医疗大数据应用发展将带来健康医疗模式的深刻变化,有利于激发深化医药卫生体制改革的动力和活力,提升健康医疗服务效率和质量,扩大资源供给,不断满足人民群众多层次、多样化的健康需求,有利于培育新的业态和经济增长点。我国健康医疗大数据相关政策发展历程如表1.1所示。

表1.1　我国健康医疗大数据部分相关政策

编号	政策名称
1	《国家卫生计生委国家中医药管理局关于加快推进人口健康信息化建设的指导意见》国卫规划发〔2013〕32号
2	《国务院办公厅关于运用大数据加强对市场主体服务和监管的若干意见》国办发〔2015〕51号

编号	政策名称
3	《国务院关于印发促进大数据发展行动纲要的通知》国发〔2015〕50号
4	《国务院办公厅关于促进和规范健康医疗大数据应用发展的指导意见》国办发〔2016〕47号
5	《关于加强卫生与健康科技成果转移转化工作的指导意见》国卫科教发〔2016〕51号
6	《关于全面推进卫生与健康科技创新的指导意见》国卫科教发〔2016〕50号
7	《关于印发〈医药工业发展规划指南〉的通知》工信部联规〔2016〕350号
8	《发展改革委关于印发〈全民健康保障工程建设规划〉的通知》发改社会〔2016〕2439号
9	《国务院办公厅关于印发国家突发事件应急体系建设"十三五"规划的通知》国办发〔2017〕2号
10	《国家卫生计生委关于印发"十三五"全国人口健康信息化发展规划的通知》国卫规划发〔2017〕6号
11	《国务院关于印发新一代人工智能发展规划的通知》国发〔2017〕35号
12	《国家卫生计生委办公厅关于印发医院信息化建设应用技术指引(2017年版)的通知》国卫办规划发〔2017〕1232号
13	《国务院办公厅关于促进"互联网＋医疗健康"发展的意见》国办发〔2018〕26号
14	《关于进一步推进以电子病历为核心的医疗机构信息化建设工作的通知》国卫办医发〔2018〕20号
15	《关于印发国家健康医疗大数据标准、安全和服务管理办法(试行)的通知》国卫规划发〔2018〕23号
16	《关于加快推进电子健康卡普及应用工作的意见》国卫办规划发〔2018〕34号
17	《关于加强全民健康信息标准化体系建设的意见》国卫办规划发〔2020〕14号

(二) 相关研究发展历程

1. 平台建设方面

医疗信息的交互与集成研究是现阶段数字化建设的迫切需要,构建国家医疗卫生信息分级、开放应用平台是医院信息化发展的必然趋势。实现交换共享的健康大数据平台,需解决数据的清洗、存储、挖掘、分析利用问题和传统医疗信息系统需独立的物理计算、存储和网络资源运行问题,有学者提出大数据平台的技术架构、技术方案和建设策略,构建包含资源层、感知/接入层、传输层、服务层和应用层5个层次的健康医疗大数据平台;此外,近年来也出现了以政产学研合作方式共建健康医疗大数据开放实验室和健康医疗大数据系统的体系结构。

2. 数据管理方面

有学者创建了涵盖健康/疾病检测、风险评估与干预的大数据驱动的健康/疾病管理学的理论方法体系;也有学者提出了健康医疗大数据保护的相对安全观,从法律监管、人才培养、宣传教育、关键数据保护等方面构建健康医疗大数据安全风险防控体系,在最大限度促进数据应用的同时降低安全风险,在相对安全的背景下达到数据利用和数据安全的均衡状态;基于我国健康医疗大数据支持分级诊疗的现状及问题,有学者从管理体系建设、技术支撑保障、应用服务创新等方面提出了基于健康医疗大数据的分级诊疗实施路径;此外还有学者构建了面向健康医疗大数据安全保护的具有数据可追溯、防篡改和信息平等共享、安全可信等优势的医疗区块链模型,解决了健康医疗大数据集中存储、不可追溯、易受攻击等问题。

3. 发展模式方面

有学者认为城市健康医疗大数据 PPP(Public Private Partnership)模式的良性发展需要构建四重相互配合的机制系统才能得以保障;同时有学者为解决中国当前采取的中心化数据共享模式中的激励机制和约束机制问题,提出了一种含部门认证的第三方医疗数据处理机构参与的中心化健康医疗大数据共享模式。

第二节　健康医疗大数据的类别及其应用

一、健康大数据及其应用

健康大数据主要包括对个人健康产生影响的日常生活方式、环境卫生和行为等方面的数据。健康大数据注重"健康"和"管理",主要包括以下几个方面:

1. 健康监测管理数据

健康监测管理数据主要指基于公众的医学研究和健康管理数据,如疾病监测、传染病登记报告等。健康监测管理数据可以整合分析患者的健康信息,并且通过分析后的数据为患者进行远程诊断和治疗提供更好的数据证据,减轻患者的心理压力。因此,借助大数据技术对居民健康大数据进行分析,能够实现对居民的身心健康的智能化监测,分析影响居民身心健康的因素,进一步帮助居民提高健康管理水平。

2. 医疗机构管理数据

医疗机构管理数据主要以个人医疗数据为基础,涉及医疗机构自身行为,如医疗保险审查和经济成本核算等管理运营方面的数据。

在医疗保险领域,健康医疗大数据的重要应用之一就是实现索赔请求的智能化快速审核,防范医保欺诈。大数据分析可以帮助医保机构找出一些典型的理赔费用风险问题,例如分解住院、不合理医疗检查项目或者不合理高值医用耗材的使用、诊断和处方药品指征不匹配、药品剂量超标等,通过大数据分析和机器审核,快速筛选出存在欺诈风险的索赔请求,有效降低欺诈成功率。

在经济成本管理方面,大数据可以有效控制成本。精准医疗以健康大数据作为有效支撑,在健康大数据研究的基础上,通过对疾病的精准分类、预防、诊断,为社会公众定制个性化、精准化的疾病防治方案。引入健康医疗大数据的精准医疗可以避免不必要的治疗引起的资源和资金浪费。

3. 人体环境交互数据

人体环境交互数据是指人体与环境发生交互作用所产生的数据,提供与人体-环境相关的疾病的环境监测管理,如职业病、公害病等的环境监测。如为了解城市环境空气、饮用水、土壤和积尘重金属质量浓度对人体健康的影响,通过现场采样和实验室分析检测相结合的方式对环境空气、饮用水、土壤等样品进行分析,采用健康风险评价模型对地区环境重金属暴露水平和人体健康风险水平进行研究,对后续健康风险评估与预防具有重要意义,同时对指导城市环境治理、建设美丽城区景观和推动城市生态环境的可持续发展都具有积极作用。

二、医疗大数据及其应用

医疗大数据有多种来源,如医院应用的信息管理系统、制药企业研制药品过程中进行的试验的研究数据、医院人体生命特征监护设备、人体便携可穿戴健康设备、临床决策支持设备(如医疗诊断影像设备)、搜索引擎记录的网民因健康活动浏览的信息等。因此,医疗大数据除了具备维克托·迈尔-舍恩伯格提出的"4V"特点:Volume(大量)、Variety(多样)、Velocity(高速)、Value(价值)外,还具备多态性、不完整性、时效性、冗余性、隐私性等特点。

1. 多态性

医疗数据的表达格式包括文本型、数字型和图像型。医疗数据的表达很难标准化,对病例状态的描述具有主观性,没有统一的标准和要求,甚至对临床数据的解释都是使用非结构化的语言。多态性是医疗数据区别于其他领域数据的最根本和最显著的特性。这种特性也在一定程度上加大了医疗数据的分析难度和速度。

2. 不完整性

医疗数据的搜集和处理过程存在脱节,医疗数据库对疾病信息的反映有限。同时,人工记录的数据会存在数据的偏差与残缺,数据的表达、记录有主观上的不确定性。同一种疾病并不可能由医学数据全面反映出来,因此疾病的临床治疗方案并不能通过对数据的分析和挖掘而得出。另外,从长期来看,随着治疗手段和技术手段的发展,新类型的医疗数据被创造出来,数据挖掘对象的维度是在不停地增长的。

3. 时效性

病人的就诊、疾病的发病过程有时间上的进度,医学检测的波形信号(比如说心电、脑电)和图像信号(MRI、CT 等)属于时间函数,具有时效性。例如心电信号检测中,短时的心电无法检验出某些阵发性信号,而只能通过长期监测的方式实现心脏状态的监测。

4. 冗余性

医疗数据中存在大量的被记录下来的相同或类似信息。例如常见疾病的描述信息,与病理特征无关的检查信息。

5. 隐私性

在对医疗数据进行数据挖掘的过程中,不可避免地会涉及患者的隐私信息,这些隐私信息的泄露会对患者的生活造成不良的影响。特别是在移动健康和医疗服务的体系中,将医疗数据和移动健康监测甚至一些网络行为、社交信息整合到一起的时候,医疗数据的隐私泄露带来的危害将更加严重。

三、临床大数据及其应用

临床大数据应用的主要目标是关注个人身体健康状况,各种医疗机构、药企等医疗行业涉及的相关数据,主要与患者临床就医涉及的病历信息、用药情况的真实记录、药物反应等有关。

1. 常规病历数据

常规病历数据主要来自医院、诊所等医疗机构日常临床诊治所产生的数据,包括门急诊记录、住院记录、影像记录和实验室记录等内容。常规病历数据的应用主要体现在电子病历的应用上,电子病历(electronic medical record,EMR)是病历的一种信息化记录形式,在当前医疗信息系统建设中迅速发展。

电子病历数据库以患者为中心,将患者医疗信息及其相关处理过程综合集成,促进了工作流程的优化、医疗质量的提高以及服务水平的提升。例如在临床实践中,疾病诊断很大程度上依赖医生的专业能力和经验知识,对于专业能力欠缺或者经验不足的医生来说,疾病诊断具有一定片面性,可能导致医疗供给侧紧张以及医患矛盾加剧等问题。电子病历蕴藏的大量知识,可为辅助诊断提供巨大潜力,电子病历分析将挖掘专家医疗知识,模拟医生诊断推理,得出较为可靠的诊断预测。电子病历还可以进行疾病预测与病情评估,基于患者人口统计学、症状、临床、检查等相关信息,对可能患有的疾病进行预测,对病情的轻重缓急进行评估,可以为医务人员的相关诊断提供支持和参考,对于后续的治疗措施也具有重要的意义。电子病历甚至可以基于数据挖掘生成包括电子病历医患共创数据、个性化电子病历模板以及结构化数据推理等重要部分,实现电子病历的智能化生成。

2. 药物管理数据

药物管理数据来自药物临床试验、医药研发与数据管理等。可利用大数据技术对药物管理数据进行加工处理,也可对不同患者的疾病、行为或者情绪表现进行个性化的分析,挖掘患者疾病的特点与其生活习惯之间的关系,并针对患者的疾病特点或症状(靶点)研制出不同的药品。

药物管理数据能够帮助医药研发机构或者公司缩短药物的上市时间,提高药物临床试验的成功率,获得市场准入,尽早将更具针对性、更高治疗成功率和更高潜在市场回报的药物推向市场。根据经验发现,使用大数据预测模型可以帮助医药企业把新药物从研发到推广市场的周期从大约13年减少到8~10年。除此之外,还可以利用大数据技术实现药物疗效分析和药物副作用监测。通过搜集并分析服药人群健康体征、服药记录、临床疗效等数据,分析药物在投放市场后的治疗效果,发现药物安全信号,以此促进药物的改良,提升药效以及确保用药安全。

3. 患者症状和用药数据

通过对现有健康医疗大数据的有效利用,对现在一些常见疾病可以借助人工智能技术来进行辅助诊断。对于某一疾病,可以大量录入该疾病的不同发病时期的发病症状、发病环境等数据,形成一个关于此疾病的完整数据库,后期通过编译程序来实现人工智能识别病情并诊治,给予医生完善的医疗建议,改进和优化诊断和治疗,提高效率与质量。例如,国家卫生健康委统计信息中心和电子科技大学共同组建健康医疗大数据研究院,利用大数据＋深度学习技术实现了色素性皮肤病的计算机辅助诊断。患者只需要通过智能手机对病患处进行拍照并上传至大数据分析平台,平台会自动对照片进行预处理增强,并利用图像特征提取技术对病患处的特征进行提取,依据这些特征,利用训练后的神经网络,计算机就可以对疾病进行智能化的分类和初步诊断。

四、生物大数据及其应用

生物大数据是指从生物医学实验室、临床试验和公共卫生领域获得的人类相关基因组学、转录组学、实验胚胎学、代谢组学等信息数据,以及通过各类设备所获得的血压、血氧、心率等监测体征数据,生物大数据的应用有助于理解遗传标记与疾病之间的因果关系,已成为一种新兴的疾病预防和治疗手段。

1. 组学信息数据

组学信息数据主要包括基因组学、蛋白组学、代谢组学、转录组学、免疫组学及各类公共生物医学数据库等组学数据。高通量技术的广泛应用,可以从不同分子层面大规模获取组学数据,多组学整合数据分析使生物学发生革命性变化,加深对生物过程和分子机制的理解。

在传统的医学信息模式下,基因序列信息交流存在滞后性,医护工作者面临跟不上时代步伐的问题,组学信息数据库的强大查找和检索功能正好解决了这一矛盾。同时,由于数据库更新的同步性,在某种程度上促进了全球各地区医疗理念和方法的进步和统一。组学信息数据库实现了资源更加便捷的共享,极大地促进了医学的发展,例如英国生物样本库项目(UK Biobank)拥有来自50万参与者的个人健康信息和与其相关的400多份同行评审出版物,远超一般组学研究规模,具有较好的外部有效性。该项目已经收集的全基因组基因型数据可供全体研究人员使用,这为发现新的遗传关联和复杂性状的遗传基础提供了许多机会。传统的信息数据处理算法不能满足大数据的处理要求,可以借助机器学习对不同组学来源(如基因组学、转录组学、蛋白质组学、代谢组学)的数据进行学习与分析,开发针对个体多样性的多因素预测模型,并识别其他可能被忽视的组合,可以添加实验验证的步骤,从而证明预测治疗可能存在的有效性。

2. 监测体征数据

不同于微观的基因及其他组学信息,体征数据主要来自智能设备提供的个体动态的生理指标数据,如血压、心率等,这种生理指标数据可应用于疾病的早期预测和日常指标监测。随着可穿戴的便携医疗设备和仪器的普及,人们可更加便捷地获得身体各参数信息,同时移动健康所具备的随时、随地性是优于医疗机构诊治的地方。

2016年10月,中共中央、国务院印发的《"健康中国2030"规划纲要》中提出推动可穿戴设备、智能健康电子产品和移动应用服务的发展。随着大众对健康的需求与日俱增,大量医学人工智能产品实现了从研发走向应用,智能可穿戴设备在健康医疗领域的应用场景也日趋丰富。可穿戴的便携设备所能提供的数据和种类虽然不如专业的医疗设备精确和齐全,但是能可靠地测得在医学上被称为"生命四大体征"的呼吸、体温、脉搏、血压数据。这四项体征是维持机体正常活动的支柱,缺一不可,不论哪项异常都会引发严重或致命的疾病,同时某些疾病也可导致这四大体征的变化或恶化,用户生命体征数据的采集对用户疾病预防及治疗跟踪具有重要的意义。穿戴式设备以及智能终端可以通过集成的生物传感器实现对生命体征参数的采集,对身体重要数据实时监控,使得人们对于自身健康有更进一步了解,有助于促进身体健康和自我控制。

第三节 健康医疗大数据的产业生态与产业投资分析

一、产业生态环境与群落分析

作为一个新兴且具有发展潜力的市场,健康医疗大数据处于一个优渥的产业生态环境和产业生态群落中。健康医疗大数据优渥的产业生态环境得益于宏观政策、社会需求和社会环境的共同推动。国家政策的加持大大推动了健康医疗大数据的发展,自2015年国务院将互联网＋医疗作为11项专项行动之一进行推广后,一系列政策如雨后春笋一般被发布。例如2017年《关于促进移动互联网健康有序发展的意见》、2018年《互联网医院管理办法(试行)》和2019年《国家医疗保障局关于完善"互联网＋"医疗服务价格和医保支付政策的指导意见》等,规范和推动大数据和健康医疗融合的同时,也创新了互联网健康医疗服务模式,培育发展了新业态。我国社会需求空间的扩大也推动着健康医疗大数据的发展,在国民健康医疗意识日益增长的前提下,健康医疗需求也成倍数增长,用户群体规模的扩大变相促使医疗资源和大数据深度结合,以达到优化资源配置的目标。并且在我国老龄人口增速加快的情况下,老龄化人口对医疗和健康的需求为互联网医疗的开展提供了良好的用户基础和广阔市场。当前新冠病毒流行的社会环境在推动健康医疗大数据的预警和监测方面也起着重要作用。例如我国利用健康码、行程码和防疫平台收集数据,为疫情监测提供支持。新冠病毒感染疫情使"互联网医疗"被普通群众所触及,群众在互联网和大数据的支持下获取电子病历、网络问诊和健康数据等信息支持,这种便利化的形式逐渐被人们所接受和需要。

我国现有的健康医疗大数据产业生态群落处于转型阶段,从数据流动角度可将该生态群落大致分为信息采集群落、信息分析群落和信息应用群落(见图1.2)。

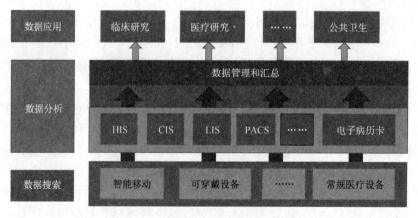

图 1.2 健康医疗大数据产业生态群落

1. 信息采集群落

信息采集群落主要包括智能移动设备、可穿戴医疗设备和医院常规医疗设备。智能移动设备和可穿戴医疗设备的兴起为健康医疗行业的转变提供了独一无二的机会。一方面，利用可穿戴医疗设备可以从用户身上收集生命体征数据，如心电图、体温和心跳等，有助于提早监测用户患病风险，管理健康；另一方面，通过与医疗数据的结合可以提高用户疾病诊断的科学性和诊断精度。医院常规医疗设备主要针对健康威胁大、发病率高、诊疗费用高等疾病进行信息获取，此类信息包括就诊记录、影像和实验记录等，这些信息将通过卷积神经网络集成到电子病历系统中，可利用大数据技术对疾病进行辅助诊断。

2. 信息分析群落

信息分析群落是以计算机为基础，以计算机软件为主体的用以简化医院医疗和管理信息的管理分析系统。在我国类似的系统已得到快速的应用和发展，如医院信息管理系统（Hospital Information System，HIS）、实验室信息管理系统（Laboratory Information Management System，LIS）、临床信息系统（Clinical Information System，CIS）和影像归档和通信系统（Picture Archiving and Communication Systems，PACS）等。这些系统中包含了医院影像科室的核磁检查数据、CT图像数据和超声波图像数据等，且这些系统数据所涉及的设备本身也构成了信息分析群落的一部分。

3. 信息应用群落

信息应用群落主要包括临床和医疗研究以及公共卫生方面。在临床和医疗研究方面，医药企业和智能设备厂商处于较为活跃的状态。医药企业利用健康医疗大数据对上市药品的不良反应进行监测，主要通过文本挖掘、数据挖掘技术发现潜在药品导致的不良反应事件。智能设备厂商则借助互联网技术，发展移动设备App、可穿戴设备等先进技术，打通线上线下之间的合作，实现医药购买流程再造、智能问诊和医疗资源优化等创新路径。公共卫生方面主要利用健康医疗大数据进行流行病的模型预测。

二、产业投资分析

健康医疗数据量每年以48％的速度增长，从2009年到2020年健康医疗数据增长44倍，2020年的中国医疗大数据应用市场规模达到79.05亿元，而投资领域主要集中在精准医学，占比为39％，其次为智能诊断和健康管理。因此，梳理分析健康医疗投资环境对促进城市经济发展至关重要，主要从投资主体、投资行为特征和运营模式三个方面剖析。

1. 投资主体

从投资主体上来看，健康医疗大数据的终端用户主要可以分为三大类：第一类是以政府和医院为代表的数据资源型用户；第二类是以药企和商保为代表的数据应用型用户；第三类是以医生和患者为代表的个人用户，其中数据应用型用户是当前的核心支付方。

2. 投资行为特征

从投资行为特征方面来看，有学者以城乡居民的健康投资为研究对象，研究表明由于健康投资是具有较强不确定性的长期未来投资，而农村居民健康投资知识有限，且多数是流动性偏好者,在收入有限的情况下,对支出极其敏感,会表现出极强的风险厌恶,倾向于选择流动性较少的投资方式,而不愿增加未来收益的期望值。因而,在健康投资和利用健康投资的资源去增值这两者之间进行行为选择时,农村居民很难表现出健康投资意愿。此外,健康医疗大数据存在数据烟囱的特征表现,投资者可以利用联邦学习,在多个参与方或多计算结点之间进行联合机器学习建模,保障数据资源交换安全、数据隐私和合法合规使用,打破数据孤岛,实现智能协作,从而优化投资环境。

3. 运营模式

从运营模式上看,健康医疗大数据呈现"一纵一横"的产业链体系,即以数据产品为中心的纵向结构和以数据技术为中心的横向结构。在产业价值链的每个环节均能产生相应的盈利模式,既可以是一次性项目建设或销售模式,也可以是平台型运营模式。目前城市健康医疗大数据 PPP 模式通过建设下列五大平台推动城市医疗卫生公共服务事业的发展。如图 1.3 所示,营造健康医疗大数据的环境,在此 PPP 模式下,私营投资方为项目建设投资,然后从服务收费中得到回报,或直接从项目收益中取得回报。

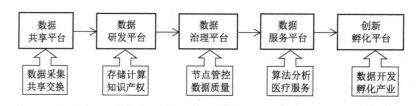

图 1.3   PPP 模式——五大平台示意图

综上所述,大数据时代采集的数据源源不断,良好的生态环境及群落、健康的投资模式均有利于健康医疗大数据的发展。

第四节   健康医疗大数据的管理应用效果与未来发展趋势

一、管理应用效果

随着我国医疗改革进程不断加快,我国卫生统计工作和信息化建设都得到了显著的加强和提升。若充分利用健康医疗大数据,搭建高效运行的数据平台,将为不同的患者、医务工作人员、医疗卫生科研人员、医学教育者和政策制定者等提供及时准确的信息,并在医药研发、疾病诊疗、公共卫生政策制定、健康危险因素评估和精准医疗研究等方面创造出更多的社会价值和经济价值。健康医疗大数据在我国医疗卫生领域应用前景十分广阔,具体表现在以下几个方面。

(一)医药研发效率的提高

大数据技术的核心是对搜集到的数据进行专业化的处理,发现隐藏在不同数据之间的相关性。医药研发机构或者公司在药品研发阶段,利用健康医疗大数据技术来分析公众的疾病趋势和药品需求量,并据此确定出更富效率的投入产出比,合理配置药材资源。除了降低研发成本外,健康医疗大数据还能够帮助医药研发机构或者公司缩短药物上市时间,增加药物临床试验成功率,获得市场准入,尽早将更具针对性、更高治疗成功率和更高潜在市场回报的药物推向市场。

(二)居民健康管理水平的提高

居民电子健康档案是居民健康管理方面的重要基础数据,运用大数据技术进行分析处理,可以为居民提供个体化的健康管理服务,改变传统的营养学和健康学模式,从环境、营养、社会、心理、运动等不同方面对居民进行高效的健康服务和管理,有效地帮助和指导社会公众保持身心健康。此外,大数据技术还可以整合分析患者的健康信息,并且通过分析后的数据能为患者进行远程诊断和治疗提供更好的数据证据,减轻患者心理压力。因此通过大数据技术对居民健康医疗大数据进行分析,能够实现对居民的身心健康的智能化监测,分析影响居民身心健康的因素,进一步帮助居民提高健康管理水平。

(三)健康危险因素分析水平的提高

通过互联网与医疗卫生信息系统和相关信息系统对社会公众的健康状况进行监测,可以系统全面地获得与健康危险因素有关的数据,再通过大数据技术的深度挖掘分析,找寻出真正威胁公众健康的危险因素。收集的相关数据具体包括:生物因素(包括致病性细菌、真菌、病毒等微生物的监测数据)、环境因素(包括空气、土壤、水文等监测数据)、社会因素(包括收入水平、人口迁移、营养条件、教育就业等监测数据)、心理因素(包括抑郁、自闭、愤怒等监测数据)、家庭遗传因素、卫生服务因素以及个人行为等方面的因素。运用大数据技术对收集到的健康危险因素进行比对和关联分析,针对在不同环境和不同社会条件下生活的人群进行测评,最终确定健康危险因素,并且可以根据确定的危险因素得知特定的疾病容易在哪些特定的生态环境和社会环境中发生。最后对社会公众的生活领域进行有针对性的干预,促进居民健康水平的提高,同时引导社会公众去有意识地改变和保护环境。

(四)公共卫生应急管理能力的提高

传染性疾病和重大疫情严重危害着社会公众的生命安全和社会秩序,而健康大数据能够有效地提高公共卫生部门的应急管理能力。医疗卫生部门可以建立覆盖所辖区域的卫生管理信息平台,收集信息并建立居民的健康信息数据库,利用大数据技术对公共卫生数据进行实时监测和分析,快速检测传染病,对疫情进行全面监测,并通过监测疫情进行预警和处置,这将大大减少医疗支出、降低传染病等疫情的感染率。与此同时,公共卫生部门还可以通过为社会公众提供准确有效的健康咨询服务,提高他们的健康危险意识和卫生防范意识,这也能够在一定程度上降低疫情感染和传播的风险。如在与寨卡病毒的抗争中,在大数据的支撑下分析病毒结构和预测病毒传播途径,合理进行资源分配和监测预警,使疫情得到了有效的防控。

（五）疾病诊疗科学化管理的实现

随着物质生活水平的不断提高,我国居民的疾病谱发生了显著变化。医院可以通过健康云平台智能采集每位居民的健康数据,并且根据病情为患者安排专家提供专业的咨询服务。专家通过对患者健康状况精确诊断后,告知患者未来可能存在的健康隐患,减轻患者的医疗负担,实现疾病预防诊疗的科学化管理。同时医院等卫生机构也可通过远程医疗系统产生的数据进行实时分析,处理最新数据,利用健康医疗大数据分析医疗资源的使用情况,实现医疗机构的科学管理以及医疗卫生资源的高效配置,提升我国医疗卫生服务水平和效率。此外,大数据管理应用还可以提升医疗价值,形成个性化医疗,将生物学数据(如基因、蛋白质组学等相关数据)和患者电子健康病历数据结合起来,使基因测序、个性化药物和患者的疾病诊疗等个性化医疗变成临床实践。

（六）精准医疗的有效支撑

精准医疗是以个体化治疗为基础,应用基因组、蛋白质组学技术结合患者生存环境、生活方式和临床数据,精确地筛选出疾病潜在的治疗靶点,并根据疾病不同的病理生理学基础将患者分类,最终实现能够针对特定患者制定个体化的疾病预防与治疗方案的目标。精准医疗研究以健康医疗大数据作为有效支撑,在健康医疗大数据研究的基础上,通过对疾病的精准分类、预防、诊断,为社会公众制定个性化、精准化的疾病防治方案,获得疾病发生分子机制的知识体系。其中,随着近年来国家对精准医疗的关注及扶持逐渐上升,癌症液体活检、癌症的个体化疗法等医疗技术发展迅速。如肿瘤、心脑血管疾病等具有较高诊疗费、较高发病率且会对健康造成较大威胁,建设专病临床医学数据中心,并利用基因芯片与基因测序技术,确认大量个体的蛋白质组、基因组、代谢组数据,加上大数据分析挖掘技术的使用,比较研究疾病的早期诊断、疗效,可以发现疾病治疗的相关靶标,促使疾病预防与诊疗水平得到大幅提升。同时,健康医疗大数据还提供具备实时知识产出能力的持续学习型基础设施,开发具有预防性、预测性和可参与性的医疗系统,为药物遗传学、分层医疗保健领域、可穿戴设备和可植入传感器提供数据支撑和技术支持。

二、未来发展趋势

健康医疗大数据的快速发展推动了新型医疗模式的产生。健康医疗大数据可以为临床诊疗、卫生监测、政策制定与执行等提供支持,促使健康医疗领域的治理能力与水平得到大幅度提升。

（一）未来发展会更快,应用会更广泛

健康医疗大数据的核心技术是能对海量数据进行处理的大数据技术,大数据技术无论在信息采集、存储还是整合分析、深度挖掘方面都有极大的优势,如果能将这些优势进一步发掘和利用,其在健康医疗方面应用将会更加广泛。在数据采集方面,综合了大数据技术的多感知器和智能终端之类的设备有很大优势;在信息处理方面,新理论、新技术和新设备层出不穷,这会让更多动态数据得到利用,大数据的价值将会更大。

（二）需要重视开放共享与隐私保护

现阶段,随着健康医疗大数据的广泛应用,大部分国家都极其重视数据的开放共享,促使健康医疗大数据的应用与发展创新。健康医疗属于重要的民生领域,许多国家都将健康医疗作为优先开展数据开放的领域。实现数据开放会存在一定的数据安全与个人隐私安全的威胁,对健康医疗大数据的数据挖掘、数据预测以及全方位的数字监控,使得个人隐私权控制困境凸显,在对数据开放共享时,必须从以下两方面强化健康医疗信息安全的技术支撑:一方面,为确保信息安全监测、预警与应对能力的提高,必须强化健康医疗行业网络信息安全等级保护、强化网络信任体系建设;另一方面,通过构建数据安全、信息安全认证审查机制与个人隐私影响评估体系,使信息安全越来越流程化与制度化。

综上所述,在网络时代背景下,大数据技术在健康医疗领域的渗透不断加深,健康医疗与大数据的结合成为大势所趋。在此背景下,政府、医院等相关部门应加强重视,充分发挥健康医疗大数据的作用与优势,积极构建网络平台,扩大健康医疗资源的辐射范围,促进健康医疗资源的开放共享,以此来满足患者的新需求,促进健康医疗卫生行业的健康可持续发展。

▌本章小结

健康医疗大数据作为国家重要的基础性战略资源,正在推动传统的健康医疗模式发生前所未有的重大变化。本章主要是对健康医疗大数据相关内容的基本概述。首先对健康医疗大数据的概念、特征及发展历程进行了概括,并根据医疗和数据相关技术的不断发展,对健康医疗大数据的概念、规模等也在不断更新。然后对健康医疗大数据的类别及其应用进行介绍。健康医疗大数据主要包含健康大数据、医疗大数据、临床大数据和生物大数据四类。接下来对健康医疗大数据的产业生态与产业投资情况进行分析。随着健康医疗大数据的应用范围不断扩大,其已经被应用于健康管理、公共卫生等诸多领域。最后对我国健康医疗大数据的管理应用效果进行阐述,并对未来发展趋势进行探讨。大数据时代已经来临,大数据技术为使用健康医疗大数据提供了前所未有的机会,但由于医疗数据的复杂性、诊疗决策的高风险性等诸多方面原因,数据质量、隐私安全等仍然是我们需要面对的难题,因此要积极采取相应措施,推动健康医疗大数据不断优化和发展,进一步扩大健康医疗大数据的应用范围。

▶本章思考题

1. 简述健康医疗大数据的概念及特征。
2. 简述健康医疗大数据的分类及其应用。
3. 简述健康医疗大数据的未来发展趋势。

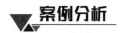

案例分析

健康医疗大数据共享的应用现状分析

1. 临床诊疗

这一场景下的健康医疗数据共享分为院内和院际调阅两种。院内临床诊疗信息互联互通依托医院电子病历系统,针对医生科学诊断、治疗及安全用药参考等需求,实现患者信息在医院内跨部门调阅,包括门急诊病历记录、出入院记录、化验报告、医学影像检查报告等信息。院际互联互通主要依托区域医疗信息平台,实现信息在区域内医疗机构间互联互通,这是实现分级诊疗制度和远程医疗工作开展的必要基础。

目前各地积极建设区域卫生信息平台,这是院际数据共享的主流发展模式,如上海申康医联工程、广佛同城区域卫生信息平台、北京医院电子病历共享项目等。除政府推动建立的医联体外,出于需求自发形成的跨区域医疗联盟是医疗信息互联互通的另一种形式,如长三角医疗联盟、北京天坛医院神经系统疾病专科联盟等。

2. 患者信息获取

向个人开放病历信息是指医疗机构将持有的病历信息向患者以方便、机器可读、可修改、可一次性完整下载、没有限制的格式开放,患者可通过互联网随时、随地下载个人的病历记录,并可以二次使用。

我国目前缺乏集成平台向患者提供连续的、系统的个人就医记录和诊疗信息。虽然已有个别城市通过建立区域卫生信息平台整合医疗数据,如上海医联工程、杭州区域卫生信息平台,但仅限于在线查询检查检验报告,远未达到向个人开放病历信息的要求。纵观国际,一些国家和地区已经建立了集中性的开放数据平台:中国台湾地区于2014年上线"健康存折"系统,患者就诊当日即可凭健保卡或自然人凭证登录系统,免费加密下载自己的电子健康资料;美国退伍军人事务部系统内的医疗机构可以通过统一平台 My Health Vet 开放医疗数据给个人。

3. 公共卫生信息共享

公共卫生信息系统与区域卫生信息平台的数据共享模式有所不同,前者是更侧重业务流程的条线性的模式,从中央到基层平台,各层级之间权责明确,信息流畅;后者以患者健康信息为中心,是更注重数据积累的区块性模式,汇集并共享全面且连续的数据信息。美国卫生信息机构已经建立了一个包括公共卫生信息系统、临床信息系统以及多方利益相关者在内的卫生信息交换系统以实现数据共享。在我国,打破公共卫生内部信息系统之间及其与区域卫生信息平台之间孤立循环的现状,使各类信息互补互通,是必须要面对的课题。

4. 行政管理决策

医院内部管理信息系统涉及医院运营、绩效、财务、科教和后勤等行政业务信息系统,系统之间相互独立,缺乏联通。对于一般行政工作人员来讲这可能造成行政工作流程复杂化,部门间重复劳动;对于医院管理者而言,缺乏跨业务系统的信息整合将使数据统计结果不全面,从而影响决策的科学性。上级卫生行政部门的需求,体现在通过区域卫生信息平台获取宏观管理所需的数据支持,在卫生资源调控、政策制定、绩效评价、监督以及数据深度挖掘利用等方面发挥大数据的应用价值。

5. 科研使用

科研数据的共享实现方式有两种。一种是依托医院或本区域原有的临床、公共卫生信息库完成数据获取、管理及科学研究。中国科学院刘延保教授提出科研数据"从临床中来,到临床中去"的理念,并建立了基于该理念的医疗科研信息一体化共享平台;宁波市公卫大数据平台专门开发了科研模块,以累积的监测数据构建了多种疾病、研究队列的专题库,为科学研究提供数据支撑。另一种是建立专门的科研数据开放平台,收集异源多维的健康医疗数据或科研数据,以结构化的形式存储,面向特定人群开放。也有学者提出传统的以建立中心平台实现数据共享的模式具有风险不可控的缺陷,提出了以跨网络的分布式安全计算为基础的去中心化科研数据存储、共享模式,具有高效安全的优势。

〔案例来源:胥婷,于广军.健康医疗大数据共享的应用场景及价值探析[J].中国数字医学,2020,15(7):1-3.〕

【思考题】

1. 除去案例中所提及的,尝试列举出健康医疗大数据还有哪些?
2. 尝试分析健康医疗大数据过程中应该注意哪些方面的问题?

第二章

健康医疗大数据系统

▶ **引导案例**

杭州市大力推进健康医疗信息基础建设

杭州积极发挥政府主导作用,努力推进电子健康卡、卫生专网、居民健康档案库、电子病历库、市县两级区域卫生信息平台等基础设施的建设,为创新发展智慧医疗、助推医改提供支撑。

(1)实现区域卫生信息平台的数据联通。杭州市坚持"顶层设计、城乡统筹、试点先行、整体推进"原则,建设市县两级区域卫生信息平台,体系架构和技术标准遵循国家标准和省标准,于2015年通过了国家区域健康信息互联互通标准化成熟度四级甲等测评。县级平台建立了区域 HIS、检验、PACS体检等集约化中心,采集包括医院门诊、住院、体检等在内的24类业务数据;市级平台与市属医院和16家省属医院实现互联。通过市县两级平台互联,实现了诊疗数据的动态采集、健康档案共享调研,完成对数十亿条诊疗数据的归集。

(2)推行电子健康卡"一码服务一生"。2014年,杭州将市属医院和全市社区卫生服务中心的就诊卡统一为"浙江杭州健康卡"。2017年联合人社部门推进了电子社保卡应用,在省内首发居民电子健康卡,提供实名制就医、报到、挂号、诊间结算、自助支付、支付宝移动支付、电子发票打印等多种应用,覆盖就医全流程,同时实现了家庭医生签约、双向转诊等业务,以实现"一码服务一生"的目标。目前,全市129家公立医疗机构上线电子健康卡应用,并与省级平台成功对接,为下一步实现杭州居民电子健康卡全省范围内通用奠定坚实基础。

(3)建设健康信息服务门户通过建设全市"健康服务门户"杭州智慧医疗健康网和杭州健康通 App,实现电子健康档案和电子健康卡开放、预约挂号、接种预约、母子健康、报告查询、全科医生签约、亲情养老、健康导航等功能,支持基层医疗卫生机构和市级医疗卫生机构在同一平台上开展服务。

(4)促进区域卫生资源平衡发展。杭州一方面利用信息平台完善分级诊疗服务体系,另一方面通过信息共享机制促进优质医疗资源下沉,促进区域卫生资源平衡发展。利用区域卫生信息平台建设签约转诊一体化信息系统,打通社区与上级医院的 HIS 系统,使其具备预约转诊、预约检查、住院转诊、电子病历调阅、转诊满意度评价等功能,并与医保系统对接。出院患者信息当天可以推送到基层医疗机构,上级医院能够实时看到患者的既往病史和健康档案,基层医疗机构可以了解患者在上级医院的治疗情况和医嘱。

〔案例来源:林子雨.大数据技术原理与应用:概念、存储、处理、分析与应用[M].3 版.北京:人民邮电出版社,2021.〕

以大数据、云计算为代表的新一代信息技术应用正颠覆性地改变着人们的思维方式。信息化的飞速发展加速了大数据技术与健康医疗产业的深度融合,推动着健康医疗服务转型升级和新业态的生成。目前,医疗卫生部门间、行业间的数据孤岛现象普遍存在,各系统间、各机构间数据格式不统一。因此,加快建设、发展和应用健康医疗大数据系统平台,不仅有助于提高居民公共卫生水平,还可以对疾病防控起到重要的监控效果,从而创新推进供给侧结构性改革的重大民生工程。

第一节　健康医疗大数据系统概述

健康医疗大数据系统平台是健康医疗数据的生产、分析、消费等多种类型主体共同构建和运作的大数据平台。对于数据生产主体,除了常规的各级医疗机构,也可以是分布于社会各个层面的体检中心、第三方诊疗或养老机构、个人智能穿戴设备、医疗保险公司、健康产品销售公司等。因此,数据生产主体种类多,数据敏感性、时效性高,数据量大,且具备较高的商业价值。对于数据分析主体,一般是提供数据采集、加工、分析、可视化、发布以及存储服务或技术支持的组织,是数据生产主体和数据消费主体之间提供"数据传播"服务的主体。因此,数据分析主体载有大量的数据流、信息流和价值流。对于数据消费主体,主要集中在医疗机构、药企、药店、保险公司、政府等组织机构。健康医疗数据的消费模式多样,费用支付形式也有多种选择,不同数据分析主体提供的数据加工和分析服务也存在个性差异和应用效果的差别。

健康医疗大数据系统平台依托传统医学、预防医学、临床医学、运动医学、营养医学、空间信息技术、大数据技术等专业领域知识,结合网站、移动终端、智能可穿戴设备、呼叫中心、健康促进中心、医疗机构、检查检验机构,构建健康医疗大数据服务生态系统,将系统平台与区域医疗信息平台、医疗保险机构、体检中心、第三方检验/影像、主动医疗服务以及医保新农合等已有医疗服务资源进行规范化、标准化的整合与协同,为健康医疗服务提供连续、完整的健康医疗大数据支撑,实现健康管理、医疗诊断等数据服务业务。

健康医疗大数据系统平台以大数据技术为依托,综合应用健康医疗服务平台数据标准化、健康医疗数据集成、健康评估、个人隐私安全、信息安全等技术,给电子健康档案数据中心、电子病历数据中心、慢病管理数据中心、公共卫生监控数据中心等提供数据服务功能。鉴于用户人群覆盖广、所属区域分散、健康医疗信息数据量大、更新速度快等特点,基于大数据技术的健康医疗大数据系统平台应满足如下需求。

(1) 开放性:健康医疗大数据系统平台服务范围广、渠道多,服务的用户和机构等类型众多,所以应保证平台的开放性,使医院的医生、健康促进团队、社区医生、卫生管理机构、第三方服务提供商等广大用户都能方便地接入和使用。

(2)高可靠性:由于平台中包括数据集成、电子健康档案数据中心、电子病历数据中心、慢病管理数据中心、公共卫生监控数据中心等内容,因此要充分重视平台的高可靠性,构建包括网络环境、工作平台、各子系统和数据信息在内的综合安全体系,以保证平台的正常运行。除了选用高可靠、高可用的硬件、应用软件产品和技术外,还要通过周密的计划、安排和实施方案,保证平台的高可靠性。

(3)可扩充性和灵活性:在发展迅速的健康医疗服务领域,应用环境、系统的硬件或软件都会不断地加以更新。因此,平台的可扩展性以及前后兼容性的好坏决定着平台能否顺利发展。也就是说,平台必须具有可扩充性,方便、灵活地满足规模扩充和应用扩充的要求。平台软硬件系统应建立在广泛的可升级的基础上。

(4)兼容性与规范性:平台各项设计规范、技术指标及产品均应符合国际标准或国家标准,以中华人民共和国国家卫生健康委员会健康档案等数据标准为指导,并提供对第三方健康服务和医疗机构服务的兼容能力,从而有效保护投资,拓展应用范围。

(5)便捷性:由于健康医疗服务面向的是健康人群、亚健康人群、患者等,人群覆盖和地域覆盖范围非常广泛,平台必须具备便捷的数据采集上传能力和通过移动设备接受健康医疗服务管理和咨询的能力。

第二节　健康医疗大数据系统主要应用技术

一、大数据处理架构 Hadoop

Hadoop 是 Apache 软件基金会旗下,一个开源的分布式计算平台,它实现了分布式文件系统 HDFS 和分布式计算框架 MapReduce 等功能,在各领域得到了广泛的应用,被公认为行业大数据标准开源软件,分布式环境提供了海量数据的处理能力,目前 Hadoop 已成为大数据的代名词。借助于 Hadoop 的突出优势,健康医疗大数据系统平台可以运行于计算机集群上,完成海量健康医疗数据的存储与处理分析。

Hadoop 是一个能够对大量数据进行分布式处理的软件框架,并且是以一种可靠、高效、可伸缩的方式进行处理的,它具有以下几个方面的特性:

(1)高可靠性:采用冗余数据存储方式,即使一个副本发生故障,其他副本也可以保证正常对外提供服务。

(2)高效性:作为并行分布式计算平台,Hadoop 采用分布式存储和分布式处理两大核心技术,能够高效地处理 PB 级数据。

(3)高可扩展性:Hadoop 的设计目标是可以高效稳定地运行在廉价的计算机集群上,可以扩展到数以千计的计算机节点上。

(4)高容错性:采用冗余数据存储方式,自动保存数据的多个副本,并且能够自动将失败的任务进行重新分配。

（5）成本低：Hadoop 采用廉价的计算机集群，成本比较低，普通用户也很容易用自己的电脑搭建 Hadoop 运行环境。

（6）运行在 Linux 操作系统上：Hadoop 是基于 Java 开发的，可以较好地运行在 Linux 操作系统上。

（7）支持多种编程语言：Hadoop 上的应用程序也可以使用其他语言编写，如 C++。

经过多年发展，Hadoop 生态系统在不断完善和成熟，除了核心的 HDFS 和 MapReduce 外，Hadoop 生态系统还包括 ZooKeeper、HBase、Hive、Pig、Mahout、Flume、Sqoop、Ambari 等功能组件，具体如图 2.1 所示。

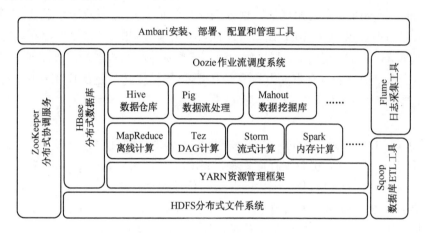

图 2.1 Hadoop 生态系统示意图

（1）HDFS：HDFS（Hadoop Distribute File System，Hadoop 分布式文件系统）是 Hadoop 的两大核心之一，是针对谷歌文件系统的开源实现。HDFS 具有处理超大数据、流式处理、可以运行在廉价商用服务器上等优点。HDFS 在设计之初就是要运行在廉价的大型服务器集群上，因此在设计上就把硬件故障作为一种常态来考虑，实现在部分硬件发生故障的情况下仍然能够保证文件系统的整体可用性和可靠性。HDFS 放宽了一部分可移植操作系统接口（Portable Operating System Interface，POSIX）约束，从而实现以流的形式访问文件系统中的数据。HDFS 在访问应用程序数据时，可以具有很高的吞吐率，因此对于超大数据集的应用程序（如健康医疗大数据系统平台）而言，选择 HDFS 作为底层数据存储系统是较好的选择。

（2）YARN：YARN（Yet Another Resource Negotiator，统一资源管理框架）负责作业和集群资源的统一管理和调度，它是 Hadoop 2.0 引入的一个全新的通用资源管理平台，可在其上运行各种应用程序和框架，如离线处理 MapReduce、DAG 计算框架 Tez、流式计算 Storm、内存计算框架 Spark 等，它的引入使得各种应用运行在一个集群中成为可能。

（3）MapReduce：Hadoop MapReduce 是针对谷歌 MapReduce 的开源实现。MapReduce 是一种编程模型，用于大规模数据集（大于 1 TB）的并行运算，它将复杂的运行于大规模集群上的并行计算过程高度地抽象为两个函数——Map 和 Reduce，并且允许用户在不了解分布式系统底层细节的情况下开发并行应用程序，并将其运行于廉价的计算机集群上，完成海量数据的处理。通俗地说，MapReduce 的核心思想就是"分而治之"，它把输入的数据集切分为若干独立的数据块,分发给一个主节点管理下的各个分节点来共同并行完成,然后通过整合各个节点的中间结果得到最终结果。

(4) Tez:Tez 是从 MapReduce 计算框架演化而来的通用 DAG 计算框架,可作为 MapReduceR/Pig/Hive 等系统的底层数据处理引擎,它天生融入 Hadoop 中的资源管理平台 YARN。

(5) Storm:Storm 分布式实时计算系统,可水平扩展,支持容错,保证所有数据被处理,易于安装维护,可以使用各种程序设计语言开发,具备高性能,单节点每秒可处理上百万记录。

(6) Spark:Spark 是专为大规模数据处理而设计的快速通用的计算引擎,它拥有 MapReduce 所具有的优点;但与 MapReduce 不同,Job 中间输出结果可以保存在内存中,从而不再需要读写 HDFS,因此 Spark 能更好地适用于数据挖掘与机器学习等需要迭代的算法。Spark 提供了一个简单而富有表现力的编程模型,该模型支持广泛的应用程序,包括 ETL、机器学习、数据流处理和图形计算。实际上 Spark 是对 Hadoop 的补充,可以在 Hadoop 文件系统中并行运行。

(7) HBase:HBase 是一个高可靠性、高性能、可伸缩、实时读写、分布式的列式数据库,一般采用 HDFS 作为其底层数据存储系统。HBase 是针对谷歌 BigTable 的开源实现,二者都采用了相同的数据模型,具有强大的非结构化数据存储能力。HBase 与传统关系数据库的一个重要区别是,前者采用基于列的存储,后者采用基于行的存储。HBase 具有良好的横向扩展能力,可以通过不断增加廉价的商用服务器来提高存储能力。

(8) Hive:Hive 是一个基于 Hadoop 的数据仓库工具,可以用于对 Hadoop 文件中的数据集进行数据整理、特殊查询和分析存储。Hive 的学习门槛较低,因为它提供了类似于关系数据库 SQL 的查询语言 HiveQL,可以通过 HiveQL 语句快速实现简单的 MapReduce 任务,Hive 自身可以将 HiveQL 语句转换为 MapReduce 任务运行,而不必开发专门的 MapReduce 应用,因而十分适合数据仓库的统计分析。

(9) Pig:Pig 是一种数据流语言和运行环境,适合于使用 Hadoop 和 MapReduce 平台来查询大型半结构化数据集。虽然编写 MapReduce 应用程序不是十分复杂,但毕竟也是需要一定的开发经验的。Pig 的出现大大简化了 Hadoop 常见的工作任务,它在 MapReduce 的基础上创建了更简单抽象的过程语言,为 Hadoop 应用程序提供了一种更加接近结构查询语言的接口。Pig 是一种相对简单的语言,它可以执行语句,因此当我们需要从大型数据集中搜索满足某个给定搜索条件的记录时,采用 Pig 要比 MapReduce 具有明显的优势,前者只需要编写一个简单的脚本在集群中自动并行处理与分发,后者则需要编写一个单独的 MapReduce 应用程序。

(10) Mahout:Mahout 是 Apache 软件基金会旗下的一个开源项目,提供一些可扩展的机器学习领域经典算法的实现,旨在帮助开发人员更加方便快捷地创建智能应用程序。Mahout 包含许多实现,如聚类、分类、推荐过滤、频繁子项挖掘等。此外,通过使用 Apache Hadoop 库,Mahout 可以有效地扩展到云中。

(11) ZooKeeper:ZooKeeper 是针对谷歌 Chubby 的一个开源实现,是高效和可靠的协同工作系统,提供分布式锁之类的基本服务(如统一命名服务、状态同步服务、集群管理、分布式应用配置项的管理等），用于构建分布式应用，减轻分布式应用程序所承担的协调任务。ZooKeeper 使用 Java 编写，很容易编程接入，它使用了一个和文件树结构相似的数据模型，可以使用 Java 或者 C 语言进行编程接入。

（12）Flume：Flume 是 Cloudera 提供的一个高可用的、高可靠的、分布式的海量日志采集、聚合和传输的系统。Flume 支持在日志系统中定制各类数据发送方，用于收集数据。同时，Flume 提供对数据进行简单处理并写到各种数据接收方的能力。

（13）Sqoop：Sqoop 是 SQL to Hadoop 的缩写，主要用来在 Hadoop 和关系数据库之间交换数据，可以改进数据的互操作性。通过 Sqoop 可以方便地将数据从 MySQL、Oracle、PostgreSQL 等关系数据库中导入 Hadoop（可以导入 HDFS、HBase 或 Hive），或者将数据从 Hadoop 导出到关系数据库，使传统关系数据库和 Hadoop 之间的数据迁移变得非常方便。Sqoop 主要通过 Java 数据库连接（Java Data Base Connectivity，JDBC）和关系数据库进行交互，理论上，支持 JDBC 的关系数据库都可以使 Sqoop 和 Hadoop 进行数据交互。Sqoop 是专门为大数据集设计的，支持增量更新，可以将新记录添加到最近一次导出的数据源上，或者指定上次修改的时间戳。

（14）Oozie：Oozie 服务于 Hadoop 生态系统的工作流调度引擎，负责管理 HDFS、MapReduce、Hive、Sqoop 等 Hadoop 组件提交来的各种作业。

（15）Ambari：Apache Ambari 是一种基于 Web 的工具，支持 Apache Hadoop 集群的安装、部署、配置和管理。Ambari 目前已支持大多数 Hadoop 组件，包括 HDFS、MapReduce、Hive、HBase、ZooKeeper、Oozie、Pig 和 Sqoop 等。它提供一个直观的操作工具和一个健壮的 Hadoop API，可以隐藏复杂的 Hadoop 操作，使集群操作大大简化。

知识链接 >>>>>>

Apache 软件基金会

Apache 软件基金会（Apache Software Foundation，ASF），成立于 1999 年 7 月，是专门为支持开源软件项目而办的一个非盈利性组织。它是目前世界上最受欢迎的开源软件基金会，管理着 2.27 亿多行代码，并 100％免费向公众提供价值超过 220 亿美元的软件。ASF 的全志愿者社区从负责监督 Apache HTTP 服务器的 21 名原始创始人发展为 813 名个人成员和 206 个项目管理委员会，他们通过 ASF 的精英管理流程与 7 800 多名提交者合作，成功领导了 350 多个 Apache 项目和倡议方法。在它所支持的 Apache 项目与子项目中，所发行的软件产品都遵循 Apache 许可证。Apache 软件在地球上每个连接互联网的国家/地区使用，它几乎是每个最终用户计算设备不可或缺的一部分，管理着 EB 级的数据，执行 teraflops 的运算，并在几乎每个行业中存储了数十亿个对象。人工智能、大数据、构建管理、云计算、内容管理、深度学习、物联网和边缘计算、移动、服务器、Web 框架和许多其他类别的无数关键任务项目都由 Apache 提供支持。

二、HDFS 分布式文件系统

1. HDFS 分布式文件系统简介

HDFS 是指文件系统管理的物理存储资源不一定直接链接在本地节点上,而是通过计算机网络与节点相连,可让多机器上的多用户分享文件和存储空间。

分布式文件系统的特点:

(1) 分布式文件系统可以有效解决数据的存储和管理难题;

(2) 将固定于某个地点的某个文件系统,扩展到任意多个地点/多个文件系统;

(3) 众多的节点组成一个文件系统网络;

(4) 每个节点可以分布在不同地点,通过网络进行节点间通信和数据传输;

(5) 在使用分布式文件系统时,无需关心数据是存储在哪个节点上,或者是从哪个节点获取的,只需要像使用本地文件系统一样管理和存储文件系统中的数据。

2. HDFS 总体架构

HDFS 采用 Master/Slave 的架构来存储数据,这种架构主要由四个部分组成,分别为 HDFS 客户端(HDFS Client)、名称节点(NameNode)、数据节点(DataNode)和第二名称节点(Secondary NameNode)。一个 HDFS 集群是由一个 NameNode 和一定数目的 DataNode 组成的。NameNode 是一个中心服务器,负责管理文件系统的名字空间(NameSpace)及客户端对文件的访问。集群中的 DataNode 一般是一个节点运行一个 DataNode 进程,负责管理它所在节点上的存储。具体如图 2.2 所示。

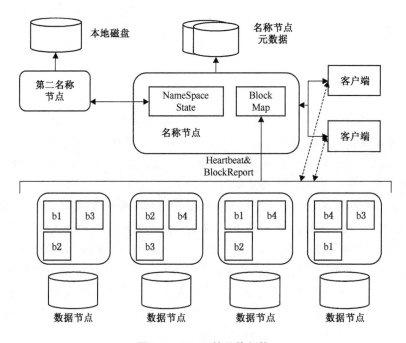

图 2.2　HDFS 的总体架构

（1）客户端（Client）：客户端通过与名称节点和数据节点交互来访问整个文件系统，HDFS 对外开放文件命名空间并允许用户数据以文件形式存储。用户通过客户端（Client）与 HDFS 进行通信交互。客户端包括三个功能：①文件切分。Client 将上传的文件切分成一个一个的 Block，可以提高硬盘的效率，同时 Block 作为该文件系统中数据的读写单位。数据块的信息对于用户来说是透明的，HDFS 默认的数据块大小是 64 MB，实际部署中默认会被设置为 128 MB 甚至更多。②与 NameNode 和 DataNode 交互，前者用于获取文件的位置，后者用于读取和写入数据。③通过指令来管理 HDFS。

（2）名称节点（NameNode）：名称节点也称主节点，相当于 HDFS 集群的管家，负责元数据的存储。NameNode 中保存了文件系统的三种元数据：命名空间，数据块与文件名的映射表，每个数据块副本的位置信息（每个数据块默认三个副本）。

名称节点有两个重要的数据结构——FsImage 和 EditLog，FsImage 用于维护文件系统树以及文件树中所有的文件和文件夹的元数据，但不负责记录保存到哪个数据节点上去。数据节点接收到数据块后会向名称节点汇报，名称节点以此来确定保存的情况。EditLog 记录所有针对文件创建、删除、重命名等操作的日志文件。具体如图 2.3 所示。

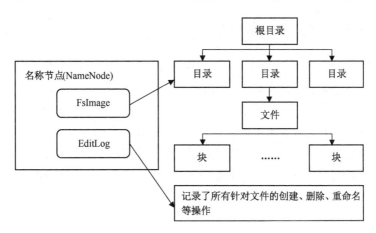

图 2.3　名称节点的数据结构

名称节点启动时，会将 FsImage 的内容加载到内存当中，然后执行 EditLog 文件中的各项操作，使得内存中保存的元数据最新。这个操作完成后，就会创建一个新的 FsImage 文件和一个空的 EditLog 文件。名称节点启动成功并进入正常运行状态以后，HDFS 中的更新操作都会被写入 EditLog，而不是直接写入 FsImage（文件大，直接写入系统会变慢）。名称节点在启动的过程中处于"安全模式"，只能对外提供读操作。启动结束后，则进入正常运行状态，对外提供读写操作。

（3）数据节点（DataNode）：数据节点负责具体存储实际数据，并执行数据块的读、写操作。文件的各个 block 具体存储管理由 DataNode 节点承担。一个 block 会有多个 DataNode 存储，DataNode 会定时向 NameNode 汇报自己持有的 block 信息。

（4）第二名称节点（Secondary NameNode）：在名称节点运行期间，EditLog 文件由于操作不断发生会逐渐变大，为解决逐渐变大带来的问题，故采用了第二名称节点。第二名称节点可以完成 EditLog 与 FsImage 的合并操作，减少 EditLog 文件大小，缩短名称节点重启时间,同时作为名称节点的"检查点",保存名称节点中的元数据信息,给名称节点进行冷备份。

Secondary NameNode 会定期和 NameNode 通信,请求其停止使用 EditLog 文件,暂时将新的写操作写到一个新的文件 edit. new 上来,这个操作是瞬间完成,上层写日志的函数完全感觉不到差别。Secondary NameNode 通过 HTTP GET 方式从 NameNode 上获取到 FsImage 和 EditLog 文件,并下载到本地的相应目录下。Secondary NameNode 将下载下来的 FsImage 载入到内存,然后一条一条地执行 EditLog 文件中的各项更新操作,使得内存中的 FsImage 保持最新,这个过程就是 EditLog 和 FsImage 文件合并。该操作完成后,会通过 post 方式将新的 FsImage 文件发送到 NameNode 节点。NameNode 将从 Secondary NameNode 接收到的新的 FsImage 文件替换旧的 FsImage 文件,同时用 edit. new 替换 EditLog 文件,通过这个过程 EditLog 就变小了。

HDFS 设计中,并不支持把系统直接切换到第二名称节点,从这个角度,第二名称节点只是起到名称节点"检查点"作用,并不能起到"热备份"作用。即使有了第二名称节点的存在,当名称节点发生故障时,系统还是有可能会丢失部分元数据信息。

三、多源异构的健康医疗数据整合技术

我国医疗卫生信息化建设起步较晚,信息标准体系近几年开始得到重视和发展,各级各类信息系统繁多。在访问分布式的、异构的和自治的数据资源时,由于数据模型、查询语言、系统结构等方面的差异,用户不能以统一的模式和查询语言访问,因而面临解决不同种类的数据管理系统之间的信息标准问题和互操作问题,信息融合技术在大数据应用系统中扮演着十分重要的角色。健康医疗大数据系统平台需要从不同地点、不同系统、不同数据类型、不同标准的数据源采集数据并进行加工和处理,突破异构信息融合技术成为大数据应用的关键。首先需要建立健全信息标准体系,并在整个应用体系中深化落实信息标准体系,逐步提高数据源端应用系统的信息标准成熟度。不同于传统数据采集、数据交换和数据整合技术,多源异构的健康医疗信息融合技术还需要积极应用效率更高、整合更加容易的大数据通用技术,例如应用面向大数据的 ETL、分布式文件系统 HDFS、分布式计算框架 MapReduce 和面向分布式数据库的 NoSQL(Not Only SQL)查询等技术和功能的组合。

四、健康医疗信息的本体建模技术

本体(ontology)的定义:本体是共享概念模型的、明确的、形式化的规范说明。此定义体现了本体的四层含义:

(1)概念模型(conceptualisation):本体是通过抽象出客观世界中一些现象的相关概念而得到的模型,其表示的含义独立于具体的环境状态。

(2)明确(explicit):本体对所使用的概念及使用这些概念的约束都有明确的定义。

(3)形式化(formal):本体是计算机可读的,即能被计算机处理。

(4)共享(shared):本体中体现的是共同认可的知识,反映的是相关领域中公认的概念集,它所针对的是团体而不是个体。本体提供了一种结构化的表示领域知识的形式化方

法,并提供了推理能力,构造本体可以实现某种程度的知识共享和重用。

由于其所具有的强大的知识表示和推理能力,本体已经在很多领域得到了广泛的应用,例如语义 Web、知识工程、自然语言处理、数据库、信息获取、信息集成、生物医学、军事科学等领域,用于异构信息源之间的交互、辅助组织中人与人之间的沟通等。

健康医疗大数据跨区域、跨机构的数据采集、数据交换、信息处理与分析需求,需要应用相应的健康医疗信息的本体。本体建模涉及一系列相关技术,包括数据集成与融合、数据仓库与数据挖掘、数据展示与系统集成等多个环节;本体建模是一项高度集成的基础性技术,为各种综合应用提供支撑。此外,还需要对医学与健康理论等相关知识进行计算机可处理化,结合健康数据、诊疗数据等信息,构建健康医疗信息的本体模型。在应用本体模型的基础上,针对大数据的具体应用,需研究构建多种分析模型和分析算法,提供比对处理、统计处理、预报预警处理、因果分析处理等智能分析功能,从而大幅度提高健康医疗业务水平。

五、基于本体的语义搜索

1. 本体在智能信息检索中的作用

本体作为一种知识建模工具,自被提出以来就引起了国内外众多科研人员的广泛关注。本体在信息检索领域的应用研究始于 20 世纪末 21 世纪初,由于它能够很好地描述概念以及概念与概念之间的关系,具有良好的概念层次结构和对逻辑推理的支持,因而将本体引入信息检索系统后,能够为改进信息检索性能提供组织形式和语义上的保证。通过分析和总结可以发现,本体能够在智能信息检索系统的以下环节发挥作用:

(1)语义标注:根据本体对检索对象进行语义标注,即通过分析文档的特征词汇(代表文档内容的词汇、关键字)建立词汇与概念之间的映射关系,从而把文档跟本体关联起来,把文档隐含的语义信息显式地表达出来,即进行语义标注所使用的词汇、术语以及描述被标注资源之间关系所使用的词汇都可以通过本体给出。

(2)基于本体的索引:对文档建立基于本体的索引,就是在对文档内容特征提取的基础上生成索引,在索引中反映出文档标引词之间的内在联系,从而在标引过程中过滤文档存在的语言歧义。基于本体的索引由通过语义分析得到的揭示文档内容的特征词汇及其关系构成,通过语义标注完成。

(3)基于本体的查询扩展:主要是借助本体丰富的语义关系及其推理机制对用户的查询进行语义层次的扩展,从而使检索系统能够更好地理解用户查询意图,帮助用户明确查询目标,能够在一定程度上弥补用户查询表达不够充分的缺陷,因此有助于提高信息检索系统的查全率和查准率。当在检索中需要使用推理工具进行推理时,所有资源之间的关系以及对属性的约束等条件也可以由本体给出。

2. 基于本体的语义检索框架

基于本体的智能信息检索系统是语义检索系统的一种。基于本体的智能检索系统应包含信息采集、本体获取和扩展、语义标注、语义索引、查询处理、检索和排序等部分,如图 2.4 所示。

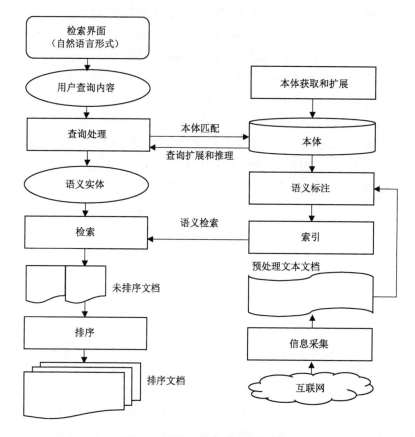

图 2.4　基于本体的语义检索框架

（1）信息采集：使用网络爬虫在互联网上爬取网页并下载到本地磁盘中，然后对网页中的文本内容进行抽取和预处理，为后续进行语义标注等做准备。

（2）本体获取和扩展：从语义网上获取本体或者根据领域检索需求构建本体，通过本体学习方法自动获取本体中的概念和概念间关系等，或者通过信息抽取和标注的方法构建本体，并对本体库不断进行扩展。

（3）语义标注：在文本文档中识别出本体中的实体，包括本体中的类、属性、实例等，然后生成相应的标记；与传统的信息检索索引过程类似，只是索引的是本体中的实体，而不是纯关键词。通过语义标注，可以识别出文本文档中的语义知识。

（4）语义索引：为文本文档建立基于本体的索引，建立文档和一系列的语义实体和语义关系的连接，给语义实体和关系赋予权重。用领域本体中各种概念的语义关系来描述文档的语义，在语义标注结果的基础上即可完成。

（5）查询处理：对用户查询进行分词等预处理并与本体的内容进行匹配，基于本体的语义关系和描述逻辑公理进行查询扩展和推理，得到新的更能反映用户查询意图的查询词。

（6）检索和排序：对新的查询词进行检索，基于语义相关度计算出实例与文档的相关度后，还需要计算查询实例与文档的相似度等，得到各个文档的排序得分。最后，按排序得分高低将排好序的检索结果返回给用户。

六、健康医疗知识发现技术

知识发现是从数据集中识别出有效的、新颖的、潜在有用的和最终可理解的模式的非平凡过程。知识发现将信息变为知识，从数据"矿山"中找到蕴藏的知识"金块"，能为知识创新和知识经济的发展做出贡献。

健康医疗大数据的应用价值就是让人们能够从海量数据中获得新的知识，例如有利于个人健康管理、临床诊疗、管理决策、公共卫生管理等方面的知识，并能够在业务中对知识进行验证，从而进一步优化大数据分析的模型，不断校正知识的准确性。

在健康医疗大数据系统平台的应用过程中，可以综合采用如下技术来实现知识发现：

（1）基于大数据的数据挖掘：结合大数据的 Hadoop 架构，数据挖掘可以实现分布式的数据挖掘，对海量的复杂数据进行数据总结、分类、聚类、关联分析、预测和偏差检测，将数据不断转化为知识。

（2）数据总结：继承于数据分析中的统计分析。数据总结的目的是对数据进行浓缩，给出它的紧凑描述。

（3）数据分类：目的是构造一个分类函数或分类模型（常称作分类器），该模型能把数据库中的数据项映射到给定类别中的某一个。

（4）统计分析：如聚类分析和关联分析。聚类分析是把整个数据库分成不同的群组，通过聚类分析可以找出客户特性相似的群体，如客户消费特性相似或年龄特性相似的群体。关联分析是寻找数据库中值的相关性，其中两种常用的技术是关联规则和序列模式。关联规则是寻找在同一个事件中出现的不同项的相关性；序列模式与此类似，寻找的是事件之间时间上的相关性。

（5）预测：把握分析对象发展的规律，对未来的趋势做出预判。

（6）偏差的检测：对分析对象的少数的、极端的特例的描述，揭示内在的原因。

第三节　健康医疗大数据系统架构及组成

一、健康医疗大数据系统平台架构

健康医疗大数据系统平台建设目标：全方位构建健康医疗大数据中心，采集涵盖全员人口信息、电子病历、临床和诊疗数据、用药数据、健康（档案）数据、生物数据、监管（监测）和检验检测数据、数据平台运营数据、舆情数据等健康医疗相关数据；围绕健康医疗大数据中心，建立数据采集、加工、分析、发布、交易与应用的系统平台，为综合监管、药品研发与供应、医疗服务、医疗保障、计划生育、公共卫生等提供数据、模型和决策支持。

健康医疗大数据系统平台主要功能是实现健康医疗领域的数据采集、加工、分析、发布、交易和应用。具体包括：对已有基础数据（源），例如各大医院的临床数据、健康档案等，采用信息技术手段进行集成；根据实际应用需求，新建专业（业务）基础数据库并集成到健康医疗数据中心,例如舆情数据、健康类产品研发生产数据等;根据数据来源、数据用途和数据属性,构建若干数据子中心,负责对基础数据的筛选、清洗、脱敏、发布和交易管理工作;完善数据管理制度,在隐私保护、合法合规的基础上,开放数据使用权限,允许在科学研究、商业竞争、产品研发、教育培训和行业治理等方面进行数据的分析和应用。

健康医疗大数据系统平台体系架构需要统一规划并组织系统平台各层次功能模块,使得各模块之间层次结构清晰、功能划分合理、相互协同有效,确保实现系统平台的整体性、灵活性、可靠性、可用性、安全性、规范性和可扩展性。健康医疗大数据系统平台体系架构的设计,需要从实现广泛异构数据源、大数据集成、存储与处理技术、数据挖掘与分析技术和服务对象的深度融合入手。通过一体化的系统设计,可以有效整合健康医疗大数据资源,充分发挥大数据技术优势,有力提升健康医疗服务效率和质量。通过开放的系统平台设计,可以实现系统平台与第三方医疗服务机构的应用、数据、用户等资源的共享,共同推动系统平台服务能力的提升和服务群体的拓展。

从技术实现层面,根据健康医疗大数据系统平台的目标和功能,可以将健康医疗服务系统平台体系架构划分为数据源层、技术支撑层、数据管理层、数据交互层和数据应用层,具体如图 2.5 所示。

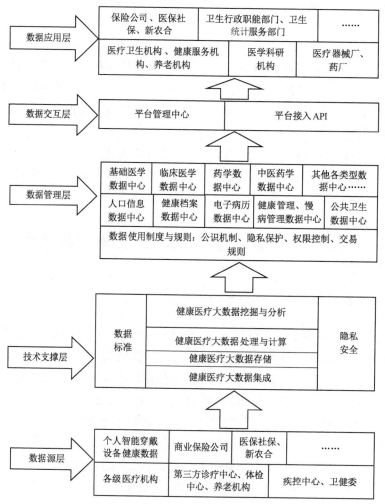

图 2.5 健康医疗大数据系统平台体系构架图

（1）数据源层：该层包含了系统平台的各种数据来源，如各级医疗机构、体检机构、第三方诊疗中心、养老机构、个人智能穿戴设备、商业保险公司、医保社保、新农合、疾控中心、卫健委等。

（2）技术支撑层：该层包括大数据集成、存储与处理、数据挖掘与分析、数据标准、安全隐私等模块，主要进行基础数据的采集、集成和管理。

（3）数据管理层：该层主要进行健康医疗大数据加工、分析、发布和交易，形成基于业务或应用场景的数据中心，如电子健康档案数据中心、电子病历数据中心、慢病管理数据中心、公共卫生数据中心等，并制定相应的数据使用制度与规则。

（4）数据交互层：该层根据数据管理制度，提供数据应用接口，供各类应用进行数据业务处理。交互层提供对外服务的渠道，包括平台管理中心和平台接入 API。

（5）数据应用层：该层包含了系统平台的服务对象，包括医疗卫生机构、健康服务机构、养老机构、医学科研机构、保险公司、医疗器械厂、药厂、卫生行政部门（疾控中心、卫健委）等。

二、健康医疗大数据系统平台的关键技术

基于大数据应用的健康医疗大数据系统平台通常包含以下几个方面的关键技术：健康医疗领域的数据标准化、健康医疗大数据集成、存储和处理技术，以及健康医疗领域的大数据挖掘和分析技术，如基于大数据的健康评估技术、基于大数据的个性化诊疗技术等。

1. 健康医疗领域的数据标准化

建设健康医疗大数据系统平台，首先需要制定健康医疗数据标准，为数据采集、分析提供规范化数据标准。数据标准的制定需要满足许多方面的需求，如诊疗质量控制、临床医学研究、区域数据共享、隐私保护等。数据标准制定在提高诊疗质量控制、促进临床科学研究、实现跨区域数据共享等方面发挥着重要的作用。健康医疗数据标准的制定应由包括临床医生团队以及医学 IT（Information Tecnology）标准化专家等组成的数据标准建设团体共同完成，通过查阅国内外有关的数据集标准、诊疗规范，在征询国内外专家意见的基础上，整理出健康医疗数据元标准，包括数据元定义、数据元值域说明等。

临床和诊疗数据、基因数据、健康档案数据、智能硬件检测数据以及大健康类产品研发、生产和经营数据，都需要制定相关的数据标准。数据标准的制定不仅有利于不同平台之间的数据共享、交易和应用，也有利于后期进行数据质量管理。

2. 健康医疗领域的数据标准化采集

根据制定的健康医疗数据标准，健康医疗大数据系统平台的技术支撑层应实现从医疗机构、体检机构、第三方诊疗中心、养老机构、社保中心等各业务系统采集数据并上传至健康医疗大数据平台。健康医疗大数据的采集是通过在合作机构端部署专门的数据采集前置机，包括一套数据采集系统，通过流程标准化的过程完成。

数据采集系统主要包含数据标准管理、数据流程标准化采集，以及数据上载功能。数据标准管理，主要用于维护制定的数据采集标准，为数据采集服务。数据标准管理包括数据元的增、删、改，数据标准版本管理以及数据的值域管理等。数据流程标准化采集主要是

将分散在医疗机构各业务系统如 EMR、HIS、LIS、RIS 等中的数据通过值域对照、数据抽取等操作临时存储到前置机的中间数据库中。在中间数据库中，数据经过脱敏、清洗，转化成符合标准要求的数据，最后通过虚拟专用通道将数据上载到健康医疗大数据中心。其中值域对照、数据抽取、脱敏、清洗、转化、上载等操作是标准化流程，只要按步骤完成该流程就可完成数据采集。隐私数据脱敏是需要在数据采集阶段着重考虑的问题之一。在医疗相关领域内，患者相关信息、医生相关信息、医疗机构诊疗方案信息属于隐私信息，在非授权的情况下不可以被其他使用者识别出来。目前世界上隐私保护技术主要采用"匿名"的方法，它致力于解决匿名化的安全性问题，以及研究生成满足相应匿名策略的具体方法。可参考美国的 HIPPA 安全法案，同时结合国内实际情况以及技术上的回溯要求，对病历中患者姓名、电话号码、身份证号码、邮件地址、邮箱、个人照片、家庭住址等信息进行对称加密处理，算法采用 DES 加密算法，密钥由数据来源方医院进行设置及保存。在实现隐私数据匿名化处理的同时，也保留了数据回溯的能力。

3. 健康医疗领域的大数据挖掘和分析技术

临床诊疗、辅助诊断、健康管理、预防预警、精准营销、保险控费等细分领域是健康医疗大数据技术重点关注的应用场景。

临床诊疗中已有的诊疗手段在很大程度上均来自医学专家的经验知识，具有非实时性、一般性和普遍性的特点。从本质上来说，仍属于"以医疗为中心"的模式和范畴。使用大数据技术推动诊疗模式向"以人为中心"转变，可以消除由于信息不对称和信息贫乏造成的用户和医务工作者之间的鸿沟。一方面，广大用户缺乏医学领域的相关知识，无法有效地通过健康医疗大数据平台搜索符合自身的健康信息，并辨别其准确性和对自身的价值；另一方面，广大医务工作者由于缺乏数据支撑和参考知识，无法针对用户设计个性化的诊疗和预防方案。健康医疗大数据系统平台的医疗管理数据中心，为建立"以人为中心"的新的诊疗模式提供了全面有效和准确客观的新手段。基于大数据的个性化诊疗技术，依托健康医疗大数据平台，充分利用医学专家的经验知识、健康教育信息和健康管理技术，在健康评估技术的基础上，为用户提供更加个性化和精细化的医疗咨询服务，为医务工作者提供个性化的处方定制功能。

健康评估是健康管理的核心技术。基于大数据的健康评估技术，依托健康医疗大数据平台，以现代健康概念、新医学模式和中医"治未病"为指导，通过采用现代医学、现代管理学、统计分析和数据挖掘的理论技术，在国际上现有的健康评估模型的基础上，通过健康医疗大数据系统平台的"全样本"健康医疗大数据分析，综合考虑人的生理、心理、行为方式、生活习惯等各方面指标，建立适合我国不同人群的健康状态评估模型，对国人的个体或群体整体健康状况、影响健康的危险因素、疾病风险进行全面检测、评估和有效干预。其目的是以最小的投入获取最大的健康效益，节省医疗资源，提升全民的健康水平和生活质量。

三、健康医疗大数据系统平台建设

健康医疗大数据系统平台的建设主要包含三个方面，即软硬件基础架构、数据存储以及面向应用的数据分析管理。健康医疗大数据系统平台的软硬件基础架构由两部分组成：

传统数据库架构以及适用于大数据的 Hadoop 大数据架构。传统数据库架构采用 Oracle 数据库，用于存储并处理结构化数据；Hadoop 大数据架构用于存储并处理如文本、影像等非结构化数据。这种将 Hadoop 大数据架构和传统 Oracle 数据库架构结合起来的方式，能充分发挥两种架构的优势。虽然 Hadoop 技术在处理 TB、PB 级及以上大规模数据方面有很大的优势，但是 Hadoop 体系的适用场景、设计理念和传统关系型数据库有很大差异，且对通常的编程接口和方法的支持还不够完善，会增加开发难度。另外，传统数据架构经过长期的发展在处理结构化数据方面有明显的优势，目前大多数数据处理组件还是基于传统数据库架构开发的，这使得传统数据库架构在结构化数据处理及数据展示等方面具有明显的优势。另外，Hadoop 大数据架构在数据管理方面相比传统数据库架构还有许多方面有待加强。因此，采用混合模式，能充分发挥传统数据库在数据展示、结构化数据处理等方面的优势，以及 Hadoop 在处理大规模数据效率方面的优势。例如：将使用传统数据库能够满足需求的结构化数据存储、处理与展示依旧放在传统数据库上完成；将传统数据库处理效率低，不满足时效要求的非结构化数据的存储、查询与统计放在 Hadoop 架构上完成。

健康医疗大数据系统平台的数据存储内容包括通过分布在合作机构的前置机上传的数据以及大数据平台处理及应用所需要的全部数据。主要分三部分：第一部分是基础数据，包括人口学信息、组织机构、术语字典以及数据标准等基础数据；第二部分是业务数据，包括数据标准定义的检查、检验、手术、病理、随访等业务数据；第三部分是存储基于主题的用于特定数据应用的数据中心，如健康档案数据中心、公共卫生监控数据中心、电子病历数据中心等。健康医疗大数据平台提供的面向应用的数据分析服务主要包括：数据查询、数据统计、数据导出以及各种数据分析等服务。健康医疗大数据平台可以基于各种不同的服务，为最终用户提供多种健康医疗大数据应用。

第四节　健康医疗大数据系统应用发展趋势

健康医疗大数据系统将面向健康/亚健康人群、患者、医生、医疗机构、政府、药械企业、保险公司、医药经销商等多主体，以需求为导向在临床科研、公共卫生、行业治理、管理决策、惠民服务、产业发展等多方面，提供多种多样的健康医疗大数据应用及服务来影响整个医疗行业的变革。

1. 在临床科研方面

首先，可以基于海量数据的学习与分析辅助医生进行临床决策，如用药分析、药品不良反应分析、疾病并发症、治疗效果相关性分析、抗生素应用分析等，通过这些信息辅助医生进行诊断，并为患者制定个性化治疗方案，提高诊疗效率、降低出错率。同时依托大数据能够实现网上问诊的智能问答，帮助用户初步了解病情，避免盲目就医或延误就医。其次，在新药研发前通过数据建模和分析，能够确定最有效率的投入产出比，配备最佳资源组合，可以暂缓研究次优药物。在药物研发和临床试验过程中，可以基于数据创新药物研发模式，通过有效的关联分析,进行药物疗效评估,包括安全性、有效性、潜在的副作用和整体试验结果等,进而加快新药从研发到推向市场的速度。在药物投入市场后,制药企业可以通过数据分析进行数据营销,做到多方共赢。如基于治疗效果制定定价策略,有利于医疗机构控制成本支出,有利于患者以合理的价格获得新药,有利于制药企业获得更高的收益。最后,大数据的发展使基因测序与基因组分析成为可能,可以针对重大疾病识别疾病易感基因、极端表现人群,从而提供最佳治疗方案。

知识链接 >>>>>>

基因数据的共享利用

华大基因主要是通过基因检测等手段,为医疗卫生机构、科研机构以及企事业单位等提供基因组类的诊断和研究服务。2016年9月,华大基因正式运营深圳国家基因库(由国家发改委、财政部和科技部等多部门共同投资建设)。依托国家基因库资源,为数据存储和共享提供可靠基础,把资源整理集结,通过共享为更多人所用。

华大基因组建健康医疗大数据中心,布局基因数据全产业链。2017年12月,贵阳市人民政府与华大基因签署战略合作协议,双方开展"民生+科研+产业"大数据合作,建设贵州健康医疗大数据中心。2018年5月,南京市人民政府及江北新区分别与深圳华大基因科技有限公司签署战略合作框架协议,共同打造健康医疗大数据中心组学公共服务平台、基因科技研发与应用示范基地等,推动基因检测等先进医学检测技术的普及惠民。华大基因签约福建长乐医疗大数据产业园,推动健康医疗大数据采集、存储、应用过程中的互联互通和共建共享,利于开发应用创新和产业集群发展。

除华大基因外,基因数据也吸引了其他企业的进入。2015年贝瑞基因牵手阿里云共建中国人的基因数据库。于2016年宣布一周内完成40万人的"神州基因组数据云"计算,在产前、孕前、遗传病及肿瘤检测等领域累积数据,构建具有中国人群特色的基因组大数据库。目前,已初步完成数据的部分分析,如建立乳腺癌疾病谱,通过对接近10 000个乳腺癌患者进行基因检测,发现9.8%的乳腺癌是由遗传因素所致。经进一步研究,确定了包括BRAC1、BRAC2在内的多个中国人乳腺癌易感基因,一旦突变会导致患病概率增至原来的数倍。在此基础上,将自建的中国人基因组数据库与万例妇科肿瘤患者的基因数据进行整合,建成全球最大的妇科肿瘤基因组数据库,将大幅提升肿瘤基因检测效率。

2. 在公共卫生方面

通过大数据技术能够监测和分析疾病模式、追踪疾病暴发及传播方式途径,有效进行疾病的监测评估、预防与快速干预,提高公共卫生监测和反应速度,进而更快更准确地研制靶向疫苗;通过提供多样的公众健康服务,如对危及健康的因素监控与预警、公众健康咨询、社区服务等,大幅提高公众健康风险意识,降低疾病感染风险,预防控制重大疾病的发生。主要是将大数据与慢性病防控、传染病防控以及疫苗接种管理相结合,充分发挥大数据在公共卫生及疾病预防中的作用。

（1）慢性病防控平台：可通过整合家庭医生随访、社区健康小屋监测、医疗机构电子病历以及穿戴设备实时监测数据，构建区域内全人群慢性病健康管理数据平台。平台包含慢性病预防、慢性病监测、患者管理、高危人群管理等功能。具体而言，该平台利用采集到的大数据，分析慢性病分级以及发病趋势；根据慢性病分类建立慢性病管理专题库，例如高血压专题库、糖尿病专题库等；对全区所有高发慢性病进行预防管理，将针对性的危险性警示反馈到家庭医生和健康小屋等健康服务系统，进行定期健康教育、健康宣传以及健康生活方式引导，提高慢性病患者健康管理参与度，提升全区人群自我监测能力，最终达到降低慢性病发病率、延缓疾病发展的目的。另外，可通过对区域内慢性病患者药物使用情况分析，开展区域内药品资源优化配置等工作。

（2）传染病防控平台：构建多部门联动，以疾控中心和医院为主，集传染病主动监测、预警、应急管理于一体的传染病防控大数据平台。疾控中心可基于医院信息管理系统（HIS），实时采集相关数据（如住院、门急诊病例信息），由系统自动分析筛选与传染病相关的信息，实现传染病疑似病例主动监测功能。收集整合与系统监测到的传染病个案有关的健康数据、社会环境、气候、地理信息等可能的影响因素，分析传染病流行趋势，对传染源以及传染病轻重程度进行初步判断，并进行传染病早期预警，以供公共卫生人员进一步对传染病信息做出分析和预测。同时可结合地理信息系统（GIS），构建应急管理系统，实施疫区消毒等措施，提高重大公共卫生事件应急能力。

（3）疫苗接种管理平台：该平台旨在实现接种相关信息统计分析、疫苗安全管理、免疫决策分析等功能，主要纳入各医疗机构活产儿及家长基本信息，建立电子接种证，记录儿童接种种类、接种时间、接种地点。疫苗接种管理平台可进行儿童出生率、死亡率等相关信息统计分析，可与医疗机构儿童患病情况进行关联性分析；采集接种疫苗的生产信息、接种医生信息、接种者信息等，实现疫苗接种全程追溯、疫苗接种安全管理等功能；纳入各类疫苗使用数量以及接种情况等信息，进行接种率分析与疫苗资源优化配置；在与健康相关的手机应用程序中为家长设计智慧免疫部分，实现接种提醒、主动预约、育儿知识宣传等功能，提高儿童疫苗接种率。

3. 在费用控制方面

首先，可以运用数据进行整体医疗费用成本的有效控制，有效控制大处方、检查比例高、医保卡重复使用等问题，解决各类欺诈与滥用问题，有效降低医疗费用，支撑解决百姓看病贵难题，并利用数据进行规范性用药评价、管理绩效分析等。其次，大数据技术能够有效支撑医院成本核算工作，使得医院的成本能够真实完整地反映提供医疗服务的资源耗费情况，有助于医院进行精细化运营及有效的成本控制。最后，通过数据可以有效支撑保险精准定价，个性化健康数据能够提醒投保人注意自身身体状况，通过有效的干预手段降低用户患病概率，降低保险理赔金额，做到精细化理赔运营。

4. 在管理决策方面

首先，通过各种统计和分析，可以让决策者从基本运营情况、医疗质量、人力资源、科教研、绩效管理等多个角度全局性掌握医疗机构运营的总体情况,为管理者进行科学化、合理化决策提供强有力的支持。其次,随着健康医疗大数据的发展和完善,大数据技术与健康医疗服务的深度融合应用,能够对体制改革进行合理的监测与评估,例如以数据作为支撑,能够使优势资源"下得去",有效利用数据能够助力实现分级诊疗效果的科学评估,合理进行资源优化配置,更好地推动分级诊疗落地。

5. 在健康管理方面

通过大数据推动覆盖全生命周期的预防、治疗、康复和健康管理的一体化健康服务。首先,基于数据能够引导居民进行疾病的有效预防,开启健康生活,通过数据可以帮助识别哪些患者患有高血压、糖尿病或者有患上其他慢性疾病的风险,使这些人群尽早接受预防性保健方案,以此来引导居民拥有健康的生活方式。其次,大数据让实现个性化健康管理、慢病管理成为可能,让居民在医院、社区及线上的服务保持连续性。例如,提供心血管、癌症、高血压、糖尿病等慢性病干预、管理及健康宣教(保健方案订阅、推送)等,不断增强"自主健康"服务体验,让健康数据"多跑路",让人民群众"少跑腿"。最后,基于健康医疗大数据能够优化就医流程,如在线预约就诊、预约挂号、诊间结算、医保联网异地结算、移动支付、健康咨询等,给百姓带来更加便捷的应用与服务。在健康管理方面,通过健康医疗大数据系统可以构建五个平台。

(1) 智慧养老平台:该平台主要收集老年人群人口学特征信息、诊疗信息、医疗保险信息、健康行为、兴趣爱好等,为老年人建立个人档案,根据其养老模式及健康状况、生活满意度,有针对性地提供医疗养护服务;通过智能穿戴设备收集其呼吸、心率、体动次数以及睡眠质量等健康信息,实时对老人的身体状况进行监控,做好风险防范、提供应对和服务保障;按养老模式对区域老年人群进行分类统计,了解区域老年人基础数值,做好家庭、社区卫生服务中心、养老机构和医院的对接,积极为老年人提供健康咨询、健康教育、在线诊疗、药品配送、定位救助、社会照料、专项护理等全方位服务,逐步建立精细化医养服务体系。此外,还可以按此思路构建其他特殊人群的服务防控系统。

(2) 健康体检信息平台:该平台收集整合医疗系统、健康小屋、穿戴设备、家庭医生等渠道的体检信息,为区域内人群建立健康体检档案;根据历次体检信息分析健康隐患,有针对性地提供健康咨询与健康指导,提高人群健康管理意识;分析研判区域内人群健康状况,如某疾病患病率以及对年龄、性别进行异质性分析等。

(3) 饮食饮水安全平台:该平台收集食品生产销售过程中不同环节的流通数据以及企业经营信息,实现食源追溯、食品安全管控功能;收集政府监测数据以及各商家食品制作环境等数据,对食品安全事件的发生进行预警,降低食源性疾病发生概率;收集水质信息,可与医疗数据结合,做关联性分析。

(4) "健康细胞"平台:该平台由健康社区、健康家庭、健康学校和健康企业共同构成。其中,健康社区包括社区地理信息和人口数据,以及社区居民健康档案数据、健康小屋与家庭医生端数据,分析小区疾病"三间"分布,实现精准预防、精准医疗。健康家庭与健康社区信息互联互通,收集每个家庭心理健康、医疗、生活习惯、饮食等信息,通过数据分析完成疾病早诊早治、病因研究。健康学校包括学生基本信息、成绩、作业量以及饮食、生活习惯、心理健康数据等,通过对学生健康状况和在校情况进行关联性分析,制定有利于学生身心健康的教学方案,提高学生个人健康水平,同时还包括校园视频监控数据,以此了解校园运行状况,提供智能教育环境。健康企业收集员工基本信息、工作量信息、薪酬信息、工作环境信息、心理健康信息,通过分析员工个人特征与工作绩效的关系,及时了解员工需求,有针对性地改善工作环境,为企业提供更好的决策支持。

(5) 健康宣传服务平台:该平台收集来自健康小屋、智能穿戴设备、智慧步道等渠道的信息,针对重点人群(慢性病患者)和特殊人群(老年人、妇女、儿童、残疾人)开展家庭医生定期上门服务,构建心理健康在线测评系统和健康教育信息推送平台等。

6. 在产业发展方面

首先,拓展数据咨询、数据整合及基于数据的第三方数据应用等数据相关服务,并由此产生双创、融资等衍生平台。其次,依托政府、企业、科研机构等多主体,通过健康医疗大数据系统平台,深度推进健康医疗与养生、养老、家政等多业务协同发展,构建健康医疗大数据产业链,推动健康养老、健康管理、健康咨询、健康旅游等传统产业的融合,最终实现健康医疗大数据产业的蓬勃发展。

▌本章小结

本章在阐述了健康医疗大数据系统平台概念的基础上,介绍了健康医疗大数据系统平台的功能、依托技术及特点;阐述了健康医疗大数据系统的主要应用技术,如大数据处理架构 Hadoop 生态系统、健康医疗数据整合技术、健康医疗信息本体建模技术、健康医疗知识发现技术、机器学习技术等;给出了健康医疗大数据系统平台的体系架构,将系统平台划分为数据源层、技术支撑层、数据管理层、数据交互层和数据应用层,并详细阐述了各层模块的作用,介绍了实现健康医疗大数据系统平台的关键技术:健康医疗领域的数据标准化及数据标准化采集、健康医疗领域的大数据挖掘和分析技术,给出了健康医疗大数据系统平台的建设内容;介绍了健康医疗大数据系统的应用发展领域:临床科研、公共卫生、费用控制、管理决策、健康管理、产业发展等方面。

▶ 本章思考题

1. 健康医疗大数据系统平台的主要应用技术有哪些?
2. 大数据处理架构 Hadoop 生态系统主要包含哪些组件?
3. 简述健康医疗大数据系统平台体系架构及组成。
4. 健康医疗大数据系统平台的关键技术有哪些?
5. 健康医疗大数据系统平台的应用领域有哪些?

▼ 案例分析

厦门市搭建市民健康信息系统平台，助推大数据应用

1. 推动个人健康云平台数据的智能应用

厦门市民健康信息系统存储了大量居民电子健康档案信息，包括基本公共卫生服务和就诊等信息。但现有信息存在异构性、数据繁杂、可直接利用性差等问题，且缺少与卫生系统之外的数据关联。为此，厦门以市民健康信息系统为基础，探索建设个人健康云平台，目的是利用大数据和人工智能技术，推动健康数据融合汇聚，整合行业内外健康数据资源，为跨行业的健康数据共享、个人健康数据的全方位整合奠定基础，为患者提供更方便的服务，为自我健康管理提供支持。

该平台首先以居民电子健康档案为试点，利用大数据技术，根据不同用户生成不同的健康档案视图，挖掘居民电子健康档案数据，通过标签聚合分类，完成居民个体健康画像绘制，辅助医生了解患者病史；结合历史预约记录，依据居民的居住位置和就医习惯，辅助居民就医，提醒复诊和检查预约；通过对医疗预约记录、用药数据分析，结合检验检查知识库、药品知识库，为居民提供检查注意事项提醒、安全用药警示；通过接入人口网格化数据，搭建家族关系图谱。

同时，厦门正在探索基于健康医疗大数据的儿童一体化服务平台，基于年龄、体质、家庭、学校、病史、流行病趋势等因素为每个儿童提供个性化的全流程计划免疫、就诊、康复服务，打造个体健康医疗云统一的物联网接口，接入多样的可穿戴设备，与居民电子健康档案进行融合，拓展健康管理服务。

2. 助力区域卫生资源协同利用

通过市民健康信息系统和市级健康医疗云平台，打通全市主要的卫生资源数据共享通道，助力区域卫生资源协同利用服务。

(1) 全域智能导诊：整合诊前、诊中和诊后数据资源，为市民提供多渠道的预约方式。整合各医疗机构号源，门诊挂号除微信预约外，实现现场、电话、网络挂号实时同步，预约精确到分钟，患者平均等候时间不超过 15 分钟。为辅助分级诊疗的实施，规定基层医疗卫生机构拥有优先上转患者权利，预约挂号比普通号源提前 3 天放号。市民还可通过微信及App 实现支付妇幼保健、计划免疫、健康档案、就诊、床位信息查询。网站、微信平台提供检查集中预约以及检查项目注意事项提醒服务。厦门市还整合全市的体检资源，实现线上线下体检预约，提供个人、团体体检自助套餐的线上预约及医保移动结算付费、体检报告查询等服务。

(2) 智能妇儿平台：厦门外来就诊患者比例较高，妇儿医疗资源相对紧缺。为此，厦门开发了智能妇儿平台，通过大医院和社区联动为本地孕产妇建档，由社区协助预约床位及向上转诊，解决本地孕产妇"一床难求"问题。该平台自 2017 年上线以来运行良好，孕产妇的社区建卡数量占到总建卡数量的 67.4%，通过社区累计为 3 万多名本地孕妇开展产前检查和预约产科床位。在微信平台，厦门整合了全市的儿科门诊、急诊和床位资源，让家长实

时、动态了解各医院的就诊人数、等候时间、空床位数,引导患者就诊分流。

(3)智能家庭签约平台:厦门早期通过糖尿病社区管理试点,探索出了"三师共管"模式,即专科医师、全科医师和健康管理师各司其职,信息共享,全程照顾患者。在家庭医生和分级诊疗制度建设的背景下,厦门已经从专病慢性病管理拓展到面向重点人群的全程管理,开发了智能家庭签约平台"厦门i健康"。市民在i健康平台进行家庭医生签约,"三师"在i健康平台进行服务,实现医患沟通、随访管理、转诊管理和健康管理等电子化服务。i健康平台打造了多项人性化功能,如允许患者利用该平台直接向医师申请慢性病长处方续方,不必再跑去医院做检查;开放物联网接口,允许可穿戴设备、健康小屋等接入,并将数据同步到个人健康医疗云,家庭医生能够根据动态数据对签约患者进行跟踪管理。

(4)推动医院精细化管理与辅助决策

为全面推进公立医院综合改革、调整医院收支结构、规范医疗服务行为、控制医药费用不合理增长、减轻群众医药费用负担,厦门市利用市级健康医疗云平台初步建立医疗机构医改监测平台,对全市13家公立医院及38家基层医疗机构医疗费用信息进行及时监测,为控制公立医疗机构医疗费用不合理增长提供数据支撑。该平台基于电脑、手机等多终端医改监测数据展现方式,辅助不同角色的管理者进行质量、运营管理,促进医院的精细化管理;利用移动端辅助决策系统,可逐层下钻分析,随时随地详细了解医院各类指标情况。

〔案例来源:林子雨.大数据技术原理与应用:概念、存储、处理、分析与应用[M].3版.北京:人民邮电出版社,2021.〕

【思考题】

1. 个人健康云平台主要提供了哪些服务?

2. 厦门市民健康信息系统大数据平台促进了区域卫生资源协同利用,主要体现在哪些方面?

第三章

健康医疗大数据采集与预处理

新冠肺炎疫情下的"健康打卡"

传统卫生数据的采集起点通常是由基层的社区卫生中心人员手工填报,经区、市、省卫健委最终汇集至国家卫健委。这一方面增加了基层数据采集人员的负担,降低了数据汇集的效率,另一方面难以在数据源头快速核验数据的正确性,增加了后期数据质量管理的成本。

目前多地采用在线信息填报系统和智能外呼平台代替手工填报,力求减少数据采集人力成本,缩短数据流转过程。在疫情期间,广州市以2017年起建立的数字政府基础应用平台和"四标四实"大数据库为依托,借助云计算、大数据技术,通过数据高度共享、系统高度融合、服务高度集成,建成疫情态势实时感知、人员精准管控、企业精准帮扶的疫情防控指挥系统。该系统支撑疫情监测分析、防控救治、资源调配,有力地支持疫情防控和复工复产政策措施快速部署与落地,逐步成为全市数据枢纽和决策指挥"智慧大脑"。疫情防控指挥系统整合汇聚15个部门的22类数据,建立畅通的数据通道,持续将确诊人员、重点人员、集中观察点等疫情防控相关数据与"四标四实"数据进行全面关联,实现防控对象、防控设施精准上图,形成疫情指挥"一张图"。目前"一张图"已汇聚各类信息2.76亿条,通过小程序上报信息4 000多万条(含线索5万多条),监控重点人群(包括患者、密切接触者、集中观察人群)相关数据超过30万条。

基于"四标四实"的精准疫情防控模块,以"四标四实"大数据库的数据为基础,进一步汇聚整理了人房居住关系数据、政企事业单位数据以及单位从业人员数据、社保缴纳数据,建立了人员群居关系、人口家庭关系、工作同事关系等数据单元;疫情期间再次叠加确诊人群数据和红码人群数据、公共交通乘坐记录等,建立数据规则模型,精准识别重点人群,辅助防疫人员进行重点跟踪和布防。疫情防控大数据建设及应用情况如图3.1所示。

平台根据业务数据类型,建立家庭人群、同住人群、同事人群、同楼人群、同社区人群、同行人群等数据实体,以确诊人员、疑似病例为核心,以发现时间和隔离要求为辅助条件,

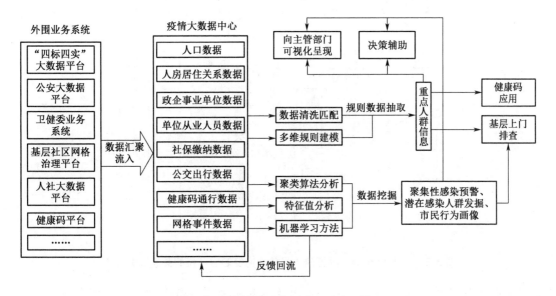

图 3.1 疫情防控大数据建设及应用情况

设置相关算法规则,精准识别高危人员、重点人员以及应跟踪观察的人员等不同级别的群体。

应用关联规则发现目标数据的经典案例出现在零售领域,即耳熟能详的"啤酒与纸尿裤法则",尽管在逻辑上难以推测出这两种商品的消费关联性,但是可以通过统计数据的积累,基于贝叶斯概率得到量化的二者间的关联度。COVID-19(新型冠状病毒)感染人员传播途径时空分析如图 3.2 所示。基于 COVID-19 感染人员传播途径时空分析的关联规则聚类如图 3.3 所示。

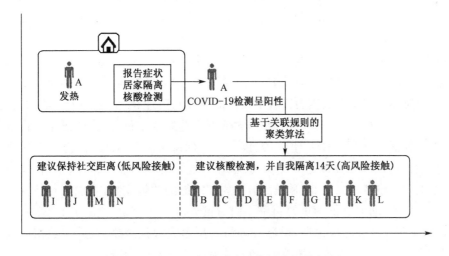

图 3.2 COVID-19 感染人员传播途径时空分析

广州市建立的疫情防控指挥系统已应用于市委办公厅、市政府办公厅、市发改委、市公安局、市卫健委等 76 个部门、11 个区、176 个街道、2 790 个村委、25 家医院,累计节约了十

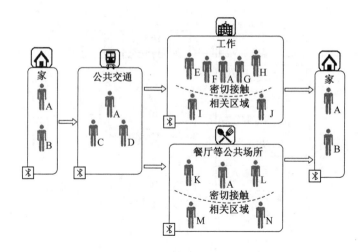

图 3.3　基于 COVID‑19 感染人员传播途径时空分析的关联规则聚类

余万小时的基层人力消耗,助力实现一个月左右的将本土每日新增病例控制在个位数,3个月左右本土每日新增病例基本为零。截至 2020 年 7 月 21 日,通过该系统发现并阻断感染病人 52 人、"红码"人员累计 305 024 人,集中隔离 11 310 人,居家隔离 1 095 人,直接减少经济损失 3 400 万元;在后续企业复工复产工作中,系统进一步整合了全市企业数据,支持了对全市 30 933 家重点企业和 579 个重点项目的精准帮扶,有力推动了经济的快速复苏。

〔案例来源:李刚,郑佳,尹华山,等.大数据技术在疫情精准防控中的应用[J].大数据,2021,7(1):124-134.〕

　　2017 年 1 月,工信部发布了《大数据产业发展规划(2016—2020 年)》(以下简称《规划》),进一步落实"国家大数据战略",为我国大数据产业健康快速发展提供有效的支持和指导。《规划》具体设置了七项重点任务:一是强化大数据技术产品研发;二是深化工业大数据创新应用;三是促进行业大数据应用发展;四是加快大数据产业主体培育;五是推进大数据标准体系建设;六是完善大数据产业支撑体系;七是提升大数据安全保障能力。围绕重点任务,政府还设置了大数据关键技术及产品研发与产业化、大数据服务能力提升、工业大数据创新发展、跨行业大数据应用推进、大数据产业集聚区创建、大数据重点标准研制及应用示范、大数公共服务体系建设、大数据安全保障等八大工程,作为工作抓手重点推进。当前,数据已成为重要的生产要素,大数据产业作为以数据生成、采集、存储、加工、分析、服务为主的战略性新兴产业,是激活数据要素潜能的关键支撑,是加快经济社会发展质量变革、效率变革、动力变革的重要引擎。面对世界百年未有之大变局以及新一轮科技革命和产业变革深入发展的机遇期,世界各国纷纷出台大数据战略,开启大数据产业创新发展新赛道,聚力数据要素多重价值挖掘,抢占大数据产业发展制高点。

第一节　健康医疗大数据采集

一、数据采集的概念

数据采集是大数据产业的基石。大数据具有很高的商业价值，但是，如果没有数据，价值就无从谈起。数据采集，又称"数据获取"，是数据分析的入口，也是数据分析过程中相当重要的一个环节。它通过各种技术手段把外部各种数据源产生的数据实时或非实时地采集并加以利用。在数据大爆炸的互联网时代，被采集的数据的类型也是复杂多样的，包括结构化数据、半结构化数据、非结构化数据。结构化数据最常见，就是保存在关系数据库中的数据。非结构化数据是数据结构不规则或不完整，没有预定义的数据模型，包括所有格式的传感器数据、办公文档、文本、图片、XML 文档、HTML 文档、各类报表、图像和音频/视频信息等。

大数据采集与传统的数据采集既有联系又有区别，大数据采集是在传统的数据采集基础之上发展起来的，一些经过多年发展的数据采集架构、技术和工具被继承下来，同时，由于大数据本身具有数据量大、数据类型丰富、处理速度快等特性，使得大数据采集又表现出不同于传统数据采集的一些特点（表 3-1）。

表 3-1　传统数据采集与大数据采集的区别

	传统数据采集	大数据采集
数据源	来源单一，数据量相对较少	来源广泛，数据量巨大
数据类型	结构单一	数据类型丰富，包括结构化、半结构化和非结构化数据
数据存储	关系数据库与并行数据仓库	分布式数据库，分布式文件系统

二、数据采集的要点

数据采集的三大要点如下：

（1）全面性：全面性是指数据量足够具有分析价值、数据面足够支撑分析需求。比如对于"查看商品详情"这一行为，需要采集用户触发时的环境信息、会话以及用户 ID，最后需要统计这一行为在某一时段触发的人数、次数、人均次数、活跃比等。

（2）多维性：数据更重要的是能满足分析需求。数据采集必须能够灵活、快速自定义数据的多种属性和不同类型，从而满足不同的分析目标要求。比如"查看商品详情"这一行为，通过"埋点"，我们才能知道用户查看的商品是什么及商品价格、商品类型、商品 ID 等多个属性，从而知道用户看过哪些商品、什么类型的商品被查看得多、某一个商品被查看了多少次，而不仅是知道用户进入了商品详情页。

（3）高效性：高效性包含技术执行的高效性、团队内部成员协同的高效性，以及数据分析需求和目标实现的高效性。也就是说，采集数据一定要明确采集目的，带着问题搜集信息,使信息采集更高效、更有针对性。此外,采集数据还要考虑数据的及时性。

三、数据采集的数据源

(一) 健康医疗大数据的应用场景

健康医疗大数据是人类在医疗及生命健康相关的活动过程中产生的数据集合。根据健康活动的应用场景不同,健康医疗大数据可以分为:临床大数据、健康大数据、生物大数据、运营大数据。

(1) 临床大数据

临床医疗的主要目标是关注个人身体健康状况,临床数据主要包含电子健康档案、生物医学影像和信号、自发性报告系统等数据。

电子健康档案(Electronic Health Records,EHR)是在一定时期内健康服务人员用来管理、存储和共享医院门诊和住院处、精神卫生中心、基层医疗机构、药物处方等异构医疗数据,并进行分析的个人终身健康档案。电子健康档案涵盖了与患者相关的所有关键临床信息,如人口统计学信息、以往病史、进展说明、问题、药物、生命体征、实验室数据、免疫接种、放射学报告、医师观察、收费信息和保险信息等。电子病历是指以信息化为媒介,用电子化方式来保存、管理、输出、传送患者医疗记录和健康信息的方式,是建立电子健康档案的基础和重要组成部分。电子病历可以满足多个医生同一时间查看患者病历的要求,可以作为参考资料,将循证指南并入日常的临床实践中。电子健康档案可以让医生更好地了解患者按 ICD、HL7-CDA 等标准分类的结构化数据或 text、PDF 等格式的非结构化数据,同时可以记录和跟踪患者健康数据并对其加密,从而确保数据的隐私和安全。

生物医学影像和信号提供解剖结构的高质量图像及由皮肤、骨骼、生物活动产生的电信号或磁信号,包括磁共振成像、计算机断层扫描图像、正电子发射断层扫描图像、超声波图像、心电图、脑电图、神经电图、肌电图、胃电图、心音图等。生物医学影像和信号属于非结构化临床数据,数据库利用信号处理技术按病理自动分类,弥补了人工分类的局限性。

自发性报告系统通常用于上市后的药物安全性监测。目前一些研究使用了美国食品药品监督管理局(Food and Drug Administration,FDA)不良反应报告系统的数据来监测药物不良反应,效果良好。然而不良反应报告生成需要耗费较大的工作量,且自发性报告系统在报告不足的情况下反馈较差,许多健康群体不了解或不具备足够的信息来提供报告,因此可能无法及时发现很多药物的不良反应。

(2) 健康大数据

健康大数据包括对个人健康产生影响的生活方式、环境和行为等方面的数据。当前创新型数字化健康设备和应用不断进步,提供了个人健康数据用于个人医护的独特环境:一方面健康大数据使患者在自我健康管理中扮演更积极的角色;另一方面极大地增强了医生对患者生活的临床洞察力。健康大数据主要可以分为个人健康记录、社交媒体健康数据和潜在的健康数据。

个人健康记录(Personal Health Records,PHRs)主要包括个人自我追踪设备、可穿戴设备等采集的连续的健康数据。个人健康记录可以用来跟踪正在进行的治疗或监测,了解个体通过专业健康服务人员开展的健康状况管理情况;同时还包含病人自我管理的健康数据,如食物追踪、日常活动、血压检测等。个人健康记录设备能捕捉到较长时间范围内多个临床数据点,改善临床设置的限制,是临床个人健康数据的有力补充,医生可依据健康监测数据及时验证和调整诊疗方案。在远程医疗中,身体活动数据等自我追踪数据在识别潜在患者等研究中具有开发潜力。

社交媒体数据是健康群体提供的在其他任何来源中都无法获得的健康数据,包括电子邮件、社交工具、短信等沟通工具产生的健康数据。除传统社交媒体外,越来越多特定的医疗健康类社交媒体网站为健康群体提供接收信息和情感支持的平台。近年来,许多研究工作都利用这些数据来提取药物不良反应监测等信息,一些研究也开始利用社交媒体平台来开展健康干预。

潜在的健康数据主要包括与个人健康相关的社会经济学、依从性、环境、生活方式的风险因素等信息,如亲属关系、购买行为数据、第三方支付数据等。潜在的个人健康信息与系统导向的生物医学研究联系起来,可以在生物医学研究和个体医疗之间提供持续、跨领域的沟通。

（3）生物大数据

生物大数据是指从生物医学实验室、临床领域和公共卫生领域获得的基因组、转录组学、实验胚胎学、代谢组学等研究数据,有助于理解遗传标记与疾病之间的因果关系,将传统的"一刀切"治疗方法转变为基于基因组数据的定制治疗,已成为一种新兴的疾病预防和治疗手段。

生物大数据具有很强的生物专业性,主要是关于生物标本和基因测序的信息。基因测序又称 DNA 测序,能够从人体组织、细胞、血液或唾液中测定基因全序列。全基因组测序的意义在于能揭示一个人的生命密码。据估计,人类基因测序一次,产生的数据量就可高达 100～600 GB。目前,每年全球产生的生物数据总量已达 EB 级,使得生命科学已经成为大数据科学。

近年来,用于高通量分子分析的整合、管理和探索工具在临床背景下蓬勃发展,与电子健康档案、健康大数据互相整合,使开发动态个人健康预测模型成为可能,通过考虑个人生物学背景,有助于实现真正的个性化与精准化医疗,促进临床实践与生物医学专业研究之间的相互作用。

（4）运营大数据

运营大数据是指各类医疗机构、社保中心、商业医疗保险机构、药企、药店等运营产生的数据,包括不同病种治疗成本与报销数据,成本核算数据,医药、耗材、器械采购与管理数据,药品研发数据,产品流通数据等。运营大数据可以有效降低医疗费用,有助于医院精细化运营及成本有效控制,支持保险精确定价;在管理决策方面,可以使决策者多角度掌握医疗机构运营情况,为科学管理提供有力支持。

（二）健康医疗大数据的数据来源

数据采集的主要数据来源包括传感器数据、互联网数据、日志文件、企业业务系统数据等。

（1）传感器数据

传感器是一种检测装置，能感受到被测量环境的信号，并能将感受到的信号按一定规律变换成电信号或其他所需形式的信号输出，以满足信息的传输、处理、存储、显示、记录和控制等要求。在工作现场，我们会安装很多的各种类型的传感器，如压力传感器、温度传感器、流量传感器、声音传感器、电参数传感器等。传感器对环境的适应能力很强，可以应对各种恶劣的工作环境。在日常生活中，如录像、手机拍照等都属于传感器数据采集的一部分，支持音频、视频图片等文件或附件的采集工作。

（2）互联网数据

互联网数据的采集通常借助于网络爬虫来完成。所谓"网络爬虫"（简称爬虫），就是一个在网络上不定向或定向抓取网页数据的程序。抓取网页数据的一般方法是，定义一个入口页面，一般一个页面中会包含指向其他页面的链接，从当前页面获取这些网址并将其加入爬虫的抓取队列中，然后进入新页面后递归地进行上述的操作。爬虫数据采集方法可以将非结构化数据从网页中抽取出来，将其存储为统一的本地数据文件，并以结构化的方式存储。它支持图片、音频、视频等文件或附件的采集，附件与正文可以自动关联。

（3）日志文件

许多公司的业务平台每天都会产生大量的日志文件。日志文件一般由数据源系统产生，用于记录数据源执行的各种操作活动，比如网络监控的流量管理、金融应用的股票记账和 Web 服务器记录的用户访问行为。从这些日志文件中，我们可以得到很多有价值的数据。通过对这些日志文件进行采集，然后进行数据分析，我们就可以从公司业务平台日志文件中挖掘到具有潜在价值的信息，为公司决策和公司后台服务器平台性能评估提供可靠的数据保证。系统日志采集系统做的事情就是收集日志文件，提供离线和在线的实时分析使用。

（4）企业业务系统数据

一些企业会使用传统的关系数据库 MySQL 或 Oracle 等来存储业务系统数据，除此之外，Redis 和 MongoDB 这样的 NoSQL 数据库也常用于数据的存储。企业每时每刻产生的业务数据，以数据库行记录的形式被直接写入数据库中。企业可以借助于 ETL（Extract Transform Load）数据仓库技术工具，把分散在企业不同位置的业务系统的数据，抽取、转换、加载到企业数据仓库，以供后续的商务智能分析使用。通过采集不同业务系统的数据并将这些数据统一保存到一个数据仓库，就可以为分散在企业不同地方的商务数据提供一个统一的视图，满足企业的各种商务决策分析需求。

在采集企业业务系统数据时，由于采集的数据类型复杂，对不同类型的数据进行数据分析之前，我们必须通过数据抽取技术，对复杂格式的数据进行数据抽取，从而得到需要的数据，这里可以丢弃一些不重要的数据。经过数据抽取得到的数据，由于数据采集可能存在不准确的情况，所以，必须进行数据清洗。对那些不正确的数据进行过滤、剔除。针对不同的应用场景，对数据进行分析的工具或者系统不同，我们还需要对数据进行转换操作，将其转换成不同的数据格式，最终按照预先定义好的数据仓库模型，将数据加载到数据仓库中。

第二节 健康医疗大数据采集方法

健康医疗大数据采集是大数据处理最基础的一步,因大数据中包含大量半结构化或者非结构化数据,因此大数据的采集需要庞大的且能够存储不同类型数据的数据库支持。大数据的采集技术必须能够处理各种类型的海量数据;采集速度必须非常快,几乎是实时性的;硬件基础必须更加经济。

数据来源的多样化以及数据格式的差异性,要求采用不同的数据采集方式。如对于医院电子病历数据直接通过数据库接口进行采集。其他类型数据采集可以依靠以下方式:开放 API(应用程序编程接口)方式、网页爬虫和用户手工呈报方式。较为成熟的服务和App,通常都有开放 API 供外部调用;网页中的医疗数据可以采用爬虫抓取的方式进行数据采集;而个性化疗效评价信息中患者主观感知部分可采用主动呈报的方式进行采集。

一、采集技术

健康医疗大数据基于采集技术的不同可分为数据模板化采集、模糊匹配采集和规范化数据缓存三种。联合使用这些采集技术,可以解决健康医疗大数据采集过程中遇到的数据复杂和质量低下等核心问题。

(1)数据模板化采集

基于异构医疗系统数据映射模板的数据采集技术,可实现针对医疗行业业务标准的数据采集,提升业务数据采集的效率。该技术解决了健康医疗行业业务数据的规范化采集问题,通过数据采集模板的业务约束实现数据的规范化采集,使得数据采集过程更为高效和规范。数据映射模板的设计基于异构医疗数据系统中医疗数据的特点构建,适应医疗行业数据及业务特征。基于数据映射模板的数据采集技术使得医疗卫生行业的业务数据得到稳定、高效、低成本的采集和处理,推动了医疗卫生体系的建立和管理,为区域卫生信息化建设提供了有力的支撑。

(2)模糊匹配技术采集

模糊匹配是实现数据转换处理的关键性技术,模糊匹配将自动学习策略融合到数据标准编码映射处理过程中去,实现数据标准化处理的自动化。实现数据的标准化处理是提升数据质量的关键技术之一。通过模糊匹配,根据关联度值的情况完成映射匹配,匹配结果经人工校验后得到正确的匹配关联关系,此关系被系统记录和学习。在进行多次固定行业的映射匹配后,匹配的精度和准确性会随着行业实践次数的积累而线性提升,在提升数据处理质量的同时,也大大降低了处理成本。

(3)规范化数据缓存

规范化数据缓存技术能够实现对医疗业务数据的规范化处理,提升数据质量,使得数据符合业务归档要求。规范化缓存技术所依赖的业务模板模型的设立是基于医疗业务的标准规范来创建的,该规范包含医疗行业国家标准、医院业务规范,同样包含数据编码规范和数据存储格式规范。由于医疗行业具有对规范依赖的特殊性,使得医疗数据规范化的价值在实际应用中尤为突出。

二、采集路径

基于采集路径的不同又可分为离线采集、实时采集、网络采集。

（1）离线采集

工具：ETL

在数据仓库的语境下，ETL 基本上就是数据采集的代表，包括数据的抽取（Extract）、转换（Transform）和加载（Load）。在转换的过程中，需要针对具体的业务场景对数据进行治理，例如进行非法数据监测与过滤、格式转换与数据规范化、数据替换、数据完整性保证等。

数据仓库是决策支持系统和联机分析应用数据源的结构化数据环境，是一个面向主题的（Subject Oriented）、集成的（Integrated）、相对稳定的（Non-Volatile）、反映历史变化（Time Variant）的数据集合，用于支持经营管理中的决策制定过程。

数据库和数据仓库区别如下：

① 数据库是面向事务的设计，而数据仓库是面向主题设计的。

② 数据库设计是尽量避免冗余，一般采用符合范式的规则来设计，数据仓库在设计对有意引入冗余，采用反范式的方式来设计。

③ 数据库是为捕获数据而设计，数据仓库是为分析数据而设计。

④ 数据库一般存储在线交易数据，数据仓库一般存储的是历史数据。

很多来自医院的数据资源，采用了离线采集方法。研究人员通过医院内部电子病历系统抽取部分信息用于科研分析，政府通过公共平台采集各医院的死亡率、感染率等。此类数据采集的问题面临各机构对数据保护、各系统接口不一、各数据名称不标准的现状。

（2）实时采集

工具：Flume、Kafka、Spark Streaming

实时采集主要用在考虑流处理的业务场景，比如，用于记录数据源的执行的各种操作活动，比如网络监控的流量管理、金融应用的股票记账和 Web 服务器记录的用户访问行为。在流处理场景，数据采集会成为 Kafka 的消费者，就像一个水坝一般将上游源源不断的数据拦截住，然后根据业务场景做对应的处理（例如去重、去噪、中间计算等），之后再写入对应的数据存储中。

这个过程类似传统的 ETL，但它是流式的处理方式，而非定时的批处理操作，这些工具均采用分布式架构，能满足每秒数百 MB 的日志数据采集和传输需求。

在需要实时观测到患者的病理指标的需求下，才采用实时采集的方式采集各种电子检测设备产生的数据。实时采集快速高效，但对网络资源及计算资源需求大，对数据稳定性要求高。

（3）网络采集

工具：Scrapy、PySpider

又被称为网页蜘蛛、网络机器人，是一种按照一定的规则，自动地抓取万维网信息的程序或者脚本，它支持图片、音频、视频等文件或附件的采集。

很多健康医疗企业，提出了网络采集的需求，用于资源库的积累和特定问题的趋势分析。如通过爬取社交平台数据来预测流行病的发展及趋势预测、通过爬取行业信息及交易数据来预测行业发展情况。这类数据往往存在很多噪声，且数据可信等级低，不能作为精确指向。

三、采集平台和工具

常用的大数据采集平台和工具有 Apache Flume、Apache Kafka、Chukwa、Fluentd、Logstash、Scrapy、Scribe、Splunk Forwarder 等。

（1）Flume：Flume 作为 Hadoop 的组件，是由 Cloudera 专门研发的分布式日志收集系统。尤其近几年随着 Flume 的不断完善，用户在开发过程中使用的便利性得到很大的改善，Flume 现已成为 Apache Top 项目之一。

Flume 提供了从 Console(控制台)、RPC(Thrift-RPC)、Text(文件)、Tail(UNIX Tail)、Syslog、Exec(命令执行)等数据源上收集数据的能力。

Flume 采用了多 Master 的方式。为了保证配置数据的一致性，Flume 引入了 Zoo-Keeper，用于保存配置数据。ZooKeeper 本身可保证配置数据的一致性和高可用性。另外，在配置数据发生变化时，ZooKeeper 可以通知 Flume Master 节点。Flume Master 节点之间使用 Gossip 协议同步数据。

Flume 针对特殊场景也具备良好的自定义扩展能力，因此 Flume 适用于大部分的日常数据采集场景。因为 Flume 使用 JRuby 来构建，所以依赖 Java 运行环境。Flume 设计成一个分布式的管道架构，可以看成在数据源和目的地之间有一个 Agent 的网络，支持数据路由。

Flume 支持设置 Sink 的 Failover 和加载平衡，这样就可以保证在有一个 Agent 失效的情况下，整个系统仍能正常收集数据。Flume 中传输的内容定义为事件(Event)，事件由 Headers(包含元数据，即 Meta Data)和 Payload 组成。

Flume 提供 SDK，可以支持用户定制开发。Flume 客户端负责在事件产生的源头把事件发送给 Flume 的 Agent。客户端通常和产生数据源的应用在同一个进程空间。常见的 Flume 客户端有 Avro、Log4J、Syslog 和 HTTP Post。

（2）Apache Kafka：Kafka 是由 Apache 软件基金会开发的一个开源流处理平台，由 Scala 和 Java 编写。Kafka 是一种高吞吐量的分布式发布订阅消息系统，它可以处理消费者在网站中的所有动作流数据。这种动作(网页浏览、搜索和其他用户的行动)是在现代网络上的许多社会功能的一个关键因素。这些数据通常是由于吞吐量的要求而通过处理日志和日志聚合来解决。对于像 Hadoop 一样的日志数据和离线分析系统，但又要求实时处理的限制，是一个可行的解决方案。Kafka 的目的是通过 Hadoop 的并行加载机制来统一线上和离线的消息处理，也是为了通过集群来提供实时的消息。

Kafka 是一种高吞吐量的分布式发布订阅消息系统，有如下特性：

通过 O(1)的磁盘数据结构提供消息的持久化，这种结构对于即使数以 TB 的消息存储也能够保持长时间的稳定性能。

高吞吐量：即使是非常普通的硬件 Kafka 也可以支持每秒数百万的消息。

支持通过 Kafka 服务器和消费机集群来分区消息。

支持 Hadoop 并行数据加载。

（3）Chukwa：Chukwa 是 Apache 旗下另一个开源的数据收集平台。Chukwa 基于 Hadoop 的 HDFS 和 MapReduce 来构建（用 Java 来实现），提供扩展性和可靠性。它提供了很多模块以支持 Hadoop 集群日志分析。Chukwa 同时提供对数据的展示、分析和监视。该项目目前已经不活跃。Chukwa 架构如图 3.4 所示。

Chukwa 适应以下需求：

① 灵活的、动态可控的数据源。

② 高性能、高可扩展的存储系统。

③ 合适的架构，用于对收集到的大规模数据进行分析。

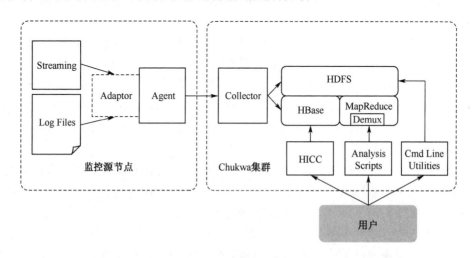

图 3.4　Chukwa 架构

（4）Fluentd：Fluentd 是一个开源的数据收集架构，如图 3.5 所示。Fluentd 使用 C/Ruby 开发，使用 JSON 文件来统一日志数据。通过丰富的插件，可以收集来自各种系统或应用的日志，然后根据用户定义将日志做分类处理。通过 Fluentd，可以非常轻易地实现像追踪日志文件并将其过滤后转存到 MongoDB 这样的操作。

Fluentd 具有多个功能特点：安装方便、占用空间小、半结构化数据日志记录、灵活的插件机制、可靠的缓冲、日志转发。Treasure Data 公司对该产品提供支持和维护。另外，采用 JSON 统一数据/日志格式是它的另一个特点。相对 Flume，Fluentd 配置也相对简单一些。

Fluentd 的扩展性非常好，客户可以自己定制（Ruby）Input/Buffer/Output。Fluentd 具有跨平台的问题，并不支持 Windows 平台。

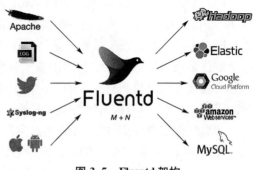

图 3.5　Fluentd 架构

Fluentd 的 Input/Buffer/Output 非常类似于 Flume 的 Source/Channel/Sink，如图 3.6 所示。

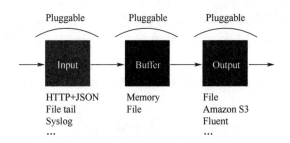

图 3.6 Fluentd 的输入输出流

（5）Logstash：Logstash 是著名的开源数据栈"ELK"（ElasticSearch，Logstash，Kibana）中的"L"。因为 Logstash 用 JRuby 开发，所以运行时依赖 JVM。Logstash 的部署架构如图 3.7 所示，这是其中一种部署的选项。

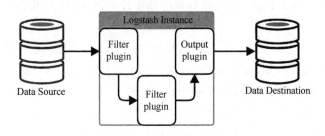

图 3.7 Logstash 的部署架构

几乎在大部分的情况下，ELK 作为一个栈是被同时使用的。在数据系统使用 ElasticSearch 的情况下，Logstash 是首选。

（6）Scrapy：Python 的爬虫架构叫 Scrapy。Scrapy 是由 Python 语言开发的一个快速、高层次的屏幕抓取和 Web 抓取架构，用于抓取 Web 站点并从页面中提取结构化数据。Scrapy 的用途广泛，可以用于数据挖掘、监测和自动化测试。

Scrapy 是一个架构，任何人都可以根据需求方便地进行修改。它还提供多种类型爬虫的基类，如 BaseSpider、Sitemap 爬虫等。Scrapy 运行原理如图 3.7 所示。

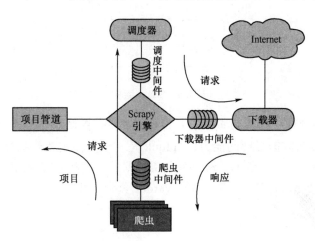

图 3.7 Scrapy 运行原理

Scrapy 的整个数据处理流程由 Scrapy 引擎进行控制。Scrapy 运行流程如下：

① Scrapy 引擎打开一个域名时，爬虫处理这个域名，并让爬虫获取第一个爬取的 URL。

② Scrapy 引擎先从爬虫那获取第一个需要爬取的 URL，然后作为请求在调度中进行调度。

③ Scrapy 引擎从调度那里获取接下来进行爬取的页面。

④ 调度将下一个爬取的 URL 返回给引擎，引擎将它们通过下载中间件发送到下载器。

⑤ 当网页被下载器下载完成以后，响应内容通过下载器中间件被发送到 Scrapy 引擎。

⑥ Scrapy 引擎收到下载器的响应并将它通过爬虫中间件发送到爬虫进行处理。

⑦ 爬虫处理响应并返回爬取到的项目，然后给 Scrapy 引擎发送新的请求。

⑧ Scrapy 引擎将抓取到的项目放入项目管道，并向调度器发送请求。

⑨ 系统重复第②步后面的操作，直到调度器中没有请求，然后断开 Scrapy 引擎与域之间的联系。

（7）Scribe：Scribe 是 Facebook 开发的数据（日志）收集系统，其官网已经多年不维护。Scribe 为日志的"分布式收集，统一处理"提供了一个可扩展的，高容错的方案。当中央存储系统的网络或者机器出现故障时，Scribe 会将日志转存到本地或者另一个位置；当中央存储系统恢复后，Scribe 会将转存的日志重新传输给中央存储系统。Scribe 通常与 Hadoop 结合使用，用于向 HDFS 中 push（推）日志，而 Hadoop 通过 MapReduce 作业进行定期处理。Scribe 架构如图 3.8 所示。Scribe 架构比较简单，主要包括三部分，分别为 Scribe agent、Scribe 和存储系统。

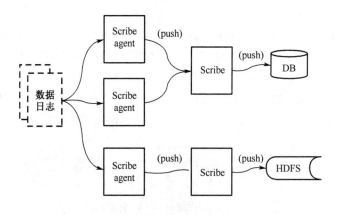

图 3.8　Scribe 架构

（8）Splunk：在商业化的大数据平台产品中，Splunk 提供完整的数据采集、数据存储、数据分析和处理，以及数据展现的能力。Splunk 是一个分布式机器数据平台，主要有三个角色。Splunk 架构如图 3.9 所示。Search 负责数据的搜索和处理，提供搜索时的信息抽取功能；Indexer 负责数据的存储和索引；Forwarder 负责数据的收集、清洗、变形，并发送给 Indexer。

Splunk 内置了对 Syslog、TCP/UDP、Spooling 的支持,同时,用户可以通过开发 Input 和 Modular Input 的方式来获取特定的数据。在 Splunk 提供的软件仓库里有很多成熟的数据采集应用,如 AWS、数据库(DBConnect)等,可以方便地从云或数据库中获取数据进入 Splunk 的数据平台做分析。

Search Head 和 Indexer 都支持 Cluster 的配置,即高可用、高扩展的,但 Splunk 现在还没有针对 Forwarder 的 Cluster 的功能。也就是说,如果有一台 Forwarder 的机器出了故障,则数据收集也会随之中断,并不能把正在运行的数据收集任务因故障切换(Failover)到其他的 Forwarder 上。

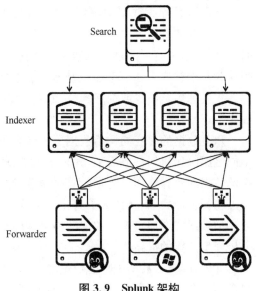

图 3.9　Splunk 架构

知识链接 >>>>>>

全球的疫情数据都来自霍普金斯大学的新冠疫情统计网站,这个网站是约翰霍普金斯大学土木和系统工程系的系统科学和工程中心的劳伦·加德纳(Lauren Gardner)建立的。

最早在 2020 年初的时候,来自我国的留学生董恩盛了解到国内的新冠疫情,因此他想着,要不搞个疫情地图来跟踪一下疫情数据。于是开组会的时候,他就把这个想法告诉了他的导师加德纳。导师一听,觉得不错,便让他放手去做。董恩盛就开始进行数据收集整理和更新。其实刚开始并不容易,他是手动搜索数据,主要是从开放数据中获取。之后,另一位留学生杜鸿儒也加入了数据整理,并且实现了自动化的全球数据抓取。

第三节　健康医疗大数据预处理

现实世界的数据常呈现出数据大量重复、噪声数据较多以及特征维数较高等特点,给后续的数据分析和挖掘的结果带来了很大的影响。数据清洗的原理,是通过分析这些不合格的数据的产生原因和结构特点,然后利用相关技术发现和处理,从而提高原始数据集的数据质量,为后续的数据挖掘做好准备。数据预处理则通过检测和删除重复数据,并检测出孤立点并进行"清理",通过特征选择来降低数据分析的复杂度。因此,数据预处理的主要任务为:删除重复数据和孤立点,进行特征选择,最后通过预测模型来检验预处理的效果。

从大数据的概念来看,健康医疗大数据的 Volume、Variety、Value、Velocity 四个特征都是显而易见的,除此之外,医疗大数据具有冗余性、不完整性、多态性等特点。这些特点造成了医疗数据的复杂性。

在健康医疗大数据中,存在着大量与大多数数据的特征不一致的数据,它们与数据的一般模型存在着较大差异,被称为孤立点。孤立点产生的原因多样,可能是度量不同集成时出现错误,也有可能是在数据录入过程中造成的错误。孤立点通常在数据预处理过程中被认为是干扰或异常信息而被清理,对这种异常数据的挖掘,就是孤立点检测。孤立点检测的主要思想是减少或消除孤立点,剔除健康大数据集中的干扰信息,提高大数据分析的效果。

重复数据的存在同样给数据分析带来了严重的干扰。在健康数据集中,由于数据是从不同健康医疗机构集成而来,集成的数据大多是各医疗机构存储已久的数据,各医疗机构存储数据的差异性和对数据管理的紊乱造成了经数据集成后的数据存在着大量重复。而经过特征选择后,剩余特征子集由于冗余或不重要特征的去除,同样会导致数据集中重复或相似数据的增加。重复数据的检测和处理可以大幅提高数据集的刻画能力,有助于数据分析模型性能的提高。

此外,健康大数据中特征数量较多,其中可能存在着不相关的特征,这些特征的存在使得模型的训练变得复杂,同时冗余信息的存在也会使训练的模型出现偏差,使模型的推广能力下降。因此,在预处理中需对原始数据集进行数据规约,减少特征集中信息冗余、与数据挖掘目的不相关、刻画能力不强的特征,从而降低数据分析的时间复杂度和提高模型分析的精度。

通过健康大数据的孤立点检测和特征选择可以有效地剔除干扰信息和冗余的特征,减少特征个数,提高大数据分析的效果。孤立点检测和特征选择成为健康大数据预处理中不可或缺的部分。

基于此,对健康医疗大数据的预处理工作主要包括数据清洗、数据集成、数据规约和数据变换。

一、数据清洗

数据清洗对于获得高质量分析结果而言,重要性不言而喻。所谓"垃圾数据进,垃圾数据出",是指没有高质量的输入数据,那么输出的分析结果价值会大打折扣,甚至没有任何价值。数据清洗是指将大量原始数据中的"脏数据""洗掉",它是发现并纠正数据文件中可识别的错误的最后一道程序,包括检查数据一致性、处理无效值和缺失值等。比如,在构建数据仓库时,由于数据仓库中的数据是面向某一主题的数据的集合,这些数据从多个业务系统中抽取而来,而且包含历史数据,就避免不了有的数据是错误数据,有的数据相互冲突的情况,这些错误的或有冲突的数据(称为"脏数据")显然是我们不想要的。我们要按照一定的规则把"脏数据"给"洗掉",这就是"数据清洗"。

(一) 数据清洗的主要内容

数据清洗主要是对缺失值、异常值、数据类型有误的数据和重复值进行处理。数据清洗的主要内容如下。

(1) 缺失值处理

由于调查、编码和录入误差,数据中可能存在一些缺失值,需要给予适当的处理。常用的处理方法有:估算、整列删除、变量删除和成对删除。

① 估算:最简单的办法就是用某个变量的样本均值、中位数或众数代替缺失值。这种办法简单,但没有充分考虑数据中已有的信息,误差可能较大。另一种办法就是根据调查对象对其他问题的回答,对变量之间的相关分析或逻辑推论进行估计。例如,某一产品的拥有情况可能与家庭收入有关,可以根据调查对象的家庭收入推算拥有这一产品的可能性。

② 整列删除:剔除含有缺失值的样本。由于很多问卷都可能存在缺失值,这种做法可能导致有效样本量大大减少,无法充分利用已经收集到的数据。因此,整列删除只适合关键变量缺失,或者含有异常值或缺失值的样本比重很小的情况。

③ 变量删除:如果某一变量的缺失值很多,而且该变量对于所研究的问题不是特别重要,则可以考虑将该变量删除。这种做法减少了供分析用的变量数目,但没有改变样本量。

④ 成对删除:用一个特殊码(通常是 9、99、999 等)代表缺失值,同时保留数据集中的全部变量和样本。但是,在具体计算时只采用有完整答案的样本,因而不同的分析因涉及的变量不同其有效样本量也会有所不同。这是一种保守的处理方法,最大限度地保留了数据集中的可用信息。

(2) 异常值处理

异常值处理是指根据每个变量的合理取值范围和相互关系,检查数据是否合乎要求,找出超出正常范围、逻辑上不合理或者相互矛盾的数据。例如,用 1~7 级量表测量的变量出现了 0 值,体重出现了负数,都应视为超出正常值域。SPSS、SAS 和 Excel 等计算机软件都能够根据定义的取值范围自动识别每个超出范围的变量值。逻辑上相互矛盾的答案可能以多种形式出现,例如:许多调查对象说自己使用某种胰岛素药物,又报告自己没有糖尿病;或者调查对象报告自己是某健康产品的重度购买者和使用者,但同时在熟悉程度量表上给了很低的分值。发现矛盾时,要列出问卷序号、记录序号、变量名称、错误类别等,便于进一步核对和纠正。

(3) 数据类型转换

数据类型往往会影响到后续的数据处理分析环节,因此,需要明确每个字段的数据类型,比如,来自 A 表的"患者 ID"是字符型,而来自 B 表的"患者 ID"是字符串型,在数据清洗的时候就需要对二者的数据类型进行统一处理。

(4) 重复值处理

重复值的存在会影响数据分析和挖掘结果的准确性,所以,在数据分析和建模之前需要进行数据重复性检验,如果存在重复值,需要删除重复值。

(二) 数据清洗的主要技术

1. 数据清洗步骤

(1) 数据有效性、一致性检验:即对数据集中出现的不符合预先定义的规则或约束条件的数据和结构不一致的数据进行检测和验证。

(2) 数据的完整性验证:存储的数据中可能会出现部分信息属性模糊或者信息缺失的情况,造成数据不完整,为了提高分析结果的准确率,需要对数据的完整性进行验证。

(3) 清洗重复数据:重复数据是指对于同一个记录有着两个或两个以上完全相同的数

据,这一现象广泛存在于不同的数据集中。

（4）孤立点数据检测及删除:孤立点通常在数据预处理过程中被认为是干扰或异常而被清理,对这种异常数据的挖掘,就是孤立点检测。其主要思想是减少或消除孤立点,去除数据集中的干扰信息,所以孤立点检测对于数据挖掘准确度的提高十分重要。

（5）特征选择:特征选择是数据清洗过程中的数据规约方法,能够去除冗余属性项或不太重要的属性项,达到降低数据集维度,提高数据分析效率的作用。

2. 数据清洗的主要技术

目前,国内外针对健康数据进行数据清洗的常用技术主要有重复数据清洗、孤立点检测技术和特征选择。

（1）重复数据清洗

① 基于优化搜索路径思想的算法:通过对每条数据产生关键字,然后采用索引结构对关键字排序,在此基础上搜索近邻点,通过与近邻点的比对来检测重复数据,能大幅降低重复数据所带来的时间开销。

② 基于聚类思想的算法:以密度衡量不同数据间的相似度,将相邻数据聚集在一起以达到简化重复数据检测的目的。

（2）孤立点检测技术

孤立点检测是数据挖掘中一个必不可少的步骤,主要是用来识别数据集中与其他数据存在显著差异的异常数据。孤立点探测算法大致可以分为基于统计的方法、基于距离的方法、基于偏差的方法、基于密度的方法,以及高维数据的孤立点探测方法。

（3）特征选择

特征选择的过程一般分为产生过程、评价函数、停止准则和验证过程,其主要过程集中在前两步中。特征子集的产生一般分为完全搜索、启发式搜索和随机算法三种方式,而评价函数则主要分为筛选器(Filter)和封装器(Wrapper)两大类。筛选器通过分析特征子集内部的特点来给其打分,而封装器实质是一个分类器,在通过特征子集生成的数据集上进行分类分析,将分类精度作为评价特征子集优劣的标准。

（三）数据清洗的注意事项

在进行数据清洗时,需要注意如下事项。

（1）数据清洗时可优先进行缺失值、异常值处理和数据类型转换的操作,最后进行重复值处理。

（2）在对缺失值、异常值进行处理时,要根据业务的需求进行处理,这些处理并不是一成不变的。常见的处理方法包括:统计值填充(常用的统计值有均值、中位数、众数)、前/后值填充(一般在前后数据存在关联时使用,比如数据是按照时间进行记录的)、零值填充。

（3）在数据清洗之前,最重要的是对数据表进行查看,要了解表的结构和发现需要处理的值,才能将数据清洗彻底。

（4）数据量的大小也关系着数据的处理方式。如果总数据量较大,而异常的数据(包括缺失值和异常值)的量较少时,可以选择直接删除,因为这通常并不太会影响到最终的分析结果。但是,如果总数据量较小,则每个数据都可能影响分析结果,这个时候就需要认真去对数据进行处理(可能需要通过其他的关联表去找到相关数据对删除的数据进行填充)。

(5)在导入数据表后,一般需要对所有列依次地进行清洗,来保证数据处理的彻底性。有些数据可能看起来是可以正常使用的,实际上在进行处理时可能会出现问题(比如某列数据在查看时看起来是数值类型,但是其实这列数据是字符串类型,这就会导致在进行数值操作时该列数据无法使用)。

二、数据集成

数据集成是将不同应用系统、不同数据形式,在原应用系统不做任何改变的条件下,进行数据采集、转换和储存的数据整合过程。其主要目的是解决多重数据储存或合并时所产生的数据不一致、数据重复或冗余的问题,以提高后续数据分析的精确度和速度。目前通常采用联邦式、基于中间件模型和数据仓库等方法来构造集成的系统,这些技术在不同的着重点和应用上解决数据共享和为企业提供决策支持。简单说数据集成就是将多个数据源中的数据结合起来并统一存储,建立数据仓库。

目前来说异构性、分布性、自治性是解决数据集成的主要难点:

(1)异构性:指我们需要集成的数据往往都是独立开发的,数据模型异构,给集成带来了困难,异构性主要表现在数据语义及数据源的使用环境等。

(2)分布性:指的是数据源是异地分布的,依赖网络进行数据的传输,传输过程中网络的质量和安全性是个挑战。

(3)自治性:描述的是各数据源都有很强的自治性,可以在不通知集成系统的前提下改变自身的结构和数据,自治性给数据集成系统的鲁棒性提出新挑战。

对数据集成体系结构来说,关键是要拥有一个包含有目标计划、源目标映射、数据获得、分级抽取、错误恢复和安全性转换的数据高速缓存器。数据高速缓存器包含有预先定制的数据抽取工作,这些工作自动地位于一个企业的后端及数据仓库之中。

高速缓存器作为企业和医疗数据的一个单一集成点,最大限度地减少了直接访问后端系统和进行复杂实时集成的需求。这个高速缓存器从后端系统中卸载众多不必要的数据请求,使医疗机构、企业可以增加更多的用户,同时让后端系统从事其指定的工作。

通常采用联邦式、基于中间件模型和数据仓库等方法来构造集成的系统,这些技术在不同方面解决了数据的共享,为企业提供了决策支持。联邦数据库(FDBS)是早期人们采用的一种模式集成方法,是最早被采用的数据集成方法之一,它通过构建集成系统将各数据源的数据视图集成为全局模式,使用户能够按照全局模式访问各数据源的数据。用户可以直接在全局模式的基础上提交请求,数据集成系统对这些请求处理后,转换成各个数据源在本地数据视图基础上能够执行的请求。模式集成方法的特点是直接为用户提供透明的数据访问方法。构建全局模式与数据源数据视图间的映射关系和处理用户在全局模式基础上的咨询请求是模式集成要解决的两个基本问题。

(1)联邦数据库系统:在联邦数据库中,数据源之间共享自己的一部分数据模式,形成一个联邦模式。联邦数据库系统按集成度可分为两种:一种是采用紧密耦合的联邦数据库系统;另一种是采用松散耦合的联邦数据库系统。紧密耦合联邦数据库系统使用统一的全局模式,将各数据源的数据模式映射到全局数据模式上,解决了数据源间的异构性。这种方法集成度较高,需要用户参与少,缺点是构建一个全局数据模式的算法较为复杂,扩展性差。松散耦合联邦数据库系统比较特殊,没有全局模式,采用联邦模式。这种方法提供统一的查询语言,将很多异构性问题交给用户自己去解决。松散耦合方法对数据的集成度不高,但其数据源的自治性强、动态性能好,集成系统不需要维护一个全局模式。

所以说联邦数据库系统是由半自治数据库系统构成,相互之间分享数据,联盟其他数据源之间相互提供访问接口,同时联盟数据库系统可以是集中数据库系统或分布式数据库系统及其他联邦式系统。无论采用什么样的模式,核心都是必须解决所有数据源语义上的问题。

(2)中间件模式:基于中间件模型通过统一的全局数据模型来访问异构的数据库、遗留系统、Web资源等。中间件位于异构数据源系统和应用程序之间,向下协调各数据源系统,向上为访问集成数据的应用提供统一数据模式和数据访问的接口。各数据源的应用仍然独自完成它们的任务,中间件系统则主要集中为异构数据源提供一个高层次检索服务。

中间件模式是目前比较流行的数据集成方法,它通过在中间层提供个统一的数据逻辑视图来隐藏底层的数据细节,使用户可以把集成数据源看成一个统一的整体。

与联邦数据库不同,中间件系统不仅能够集成结构化的数据源信息,还可以集成半结构化或非结构化数据源中的信息,中间件注重于全局查询的处理和优化,与联邦数据库系统相比,其优点是它能够集成非数据库形式的数据源,有很好的查询性能,自治性强。中间件集成的缺点在于它通常支持只读,而联邦数据库对读写都支持。

(3)数据仓库:数据仓库是一种典型的数据复制方法。该方法将各个数据源的数据复制到同一处,用来存放这些数据的地方即数据仓库。用户则像访问普通数据库一样直接访问数据仓库。数据仓库是在数据库已大量存在的情况下,为进一步挖掘数据资源和决策需要而产生。数据仓库方案建设的目的是为前端查询和分析作基础,由于在查询和分析中会产生大量数据冗余,所以需要的存储容量也较大,因此形成一个专门存放数据的仓库。数据仓库其实就是一个环境,而不是一件产品。

简而言之,传统的操作型数据库是面向事务设计的,数据库中通常存储在线交易数据,设计时尽量合理规避冗余,一般采用符合范式的规则设计。而数据仓库是面向主题设计,存储的一般是历史数据,在设计时有意引入冗余,采用反范式的方式设计。

从设计的目的来讲,数据库是为捕获数据而设计的,而数据仓库是为存储分析数据而设计的,它的两个基本的元素是维表和事实表。维是看问题的角度,事实表里放着要查询的数据,同时有维的ID。

数据仓库是在企业管理和决策中面向主题的、集成的、与时间相关的和不可修改的数据集合。其中,数据被归类为功能上独立的、没有重叠的主题。

这几种方法在一定程度上解决了应用之间的数据共享和互通的问题,但也存在异同。数据仓库技术则在另外一个层面上表达数据信息之间的共享,它主要是为了针对企业某个应用领域提出的一种数据集成方法,我们可以将其说成是面向主题并为企业提供数据挖掘和决策支持的系统。

数据集成是将不同信息系统中的数据进行集中和统一管理的过程,当各系统产生新的信息时会再次进行集成。各大医院和医疗机构经过信息化发展之后，各自积累了大量的数据。但各个医疗机构之间拥有着各自的信息系统，不同系统间的数据结构、存储方式都不一致，彼此之间无法进行有效的信息交换和共享，从而形成"信息孤岛"。数据集成能够有效地解决医疗机构和企业中"信息孤岛"的问题。

三、数据归约

在很多数据集中，数据的维度较高，且存在着很多对数据分析没有太大影响或信息冗余的数据项，这些信息的存在不仅会影响数据分析的结果，还会影响数据分析的效率。所以，在进行数据分析之前，对这些属性项进行约减就必不可少。数据规约的规则与数据分析的目的和数据集本身所包含的信息息息相关，数据规约的目的就是在保留数据刻画能力的同时，最大限度地缩减数据量。通过数据规约可以消除与分析目标不相关、弱相关和信息冗余的特征，达到提高数据分析的准确度和效率的目的。

数据归约主要有两个途径：属性选择和数据采样，分别针对原始数据集中的属性和记录。

数据归约可以分为三类，分别是特征归约、样本归约、特征值归约。

（1）特征归约：特征归约是将不重要的或不相关的特征从原有特征中删除，或者通过对特征进行重组和比较来减少特征个数。其原则是在保留甚至提高原有判断能力的同时减少特征向量的维度。特征归约算法的输入是一组特征，输出是它的一个子集，包括三个步骤。

① 搜索过程：在特征空间中搜索特征子集，每个子集称为一个状态由选中的特征构成。

② 评估过程：输入一个状态，通过评估函数或预先设定的阈值输出一个评估值搜索算法的目的使评估值达到最优。

③ 分类过程：使用最后的特征集完成最后的算法。

（2）样本归约：样本归约就是从数据集中选出一个有代表性的子集作为样本。子集大小的确定要考虑计算成本、存储要求、估计量的精度以及其他一些与算法和数据特性有关的因素。

样本都是预先知道的，通常数目较大，质量高低不等，对实际问题的先验知识也不确定。原始数据集中最大和最关键的维度数就是样本的数目，也就是数据表中的记录数。

（3）特征值归约：特征值归约是特征值离散化技术，它将连续型特征的值离散化，使之成为少量的区间，每个区间映射到一个离散符号。优点在于简化了数据描述，并使数据和最终的挖掘结果易于理解。

特征值归约分为有参和无参两种。有参方法是使用一个模型来评估数据，只需存放参数，而不需要存放实际数据，包含回归和对数线性模型两种。无参方法的特征值归约有三种，包括直方图、聚类和选样。

对于小型或中型数据集来说，一般的数据预处理步骤已经可以满足需求。但对大型数据集来讲，在应用数据挖掘技术以前，更可能采取一个中间的、额外的步骤，即数据归约。步骤中简化数据的主题是维归约，主要问题是是否可在没有牺牲成果质量的前提下，丢弃这些已准备好的和预处理的数据，能否在适量的时间和空间中检查已准备的数据和已建立的子集。

对数据的描述,特征的挑选,归约或转换决定了数据挖掘方案的质量。在实践中,特征的数量可达到数百万计,如果我们在对数据进行分析的时候,只需要上百条样本,就需要进行维归约,以挖掘出可靠的模型。另外,高维度引起的数据超负,会使一些数据挖掘算法不实用,唯一的方法也就是进行维归约。在进行数据挖掘准备时进行标谁数据归约操作,计算时间、预测/描述精度和数据挖掘模型的描述,将让我们清楚地知道这些操作中将得到和失去的信息。

数据归约的算法特征包括可测性、可识别性、单调性、一致性、收益增减、中断性、优先权七条。

四、数据转换

数据转换是将数据集中数据的表示形式转换成便于数据挖掘的形式。如使用基于距离的数据挖掘算法时,将数据项进行归一化即映射到[0,1]之间,能够使得数据挖掘产生比较好的结果。数据转换主要包含数据平滑、数据聚集、数据泛化和数据规范化等。经过数据转换后的数据集,能够使得数据分析过程更为方便,分析结果更为准确。

常见的数据转换策略如下:

(1) 平滑处理:帮助除去数据中的噪声。常用的方法包括分箱、回归和聚类等。

(2) 聚集处理:对数据进行汇总操作。例如,将每天的数据汇总操作可以获得每月或每年的总额。这一操作常用于构造数据立方体或对数据进行多粒度的分析。

(3) 数据泛化处理:用更抽象(更高层次)的概念来取代低层次的数据对象。例如,街道属性可以泛化到更高层次的概念,如城市、国家,再比如年龄属性可以映射到更高层次的概念,如青年、中年和老年。

(4) 规范化处理:将属性值按比例缩放,使之落入一个特定的区间,比如 0.0~1.0。常用的数据规范化方法包括 Min-Max 规范化、Z-Score 规范化和小数定标规范化等。

(5) 属性构造处理:根据已有属性集构造新的属性,后续数据处理直接使用新增的属性。例如,根据已知的质量和体积属性,计算出新的属性——密度。

五、数据预处理的检验模型

在对健康数据集进行预处理后需验证预处理方案的可行性与有效性,通常使用机器学习模型对预处理方案进行验证。机器学习模型大体上可以分为三类:有监督学习、无监督学习、半监督学习。这三者的最直接的区别在于在模型训练过程中对标签的运用情况。

(1) 有监督学习。在有监督学习中,训练数据都已经被打上了标签,使得模型对训练集的学习比较全面,但训练集外的特征则容易被忽略,容易在训练集上造成过拟合。支持向量机(Support Vector Machines,SVM)和朴素贝叶斯(Naive Bayes,NB)便是有监督学习的典型代表。

(2) 无监督学习。在无监督学习中,由于缺乏足够的先验知识,而人工标注的代价又太高,所以训练集中的数据都没有被打上标签。无监督学习的典型例子是聚类算法。在没有先验知识的情况下,聚类算法将相似的样本聚在一起,形成一个一个的簇,簇中的样本都具备一定的相似性。

（3）半监督学习。半监督学习则是介于有监督学习和无监督学习之间,是二者相结合的一种学习方法。在半监督学习中,用于训练的数据集中拥有大量的未标记数据,同时也有有标记数据,这样训练出来的模型既能较好地学习有标签样本的特征,又具备了较好的泛化能力。协同训练是半监督学习中研究较多的一种思想,相比于单一的分类器,有着天然的优势,在做分类时能够更好地利用有标签样本给无标签样本打上标签,扩充训练集,提高模型的分类能力和泛化能力。Tri-training 和 Co-forest 就是协同训练实验的最典型的代表,通过训练多个基分类器,同时应用主动学习的思想,充分利用了有标签样本来扩充训练集,使得集成分类器的分类效果不断提升,提高整个联合分类器的精度。

六、数据脱敏

数据脱敏是在给定的规则、策略下对敏感数据进行交换、修改的技术,能够在很大程度上解决敏感数据在非可信环境中使用的问题。它会根据数据保护规范和脱敏策略,使业务数据中的敏感信息自动变形,实现对敏感信息的隐藏和保护。在涉及客户安全数据或者一些商业性敏感数据的情况下,在不违反系统规则的条件时,需对身份证号、手机号、银行卡号、客户号等个人信息进行数据脱敏。数据脱敏不是必需的数据预处理环节,可以根据业务需求对数据进行脱敏处理,也可以不进行脱敏处理。

（一）数据脱敏原则

数据脱敏不仅需要执行“数据漂白”,抹去数据中的敏感内容,同时需要保持原有的数据特征业务规则和数据关联性,保证开发、测试以及大数据类业务不会受到脱敏的影响,达成脱敏前后的数据一致性和有效性,具体如下:

（1）保持原有数据特征。数据脱敏前后必须保持原有数据特征,例如:身份证号码由 17 位数字本体码和 1 位校验码组成,分别为区域地址码（6 位）、出生日期码（8 位）、顺序码（3 位）和校验码（1 位）。那么身份证号码的脱敏规则就需要保证脱敏后依旧保留这些特征信息。

（2）保持数据之间的一致性。在不同业务中,数据和数据之间具有一定的关联性。例如出生年月或出生日期和年龄之间的关系。同样,身份证信息脱敏后仍需要保证出生日期字段和身份证中包含的出生日期之间的一致性。

（3）保持业务规则的关联性。保持数据业务规则的关联性是指数据脱敏时数据关联性和业务语义等保持不变,其中数据关联性包括:主外键关联性、关联字段的业务语义关联性等。特别是高度敏感的账户类主体数据,往往会贯穿主体的所有关系和行为信息,因此需要特别注意保证所有相关主体信息的一致性。

（4）多次脱敏数据之间的数据一致性。对相同的数据进行多次脱敏,或者在不同的测试系统进行脱敏,需要确保每次脱敏的数据始终保持一致性,只有这样才能保障业务系统数据变更的持续一致性和广义业务的持续一致性。

（二）数据脱敏方法

数据脱敏主要包括以下方法:

（1）数据替换:用设置的固定虚构值替换真值。例如将手机号码统一替换为"139＊＊＊10002"。

（2）无效化:通过对数据值的截断、加密、隐藏等方式使敏感数据脱敏,使其不再具有使用价值,例如将地址的值替换为"＊＊＊＊＊＊"。数据无效化与数据替换所达成的效果基本类似。

（3）随机化:采用随机数据代替真值,保持替换值的随机性以模拟样本的真实性。例如用随机生成的姓和名代替真值。

（4）偏移和取整:通过随机移位改变数字数据,例如把日期"2018-01-02 8:12:25"变为"2018-01-02 8:00:00"。偏移取整在保持了数据的安全性的同时,保证了范围的大致真实性,此项功能在大数据利用环境中具有重大价值。

（5）掩码屏蔽:掩码屏蔽是针对账户类数据的部分信息进行脱敏时的有力工具,比如对银行卡号或是身份证号的脱敏。例如,把身份证号码"220524199209010254"替换为"220524＊＊＊＊＊＊＊0254"。

（6）灵活编码:在需要特殊脱敏规则时,可执行灵活编码以满足各种可能的脱敏规则。例如用固定字母和固定位数的数字替代合同编号真值。

知识链接 >>>>>>

对于短信查询以及健康码在全国范围内的使用,虽然在疫情溯源和监测、分析疫情情况、支撑疫情态势研判和疫情防控部署中起到了积极的作用,但是由于采集用户信息,不可避免的问题出现了:用户个人隐私信息是否会被泄露?工信部依据个人信息保护的有关法律法规,严格落实数据安全和个人信息保护的有关措施,切实加强监管,防范数据的泄露、数据的滥用等违规行为,在分析使用过程中,依据个人信息保护的有关法律法规,严格落实数据安全和个人信息保护的相关措施。

（1）上层应用

主要通过大数据技术进行统计性分析,提供疫情防控所需的人员分布、流动和区域预警等信息,这些都是基于大量网络信令而形成的统计性大数据,不涉及普通人群的个人信息。

（2）底层处理

按照最小化原则收集数据,并在数据流转、使用等各环节设计数据防攻击、防泄露、防窃取等安全防护技术手段,例如部署加密机、漏扫系统、数据库审计系统等,确保相关数据安全。

（3）管理方面

组织制定了严格的管理规范,加强人员管理和数据分级分类管理,做好日志记录,防范数据泄露、数据滥用等违规行为。

（4）数据使用方面

按照联防联控机制及卫生防控部门需要提供相关数据,数据仅限于疫情防控的需要。

因此,基于大数据分析的健康码与短信查询方式在保证用户安全出行的情况下,不会泄露用户隐私信息。

本章小结

本章首先对大数据采集的基本概念做了介绍,再对健康医疗大数据的应用场景和来源进行分析,介绍了健康医疗大数据的四种主要应用场景:临床大数据、健康大数据、生物大数据、运营大数据,以及传感器数据、互联网数据、日志文件、企业业务系统数据四种不同的数据来源。然后根据采集技术和采集路径的不同介绍了健康医疗大数据的采集方法。基于采集技术的不同可分为数据模板化采集、模糊匹配采集和规范化数据缓存三种;基于采集路径的不同又可分为离线采集、实时采集、网络采集。接着对常用的大数据采集平台和工具 Apache Flume、Fluentd、Logstash、Chukwa、Splunk Forwarder、Apache Kafka 等做了介绍。最后,对健康医疗大数据的预处理工作包括数据清洗、数据集成、数据规约、数据转换、数据预处理的检验和数据脱敏做了进一步介绍。

▶ 本章思考题

1. 数据采集的三大要点是什么?
2. 数据采集的数据源有哪些?
3. 常用的数据采集工具有哪些?
4. 数据清洗的主要内容是什么?
5. 数据转换包括哪些策略?
6. 数据脱敏的原则是什么?

案例分析

基于大数据采集的新冠病毒传染源追踪

在传染病的防控过程中,控制传染源、追踪密切接触者至关重要。如何利用高科技技术手段快速准确地追踪传染源,并有效地控制,避免传染进一步扩大? 在这次疫情防控中,大数据实实在在地"大秀"了一把。武汉市封城前将近 500 万人流出,为了实现快速精准追踪到这 500 万人,并追踪与其密切接触过的人,电信大数据、交通大数据、电力大数据等提供了强大的支撑作用。

现在手机已经成为我们个人的另一张身份证,目前我国独立移动通讯用户的普及率约为 82%,几乎具有独立活动能力的人群都拥有一部手机,且实行了手机用户的实名制,从手机用户就可以识别持有人的身份。因此,可利用电信大数据进行基站定位追踪,一般手机在待机的时候,用户从一个地方移动到另一个地方,这个时候手机要不断接收基站发出的测量信号,读取基站测量信号,即选择新的地方;在非待机的时候可实现基站切换,从而进行定位,且速度快,所以定位精度不够。为提升定位精度,可进一步采用全球导航卫星和数字地图系统,因为现在我们用的大多为智能手机,且大多都具有全球导航卫星的接收能力,定位精度一般数十米,当然更好的可以做到米级,但是室内是做不到的。再加上数字地图系统的应用,可进行街道扫描,进而可定位到每一栋楼。但前提是手机用户必须下载数字地图的 App,开机并启用了定位功能,才能把变化的位置信息发送给 GPS,进而确定其身份位置。同样,电信大数据通过手机定位,也可以知道这个用户是不是来自疫区,是否到过疫区,可以用于个人自证有无疫区行程;通过计费数据,可以知道用户平时比较密切的联系人,就可以确定是否为新冠肺炎病毒感染者的切接触者。

此外,也可以结合交通大数据,通过对离开武汉的航班、轮船、火车、公交车辆进行追踪来确定离汉人员身份,但交通大数据更重要的是用于同行人及密切接触人员的确定。通过电力大数据对用电情况的综合分析,也可以确定一个家里边是否有人在家,是否有人回来。在这次疫情防控中,国网电力杭州公司,就开发出大数据分析的算法,通过对采集的 1000 多万条数据进行分析,能够很好地知道有没有居家隔离的人及有没有独居的人,社区就可以根据这个来判断并做针对性的服务。

有了以上的数据,怎么来决定疫情的传播? 国际上通常用一种叫 SEIR 传染病模型。它把人群分成四类:S(Susceptible)即易感者,指未得病者,但缺乏免疫能力,与感染者接触后容易感染;E(Exposed)即暴露者,指接触过感染者,但暂无能力传染他人,对潜伏期长的传染病使用;I(Infectious)即感染者,指已经感染的人,可以传播给 S 类,将其变为 E 类或 I 类成员;R(Recovered)即康复者,指被隔离或因病愈而具有免疫力的人。通过以上模式,采用大数据技术对其进行计算分析,可以得出传播预测,为疫情防控精准施策提供了有价值的参考意见。

〔案例来源:邬贺铨.大数据助力疫情防控[J].大数据时代,2020(3):8.〕

【思考题】

1. 疫情大数据采集使用什么采集模型更适合? 简述原因。
2. 如何保证个人医疗敏感数据的安全? 可以用哪些手段来实现?

第四章

健康医疗大数据存储

健康医疗大数据的存储挑战

在健康医疗领域,大数据应用面临的一个重要挑战就是巨量且复杂的数据的存储。健康医疗相关数据集十分巨大,而且格式复杂,包括但不限于如下一些数据,临床诊疗数据:临床决策支持相关数据(这些数据包括医生撰写的病历、处方、医学图像以及其他和实验、药品、保险有关的数据),各种健康监测仪器和医学传感器产生的数据(如移动传感器监测到的心电图数据、可穿戴设备监测的健康数据等),还有大量的社会媒体产生的与健康医疗有关的数据(如微博、博客、论坛以及各种网页上的健康医疗相关数据)等。这些巨量且复杂的数据经过大数据技术的分析挖掘,会产生重要价值。这些数据的存储需根据数据的特点和要求进行高效且经济的方案设计。存储的安全性要求、隐私性要求以及存储数据使用频率、读写特点以及共享范围等均对存储方法的选择产生了影响。

例如,医学影像大数据是医疗领域中重要的数据资源。影像归档和通信系统就是把日常产生的各种医学影像(包括核磁、CT、超声、各种 X 光机及各种红外仪、显微仪等设备产生的图像)通过各种接口以数字化的方式保存起来,当需要的时候在一定的授权下能够很快地调回使用,同时增加一些辅助诊断管理功能。在医疗领域中数据量占比很大的影像数据如何存储,将影响本系统以及其他核心业务系统的高效运转。影像数据的使用频率高低与成像时间紧密相关,一般 3 个月以内的数据被调用的频率极高,而 3 个月后的数据被调用的频率大大降低,一般在患者愈后复诊或者医学研究场景下才调用,对于一些常规检查或体检生成的未病人员的影像数据,甚至从成像开始即可成为低频访问或者归档数据。因此综合考虑不同需求场景和不同的数据存取要求,可采用不同的数据存储方案。

再例如健康测量设备在我们的日常生活中随处可见,计步器、睡眠监测仪、家用血压计等都为医疗数据库提供着很多健康关键数据。这些设备产生的数据能够实时汇报病人的健康状况,和医院内部分析医疗数据的软件具有类似的功能,同时还能在医疗机构之外的场所使用,降低了医疗成本,病人在家就能获知自己的健康状况,同时还获得智能设备所提供的治疗建议。这些设备持续不断地收集健康数据并存储在云平台上。除了为个体患者提供实时信息以外,这些信息的收集也能被用于分析某个群体的健康状况,并根据地理位置、人口或社会经济水平的不同用于医疗研究,最后在这些前期研究的基础上制定并调整疾病的预防与治疗方案。

(案例来源:由本章编者根据新闻资料整理而成)

健康医疗大数据来源复杂,结构多样,具有多维度、多粒度特点,为各种信息服务的多角度、多层次分析提供了可能,这也是健康医疗大数据的价值所在。但是海量的多源异构数据以及对隐私性和安全性的高要求对数据存储也带来了巨大的挑战。

第一节　健康医疗大数据存储的数据库

健康医疗大数据结构多样,包括二维数据、图像、视频、文本文档等,且规模巨大,达到了 TB 级别,传统关系型数据库无法满足大数据的存储需求。分布式技术以其低成本、高可靠、大容量等优点在存储领域得到广泛应用,为存储海量健康医疗数据提供了新思路。因此,健康医疗大数据通常存储在分布式文件系统及非关系型(Not Only SQL,NoSQL)数据库中,通过分布式并行计算模型提高系统数据分析的能力,以进一步优化存储系统的查询性能。

HDFS 是 Hadoop 技术框架中的分布式文件系统,它可以对部署在多台独立物理机器上的文件进行管理,支持存储 TB 到 PB 级别的数据。NoSQL 数据库主要涉及存放数据的逻辑结构,基本的数据读、写、改、删等操作及在分布式状态下的一些处理方式,其数据的物理存储主要基于 HDFS 分布式文件系统。

一、NoSQL 数据库

(一) NoSQL 数据库的发展及特点

随着信息化技术和互联网医疗的发展,健康医疗领域数据量呈暴发式增长,且健康医疗数据中包含较多非结构化数据,如图像、文档、视频等,根据不同需求场景,很多数据需要满足高访问量、高并发读/写要求,超出了关系型数据库的处理能力范围。同时传统的关系型数据库也无法实现动态扩展和负载均衡。为了满足对海量数据的高速存储需求,实现高并发、高吞吐量,以及可扩展性需求,非关系型数据库 NoSQL 应运而生。NoSQL 发展势头非常强,新数据库不断产生和发展,应用较广的 Apache HBase、MongoDB、Apache Couch-DB、Neo4j、Redis 等都属于 NoSQL 数据库。

NoSQL 数据库具有很多优秀的特点:首先,容易扩展,由于去掉了关系型特性,在架构上带来了可扩展的能力;其次,数据模型非常灵活,无须提前为要存储的数据建立字段类型,随时可以存储自定义的数据格式;再其次,具有高并发的读/写性能,适合大数据量、高性能的存储。另外,NoSQL 在不太影响性能的情况下,可实现高可用性。

（二）NoSQL 数据库的类型

NoSQL 数据库虽然数量众多,但主要分为四种典型的数据库,分别是键值数据库、列族数据库、文档数据库以及图数据库。

1. 键值数据库

键值数据库(Key-Value Database)使用一个大型哈希表,将每个数据值与唯一的键关联后,会使用此键通过相应的哈希函数来存储数据。选择的哈希函数可在整个数据存储中均匀分配哈希键。值对数据库而言是透明不可见的,只能通过键(Key)来查询。值(Value)可以是任意类型的数据,包括整型、字符型、数组等。键值存储方式具有极高的可伸缩性,是高度可分区的,并且允许以其他类型的数据库无法实现的规模进行水平扩展。键/值存储特别适合应用程序使用单个键或一系列键的值来进行简单的查询,速度很快。局限性在于不适合条件查询和多表关联查询。

键值数据库相关产品有 Redis、Riak、SimpleDB、Chordless、Scalaris、Memcached 等。

2. 列族数据库

列族数据库由多个行构成,每一行数据都是通过行键进行定位,每行包含多个列族,不同的行可以有不同的数量的列族,每个列族保存一组逻辑相关的列,同一列族的数据会被存储在一起。列族数据库可以管理大规模的动态列,查找速度快、可扩展性强、容易进行分布式扩展、复杂性低。但相对功能较少,不支持强事务一致性。

Apache HBase 即为列族数据库产品,另外还有 BigTable、Cassandra、HadoopDB 等。

3. 文档数据库

文档数据库以文档的形式管理和存储数据,与键值数据库类似。一个文档就是文档数据库中的一条记录。文档通常存储关于一个对象及其任何相关元数据的信息。文档数据库的文档通常采用 JSON 格式,数据是以字段-值成对的形式存储。值的类型和结构可以有多种,包括字符串、数字、日期、数组等。文档数据库性能好、灵活性高、数据结构灵活,非常适合存储、索引并管理面向文档的数据或者类似的半结构化数据。因此,对开发人员而言它是高效和直观的,文档数据库让开发人员可以使用他们在其应用程序代码中使用的相同文档模型格式,更轻松地在数据库中存储和查询数据。文档和文档数据库的灵活、半结构化和层级性质允许它们随应用程序的需求而变化。文档模型可以很好地与目录、用户配置文件和内容管理系统配合使用。

MongoDB 是典型的文档数据库产品,支持存储多种数据类型。医疗数据根据存储格式,可分为文档数据、二进制小文件和二进制大文件三大类。MongoDB 支持文档数据的转换和存储,并能够直接存储二进制小文件。对于二进制大文件,MongoDB 的 GridFS 机制可对其进行切分和存储。使用 MongoDB 存储医疗数据的流程如下:①根据疾病类型建立疾病数据库;②根据患者 ID 创建集合,存储患者的小文件和文档数据,并将患者的大文件数据存储在与该集合同名的 GridFS 分区下;③将文件的描述信息以文档形式插入集合中。

文档数据库相关产品还有 CouchDB、ArangoDB 等。

4. 图数据库

图数据库以图论为基础,使用基于顶点和连接顶点的边的图对象集合作为数学模型来表示互连数据。图形数据库可以高效地存储不同顶点之间的关系,可以处理具有高度相互关联关系的数据和实体之间的关系,可用于构建复杂的关系图谱,适用于社交网络、推荐系统、路径寻找以及依赖分析等问题。在图和关系的处理上,图数据库有着很强的优势和性能,但是在其他领域,图数据库性能不如其他 NoSQL 数据库

图数据库相关产品有 Neo4J、OrientDB、InfoGrid 等。

每种类型的 NoSQL 数据库都有适用的不同类型的应用程序和用例,需要根据应用需求的不同,使用不同的数据库系统。

知识链接 >>>>>>

NoSQL 数据库的三大理论基石

1. CAP 理论

CAP 是指一致性、可用性和分区容忍性。具体如下:

- C(Consistency,一致性)在分布式环境下,多点的数据是一致的。
- A(Availability,可用性)能快速获取数据,可以在确定的时间内返回响应结果。
- P(Tolerance of Network Partition,分区容忍性)当出现网络分区的情况下,也就是系统中的一部分节点无法和其他节点进行网络通信的时候,分离的系统也能够正常运行。

理想的目标是设计一个分布式系统,同时实现 CAP 三个性质,但事实证明这是不可能的,三者只能取其二,不存在能同时满足三者的情况。不同产品在 CAP 理论下会因为不同的设计原则,选择其中两者,放弃一个。比如 MySQL 满足 CA,不能满足 P,HBase 能满足 CP,不满足 A,而 Cassandra 能满足 AP,但不能满足 C。

2. BASE 理论

BASE 是基于 CAP 理论逐步演化而来的,是 CP(强一致性)和 AP(强可用性)权衡的结果。BASE 理论的核心思想是:即使无法做到强一致性,每个应用也都可以根据自身业务特点采用适当的方式来使系统达到最终一致性。

- Basically Available(基本可用):①响应时间上的损失:正常情况下,处理用户请求需要 0.5 s 返回结果,但是由于系统出现故障,处理用户请求的时间变成 3 s。②系统功能上的损失:正常情况下,用户可以使用系统的全部功能,但是由于系统访问量突然剧增,系统的非核心功能无法使用。
- Soft state(软状态):数据同步允许一定的延迟。
- Eventually consistent(最终一致性):系统中所有的数据副本,在经过一段时间的同步后,最终能够达到一个一致的状态,不要求实时。

3. 最终一致性

一致性的类型包括强一致性和弱一致性,二者的主要区别在于高并发的数据访问操作

下,后续操作是否能够获取最新的数据。对于强一致性而言,当执行完一次更新操作后,后续的其他读操作就可以保证读到更新后的最新数据;反之,如果不能保证后续访问读到的都是更新后的最新数据,那么就是弱一致性。而最终一致性是弱一致性的一种特例,允许后续的访问操作可以暂时读不到更新后的数据,但是经过一段时间之后,必须最终读到更新后的数据。

二、Hbase 分布式数据库

HBase 是一个分布式、可扩展、支持海量数据存储、面向列的分布式数据库,属于 NoSQL 数据库中的列族数据库。HBase 是 Apache 的 Hadoop 项目的子项目,是 BigTable 的开源实现,BigTable 最初用于解决谷歌公司内部大规模的网页搜索问题。HBase 可以用来存储非结构化和半结构化的松散数据,底层物理存储以 Key-Value 的数据格式存储,所有数据文件都存储在 Hadoop HDFS 文件系统上。

(一) HBase 的数据模型

HBase 数据库表是一个稀疏、多维度、排序的映射表。其索引通过行键、列族、列限定符和时间戳四个元素来定位,见图 4.1。

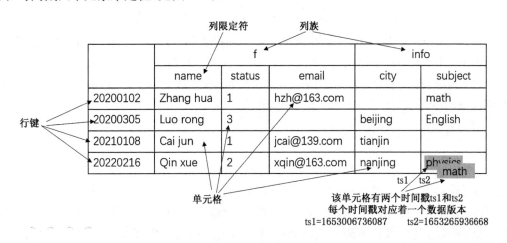

图 4.1 HBase 表数据逻辑展示

行键是用来检索的主键,一行只能有一个行键,HBase 中只能用行键进行索引。列族是 HBase 当中一个非常核心的概念。列族是存储的一个基本单元,每个列族下面可以有成千上万个列限定符,列限定符即为列名。不同列族可能会被存储到不同的文件中去。由行键和列指定的为单元格,一个单元格中可以有多个版本的数据,这与关系数据库不同。HBase 在更新操作时会保留旧的版本,这是由 HDFS 的特性决定的,因为 HDFS 无法修改数据,只能保留新数据并通过时间戳来识别。

HBase 中存储数据是以键值的形式存储数据,支持列的动态扩展。HBase 行中没有保存数据的列或者单元格不占存储空间,对于大数据稀疏矩阵进行存储时能大大节约存储空间。例如存储 Qin xue 的 Subject 信息,则可以用如表 4.1 的方式存储。

表 4.1　键值对

键	值
["20220216","Info","subject", 1653006736087]	"physics"
["20220216","Info","subject", 1653265936668]	"math"

（二）HBase 的优点

HBase 的列存储方式扩展性强,存储量大,高并发低延迟以及稀疏数据的存储不会占用很多空间。

（1）海量存储:Hbase 适合存储 PB 级别的海量数据,在 PB 级别的数据以及采用廉价计算机存储的情况下,能在几十到上百毫秒内返回数据。这与 Hbase 的极易扩展性息息相关。正是因为 Hbase 良好的扩展性,才为海量数据的存储提供了便利。

（2）列式存储:这里的列式存储其实说的是列族(Column Family)存储,Hbase 是根据列族来存储数据的。列族下面可以有非常多的列,列族在创建表的时候就必须指定。

（3）极易扩展:Hbase 的扩展性主要体现在两个方面,一个是基于上层处理能力的扩展(Region Server),一个是基于存储的扩展(HDFS)。通过横向添加 Region Sever 的机器,进行水平扩展,提升 Hbase 上层的处理能力,提升 Hbsae 服务更多 Region 的能力。

（4）高并发（多核）:由于目前大部分使用 Hbase 的架构,都是采用的廉价计算机,因此单个 IO 的延迟其实并不小,一般在几十到上百毫秒之间。这里说的高并发,主要是在并发的情况下,Hbase 的单个 IO 延迟下降并不多,能获得高并发、低延迟的服务。

（5）稀疏:稀疏主要是针对 Hbase 列的灵活性,在列族中,你可以指定任意多的列,在列数据为空的情况下,是不会占用存储空间的。

（三）HBase 的应用场景

HBase 数据库主要适合批量数据处理,不适合联机事务型数据处理。比如,可以基于大数据 Hadoop 平台,利用 HBase 分布式存储技术构建电子病历库,根据业务需要设计行健(Rowkey)及列族存储电子病历的相关数据。对电子病历库进行批量存储和数据挖掘分析,能够辅助医师以及相关研究人员通过对比相关的病历来发现深层次的医学规律,从而能够充分利用这些信息来辅助医生诊断,为医生从病历文本库中提取出与目前症状最相关的诊疗项或处方,能够大大提高医生的临床诊断效率和质量。

HBase 还可以与其他组件结合,应用于更多健康医疗领域。如利用 HBase 和 Kafka 搭建面向用户健康服务的、可扩展的健康监测大数据处理平台,有效解决健康监测数据生态系统中大规模数据的采集、传输、存储以及发布共享问题。

三、ES 分布式数据存储

企业通过数据获取价值,而搜索是帮助企业实现这一目标的很好的方式,ES(Elastic-search)是一个分布式文档数据库,能够对海量数据进行全文搜索,是当前比较流行的开源的分布式搜索和数据分析引擎,具备易使用、高性能、扩展性强等特点。ES 是 Elastic Stack

的核心组件,以其为核心构建的开源搜索与分析技术栈(Elasticsearch Logstash Kibana,ELK),已经是日志分析领域的事实标准。

(一) ES 的主要功能

Elasticsearch 是一款基于 Apache Lucene 构建的开源搜索引擎,它采用 Java 编写并使用 Lucene 构建索引、提供搜索功能,Elasticsearch 的目标是让全文搜索变得简单,开发者可以通过它简单明了的 RESTFul API 轻松地实现搜索功能,而不必去面对 Lucene 的复杂性。Elasticsearch 能够轻松地进行大规模的横向扩展,以支撑 PB 级的结构化和非结构化海量数据的处理。

ES 的主要功能包括:

(1) 分布式的搜索引擎和数据分析引擎:搜索方面,如百度的搜索,网站站内的搜索以及一些 IT 系统的检索等。数据分析方面,可以对网站数据进行主题分析,如新闻板块的访问量排名、销售量排名等。

(2) 全文检索,结构化检索,部分匹配:进行全文搜索,对包含某字段的文本进行全文搜索;进行结构化检索,如按照某类特征进行商品检索;做部分匹配,进行搜索纠错和搜索推荐等。

(3) 对海量数据进行近实时的处理:ES 自动将海量数据分散到多台服务器上去存储和检索,用秒级别的时间对数据进行分析,实现近实时的海量数据的处理。

(二) ES 的索引方式

ES 最关键的功能就是提供强大的索引能力。ES 比较灵活,索引中的字段类型可以提前定义,也可以不定义,不定义则会有一个默认类型,一般出于可控性考虑,关键字段最好提前定义好。ES 的存储方式与 MySQL 和 HBase 完全不同,ES 采用倒排索引方式,即反向索引。

为了理解倒排索引,我们先了解以下正向索引。如表 4.2 里的信息,我们将存储的文档分词后建立的正排表如表 4.3 所示。

表 4.2　文档存储示意表

文档编号(id)	文档内容
1	我爱读书
2	我爱数学
3	我数学成绩很好
4	校园太美了

表 4.3　正排索引表

文档编号(id)	分词后的词项集合(list)
1	{我,爱,读书}

续表

文档编号(id)	分词后的词项集合(list)
2	{我,爱,数学}
3	{我,数学,成绩,很好}
4	{校园,太美了}

搜索引擎中每个文件都对应一个文件 id,文件内容被表示为一系列关键词的集合,实际上关键词也会转换成关键词 id。那么,正向索引的结构如下:

"文档 1"的 id:单词 1(出现次数,出现位置列表);单词 2(出现次数,出现位置列表)……

"文档 2"的 id:此文档出现的关键词列表。

……

索引示意图见图 4.2。

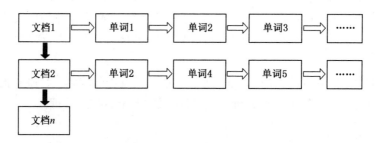

图 4.2 正向索引示意图

假设使用正向索引,那么当搜索一个词的时候,搜索引擎必须检索网页中的每一个关键词,如要搜索"我",那么就要检索每一个文档的每一个关键词,然后把含有"我"的文档检索出来。而一个文档往往含有成千上万个关键词,而且互联网上收录在搜索引擎中的文档的数目是个天文数字,这样的索引结构根本无法满足实时返回结果的要求,于是倒排索引应运而生。

实际上,搜索引擎会将正向索引重新构建为倒排索引,即把文件 id 对应到关键词的映射转换为关键词到文件 id 的映射,形式见表 4.4,每个关键词都对应着一系列的文件,这些文件中都出现这个关键词。

表 4.4 倒排索引表

编号	词元(token)	倒排列表(list< id>)
1	我	1,2,3
2	爱	1,2
3	校园	4
4	数学	2,3
5	成绩	3
6	很好	3
7	太美了	4

倒排索引的结构如下：

"关键词 1"："文档 1"的 id，"文档 2"的 id，……

"关键词 2"：带有此关键词的文档 id 列表。

……

倒排索引示意图见图 4.3。

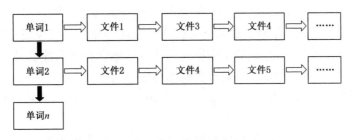

图 4.3 倒排索引示意图

检索时，比如搜索"我"，搜索引擎可以快速检索出包含"我"搜索词的位置，得到文档 1、文档 2、文档 3，然后在这个基础上再进行相关度和权重计算，从而大大加快了返回搜索结果的速度。当然，倒排索引还可以包含更多的索引信息，以优化检索的时间，实现大数据的快速读取。从这里我们就可以看出 ES 和 MySQL、HBase 的存储有很大的区别。ES 不仅包含倒排索引，还会同时默认将文档存储起来，所以当我们使用 ES 时，也能获得完整的文档信息，所以某种程度上，就像在使用数据库一样。

（三）健康医疗领域中 ES 的适用场景

ES 默认对所有字段都建了索引，所以比较适合复杂的检索或全文检索。适用场景主要有以下几类：

（1）海量电子病历、医学影响资料等的站内搜索、高亮、推荐等。

（2）医史文献、中药材数据、专业医学数据库等的搜索。

（3）健康医疗新闻网站中，做用户行为日志（点击、浏览、收藏、评论）的分析以及用户交互讨论的社交网络数据分析，掌握健康医疗领域人们的倾向性。一般 Logstash 采集日志，ES 进行复杂的数据分析。

（4）商务智能应用，如连锁药店、社区养老机构等分析挖掘某区域的用户群体的构成以及健康消费情况，根据情况决定是否开一个新药店，是否在该区域设置新的社区养老场所。

第二节 健康医疗数据仓库

一、数据仓库 Hive

（一）传统数据仓库概念

数据仓库概念创始人 W. H. Inmon 在《建立数据仓库》一书中对数据仓库的定义是：数

据仓库就是面向主题的、集成的、相对稳定的、反映历史变化的数据集合,用以支持经营管理中的决策制定。数据仓库中的数据面向主题,与传统数据库面向应用相对应。

主题是一个在较高层次上将数据归类的标准,每一个主题对应一个宏观的分析领域。数据仓库的集成特性是指在数据进入数据仓库之前,必须经过数据加工和集成,这是建立数据仓库的关键步骤,首先要统一原始数据中的矛盾之处,还要将原始数据结构做一个从面向应用向面向主题的转变;数据仓库的稳定性是指数据仓库反映的是历史数据,而不是日常事务处理产生的数据,数据经加工和集成进入数据仓库后是极少或根本不修改的;数据仓库是不同时间的数据集合,它要求数据仓库中的数据保存时限能满足进行决策分析的需要,而且数据仓库中的数据都要标明该数据的历史时期。

常见的数据仓库产品或供应商包括 Oracle、Business Objects、IBM Informix、Sybase、NCR、Microsoft、SAS 等。

随着大数据时代的到来,传统构建在关系型数据库基础上的数据仓库面临着巨大的挑战,无法满足快速增长的海量数据存储需求,无法处理多源异构数据,计算和处理能力明显不足。

（二）Hive 的功能及架构

Hive 是基于 Hadoop 构建的一套数据仓库分析系统,它提供了丰富的 HiveQL 语句查询方式来分析存储在 Hadoop 分布式文件系统中的数据。Hive 在某种程度上可以作为用户编程接口,它本身并不存储和处理数据,而是依赖 HDFS 来存储数据,依赖 MapReduce 来处理数据,执行的任务运行在 YARN 上。Hive 的本质是将 Client 端提交的 SQL 指令转换为 MapReduce 任务进行运算,在运算过程中会产生一些结果数据,这些结果数据在底层是使用 HDFS 来进行存储的。

Hive 可以将结构化的数据文件映射为一张数据库表,并提供完整的 SQL 查询功能;将 SQL 语句转换为 MapReduce 任务运行,通过自己的 SQL 查询分析需要的内容,这套 SQL 被称为 Hive SQL,使不熟悉 MapReduce 的用户可以很方便地利用 SQL 语言查询、汇总和分析数据。而 MapReduce 开发人员可以把自己写的 Mapper 和 Reducer 作为插件来支持 Hive 做更复杂的数据分析。它与关系型数据库的 SQL 略有不同,但支持了绝大多数的语句如 DDL、DML 以及常见的聚合函数、连接查询、条件查询。它还提供了一系列的工具进行数据提取转化加载,用来存储、查询和分析存储在 Hadoop 中的大规模数据集,并支持 UDF(User-Defined Function)、UDAF(User-Defined Aggregate Function)和 UDTF(User-Defined Table-Generating Function),也可以实现对 Map 和 Reduce 函数的定制,为数据操作提供了良好的伸缩性和可扩展性。

Hive 由用户接口、Thrift 服务器、元数据库、解析器组成,底层存储基于 HDFS。Hive 的架构见图 4.4。

• 用户接口:Shell/CLI,CLI,Shell 终端命令行,采用交互形式使用 Hive 命令行与 Hive 进行交互。CLI 启动的时候,会同时启动一个 Hive 副本。JDBC/ODBC 客户端是 Hive 的 Java 实现,与传统数据库 JDBC 类似。Web UI 通过浏览器访问 Hive。主要用来将 SQL 语句提交给 Hive。

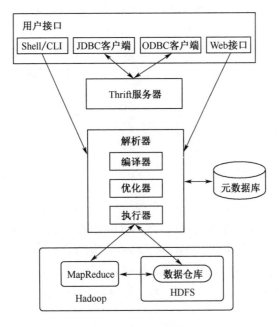

图 4.4　Hive 架构图

• Thrift 服务器：Thrift 是 Facebook 开发的一个软件框架，可以用来进行可扩展且跨语言服务的开发，Hive 集成了该服务，支持不同的编程语言调用 Hive 的接口。

• 元数据库：存储在 Hive 中的数据的描述信息。Hive 将元数据存储在数据库中，如 MySQL、Derby。Hive 中的元数据包括表的名字，表的列和分区及其属性，表的属性，表的数据所在目录等。

• 解析器（包含编译器、优化器、执行器）：完成 HQL 查询语句从词法分析、语法分析、编译、优化到生成查询计划。

① 编译器：主要将 SQL 语句编译成一个 MR 的任务。

② 优化器：主要是对 SQL 语句进行优化。

③ 执行器：提交 MR 任务，进行执行。

• Hive 的数据基于 HDFS 进行存储，查询计划被转化为 MapReduce 任务，在 Hadoop 中执行。

（三）Hive 的应用场景

Hive 不适合用于联机（online）事务处理，也不提供实时查询功能。它最适合应用在基于大量不可变数据的批处理作业。Hive 的特点包括：可伸缩（在 Hadoop 的集群上动态添加设备）、可扩展、容错、输入格式的松散耦合。

Hive 构建在基于静态批处理的 Hadoop 之上，Hadoop 通常都有较高的延迟并且在作业提交和调度的时候需要大量的开销。因此，Hive 并不能够在大规模数据集上实现低延迟快速的查询，例如，Hive 在几百兆字节的数据集上执行查询一般有分钟级的时间延迟。

因此，Hive 并不适合那些需要高实时性的应用，例如，联机事务处理（OLTP）。Hive 查询操作过程严格遵循 Hadoop MapReduce 的作业执行模型，Hive 将用户的 HiveSQL 语句通过解析器转换为 MapReduce 作业提交到 Hadoop 集群上，Hadoop 监控作业执行过程，然后将作业执行结果返回给用户。Hive 并非为联机事务处理而设计，Hive 并不提供实时的查询和基于行级的数据更新操作。Hive 的最佳使用场合是大数据集的批处理作业，例如网络日志分析。

二、MPP 数据库

（一）MPP 数据库的定义

MPP（Massively Parallel Processing，大规模并行处理），是将任务并行地分散到多个服务器和节点上，在每个节点上计算完成后，将各自部分的结果汇总在一起得到最终的结果。

MPP 数据库是一款无共享（Shared Nothing）架构的分布式并行结构化数据库集群，具备高性能、高可用、高扩展特性，可以为超大规模数据管理提供高性价比的通用计算平台，并广泛地用于支撑各类数据仓库系统、BI 系统和决策支持系统。

MPP 数据库特点：

（1）擅长做分析工作：MPP 数据库的列式体系结构允许它们仅访问查询所需的字段，分析工作通常以对子集的查询为特征，并在广泛的行范围内进行汇总。列式体系结构还为 MPP 数据库提供了对分析工作有用的其他功能，如压缩类似数据值，对非常大的表进行有效索引以及处理宽的非规范化表等。

（2）数据集中化：组织通常使用分析型 MPP 数据库作为数据仓库或集中式存储库，其中包含组织内部生成的所有数据，例如医学领域的基因数据、影像数据、电子病历等，电商领域的交易销售数据、Web 跟踪数据、营销数据、客户服务数据、库存/后勤数据、人力资源/招聘数据以及系统日志数据等。由于 MPP 数据库可以处理大量数据，因此组织可以轻松地依靠这些数据库来存储数据，还可以支持来自各种业务功能的分析工作负载。

（3）MPP 数据库具有线性可伸缩性：通过向系统添加更多服务器，MPP 数据库可以轻松地线性扩展其计算和存储功能。这与垂直扩展计算和存储功能相反，后者涉及升级到更大、功能更强大的单个服务器，并且通常会在规模上遇到障碍。MPP 数据库能够快速、轻松和高效地进行横向扩展，以使按需数据库供应商能够根据查询的大小自动执行该过程来按比例放大或缩小系统。

（二）MPP 的架构

MPP 数据库采用完全并行的 MPP ＋ Shared Nothing（完全无共享）的分布式扁平架构，这种架构中的每一个节点都是独立的、自给的，节点之间对等，而且整个系统中不存在单点瓶颈，具有非常强的扩展性，见图 4.5。

每一个节点的 CPU 不能访问另一个节点的内存，节点之间的信息交互是通过节点互联网络实现的，这个过程称为数据重分配。MPP 结构扩展能力很强，理论上可以无限扩展，但 MPP 服务器需要一种复杂的机制来调度和平衡各个节点的负载和并行处理过程。目前，一些基于 MPP 技术的服务器往往通过系统级软件如数据库来屏蔽这种复杂性。基于

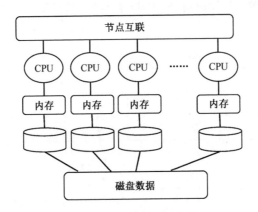

图 4.5　MPP 架构的横向扩展示意图

MPP 技术的数据库,不管后台服务器由多少节点组成,开发人员面对的都是同一个数据库系统,而无需考虑如何调度其中某几个节点的负载。

（三）MPP 数据库的应用领域

MPP 数据库不但可以胜任海量数据的分析需求,还支持复杂的结构化查询,复杂查询经常使用多表联结、全表扫描等,牵涉的数据量往往十分庞大,而 MPP 数据库则支持大数据规模的复杂 SQL 查询。Hive 等基于 Hadoop 的 SQL 查询速度太慢,对 SQL 兼容性与支持不足,因此 MPP 很好地弥补了 Hadoop 技术的先天不足。

因此 MPP 数据库非常适合做大数据计算或分析平台,例如:数据仓库系统、历史数据管理系统、数据集市等。MPP 数据库有很强的数据并行计算能力和海量数据存储能力,但是它不擅长处理高频的小规模数据插入、修改、删除,每次事务处理的数据量不大。所以,报表统计分析、运维统计数据、快速生成报表展示都可以使用 MPP 数据库。尤其是对于有上百亿以上离线数据,不需要更新且结构化较强,需要用到复杂分析的 SQL 语句的应用场景非常适合用 MPP 数据库,它可以在几秒、几十秒立即返回几百亿数据的分析结果。

常用的 MPP 数据库有 GreenPlum、Vertica、Sybase IQ、TD Aster Data 等。一般来说,业界都会更倾向于采用 GreenPlum,阿里的云数据库 HybirdDB 就是基于 GreenPlum 的开源项目。GreenPlum 在医学的基因数据存储上支持度也非常高。GreenPlum 支持线性扩容,能满足医疗行业多变需求。GreenPlum 的高可用支持、不间断恢复,也可以保证电子病历、健康档案、基因测序等敏感数据的安全。

（四）MPP 数据库与 Hadoop 的搭配应用

MPP 数据库与 Hadoop 都是将运算分布到节点中独立运算后进行结果合并（分布式计算）,但由于依据的理论和采用的技术路线不同而有各自的优缺点和适用范围。两种技术以及传统数据库技术的对比见表 4.5。

表 4.5　Hadoop、MPP 数据库和传统数据仓库的比较

特征	Hadoop	MPP 数据库	传统数据仓库
平台开放性	高	低	低
运维负责度	高	中	中
扩展能力	高	中	低
拥有成本	低	中	高
系统和数据管理成本	高	中	中
应用开发维护成本	高	中	中
SQL 支持	中(低)	高	高
数据规模	PB 级别	部分 PB 级别	TB 级别
计算性能	对非关系型操作效率高	对关系型操作效率高	对关系型操作效率中等
数据结构	结构化、半结构化和非结构化	结构化数据	结构化数据

综合而言,Hadoop 和 MPP 两种技术的特点和适用场景为:Hadoop 在处理非结构化和半结构化数据上具备优势,尤其适合海量数据批处理等应用要求。MPP 适合替代现有关系数据结构下的大数据处理,具有较高的效率。MPP 适合多维度数据自助分析、数据集市等;Hadoop 适合海量数据存储查询、批量数据 ETL、非机构化数据分析(日志分析、文本分析)等。

由此可见,MPP 数据库与 Hadoop 搭配使用,用 MPP 处理 PB 级别的、高质量的结构化数据,同时为应用提供丰富的 SQL 和事物支持能力,用 Hadoop 实现半结构化、非结构化数据处理,可以同时满足结构化、半结构化和非结构化数据的高效处理需求。混搭架构见图 4.6。

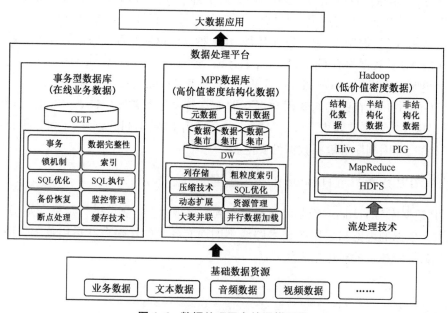

图 4.6　数据处理平台的混搭架构

第三节　健康医疗大数据索引

一、索引的含义及作用

索引（Index）是提高数据查询效率最常用和有效的方法。索引的本质是要提高信息查询和检索的速度。在计算机发明之前，索引的思想就已经深入我们的生活。比如，将一种书报或一套书报中讨论所及的人名、物名、地名或篇名等分析组合，用一定的方法排列它们的次序，并表明它们在所有书报中所处的位置的表，就是索引。随着数字化的发展，索引也从传统的书报索引发展到数字型索引，出现了索引数据库、文摘数据库、全文数据库，以及网页索引、网址索引、搜索引擎等，检索语言、标引方法和索引技术等领域也都有了新的突破和发展。

在数据库中，索引是对数据库表中一列或多列的值进行排序的一种结构，使用索引可快速访问数据库表中的特定信息。比如，如果想按特定职员的姓来查找某位职员，则与在表中搜索所有的行相比，索引有助于更快地获取信息。索引的一个主要目的就是加快检索表中数据，亦即能协助信息搜索者尽快地找到符合限制条件的记录 ID 的辅助数据结构。

索引的优点很明显：大大加快数据的检索速度，创建唯一性索引，保证数据库表中每一行数据的唯一性，加速表和表之间的连接，在使用分组和排序子句进行数据检索时，可以显著减少查询中分组和排序的时间。

索引也带来一些问题，如索引需要占用数据表以外的物理存储空间，创建索引和维护索引就要花费一定的时间，当对表进行更新操作时，索引需要被重建，这样降低了数据的维护速度。

在大数据时代，面对海量的种类繁多的半结构化和非结构化的数据，从中迅速地进行分析，找出我们需要的信息成为重要的需求，而传统索引方法则面临重大挑战。

二、大数据索引技术

在机械硬盘上适用的索引是少寻道多顺序扫描的操作，如果用树形索引的方法也就是要求树的深度要浅，以减少寻道即定位的次数。树深度浅意味着同样的数据量就要把数据块切分得大，每个叶子节点会有大量的数据，如果这些叶子节点的数据在物理上是连续的，那么将大大有利于机械硬盘的性能。固态硬盘没有寻道问题，所以可以将数据切分得很细，也就是树的深度会变大，通过多层定位直接定位可以到最小范围的数据集。

数据的暴发式增长会显著影响大数据应用的检索和处理效率，因此该问题得到了学术界和工业界的广泛关注。在大数据领域，使用基于高效的索引结构来保证数据处理和检索的效率是一种通用的解决方案，如 MySQL 聚簇索引和辅助索引均使用 B＋tree 索引结构保证数据库条目访问的效率，并基于该结构提供顺序遍历等高效的操作。Microsoft 公司的 SQLServer 数据库将 Hash 表作为数据表的索引，从而加快处理速度。除了数据量的增长外，大数据系统面临着大量用户同时访问系统的情况。例如，在阿里巴巴"双十一"活动中，阿里云系统每秒需要处理数百万次的交易操作。而医院系统的操作虽然没有那么频繁,但检查检验电子结果的大量产生和查询也是很可观的操作量。为了更好地支持并发访问,索引结构往往需要一定的机制保护其数据结构的正确性,即索引结构支持高并发访问,这种结构被称为并发索引结构。并发索引结构在各类大数据系统中被广泛使用,已成为各种大数据系统的核心模块,因此系统中的并发索引结构性能的优劣将直接影响这些系统的效率。

随着数据量的激增和并发访问量的增多,并发索引结构正面临着诸多挑战。这些挑战可以被分为两方面:其一,用于保护索引结构的并发控制机制是决定索引数据结构正确性和处理效率的关键因素,经典的保护机制已经无法满足编程人员对易用性和用户对性能的要求,因此设计更为高效的并发控制机制变得越来越重要;其二,传统基于 CPU 的大数据系统由于计算能力的限制已经无法满足用户对高性能处理的需求,层出不穷的新硬件技术为并发索引结构的性能优化提供了潜在的可能,如何利用新型硬件的特性达到更好的执行效率以满足用户的需求,成为另一个重要的挑战。

针对并发索引结构对数据更新实时性的要求,可将其应用场景分为两大类:支持并发操作的场景和支持批更新处理的场景。并发索引数据结构应用场景的不同要求其设计的侧重点存在一定的差异。

在支持并发操作的应用场景中,大量用户并发地访问和更新底层数据,用户对数据的操作需要及时地更新在底层的数据结构上。为了支持该应用场景的需求,并发索引数据结构需要使用并发控制策略(如各种同步机制)来协调同时执行的数据读取操作和数据更新操作。这些同步机制给并发索引结构的执行带来了显著的开销,也影响着整体系统的性能和复杂度。因此,在支持并发操作的应用场景中,编程者将设计的重点聚焦于两方面:其一,如何设计一种完善的并发控制策略以保证并发访问的正确性,如常见的锁机制、无锁机制和事务内存机制等;其二,如何设计一些策略保证并发索引结构在复杂的高并发环境下的性能。

对于一些对数据更新实时性不是十分敏感的应用场景,如搜索引擎中的后端网页库,批处理更新是一种高效的处理方式。在该场景中用户对索引结构的更新操作可以被延迟至一定的阶段统一处理,并且可以将读取与更新操作分离,以简化两者之间的同步带来的额外开销,该应用场景主要应用于在线分析处理(On-Line Analytical Processing,OLAP)、决策和数据挖掘等系统中。在此类应用场景中,用户对于查询的性能更为敏感,因此该场景下设计的侧重点主要是如何提升并发索引结构的查询效率。

三、健康医疗大数据索引的应用

随着医疗信息化建设日渐深入,区域各医疗机构间以及医院内部各系统间都需要更为频繁的信息交互,以满足健康医疗资源互联互通、共享交换等业务需要。但由于不同机构与系统在建设初期缺乏统一规划,同一类数据在不同系统间重复存放,存在标准各异甚至冲突的现象,严重阻碍了健康医疗资源的互联互通、分析挖掘、服务应用等。如何建立健康医疗数据间的关联关系并实现数据标准化,如何更好地识别匹配数据资源、合并查重,构建专业的主索引管理系统无疑是解决问题的有效手段。

健康医疗大数据主索引管理系统提供完整的主索引管理平台,支持患者、科室、工作人员、资产、药品、医嘱等主索引的注册、编辑、标识域管理、查重合并、匹配规则管理、导入导出等功能。解决跨系统、跨机构中识别不统一等问题,为医疗信息共享协同、信息整合提供有力支撑(见图 4.7)。

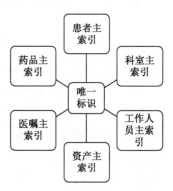

　　· 患者主索引:患者主索引贯穿患者诊疗全过程,解决患者在区域不同机构、医院不同系统中的身份标识不统一问题,是实现以患者为中心的医疗信息化建设的核心,为建立、完善居民健康档案,实现区域内或医院内资源共享奠定基础。

图 4.7　健康医疗大数据主索引

　　· 科室主索引:科室是医院管理和考核的基本单元,建立科室主索引对区域内医疗机构或院内成本核算、综合绩效评价都具有非常重要的意义。

　　· 工作人员主索引:医院工作人员在不同岗位上担任不同角色,不同的角色分散在各个业务系统中,建立工作人员主索引,对于管理和综合评价贯穿在多个业务系统工作人员至关重要。

　　· 资产主索引:医院有大量的资产需要管理,如医疗设备、高值耗材、药品等,需要全过程的管控,建立资产主索引为区域内或院内资产智能化管理奠定基础。

　　· 医嘱主索引:医院所有临床业务以及人财物管理都围绕医嘱来进行,建立医嘱主索引,实现闭环医嘱系统,可以对收费、物资等实现有效管控。

　　· 药品主索引:药品是医院一项重要资产,药品管理是资产管理、医院物流链中的重要环节,建立药品主索引对资产智能化、医院物流智能化起到关键作用。

通过建立主索引,可以轻松统一数据标识,解决跨系统、跨机构中数据标识不统一等问题。建立关键业务应用主索引,为医疗信息共享协同奠定基础。完善的主索引管理可以为各类业务应用主索引提供注册、编辑、查重合并、匹配规则、导入/导出、交叉检索等服务,满足业务系统调用需求,为整合完善数据资源提供基础,为相似或相同的数据实体提供统一的数据视图,保证数据的一致性和完整性,为上层应用提供全面完整的健康医疗数据资源。

知识链接 >>>>>>>

《健康医疗大数据信息资源目录体系》介绍

　　大数据是国家重要的基础性战略资源。中共中央、国务院先后印发《关于促进大数据发展行动纲要》(国发〔2015〕50 号)、《关于促进和规范健康医疗大数据应用发展的指导意见》(国办发〔2016〕47 号)等文件,明确阐述了推动我国大数据发展和应用的重要意义,并将促进政府数据资源开放共享作为我国大数据发展的主要任务之一。国家卫生健康委员会先后印发《国家健康医疗大数据标准、安全和服务管理办法(试行)》(国卫规划发〔2018〕23 号)、《关于加强全民健康信息标准化体系建设的意见》(国卫办规划法〔2020〕14 号)等文件,对我国健康医疗大数据发展应用中的标准、安全和服务要求进行规范。

　　为贯彻落实中共中央、国务院、国家卫生健康委员会关于健康医疗大数据发展战略精神,解决我国健康医疗大数据有哪些、在哪里、谁负责、如何用等问题,国家卫生健康委统计信息中心牵头,有关高等院校、医疗卫生机构于 2018 年开始攻关探索,依托《健康医疗大数据资源目录体系研究》课题,在全国范围内开展健康医疗大数据资源抽样调查,最终编制了《健康医疗大数据信息资源目录体系》系列团体标准。

《健康医疗大数据信息资源目录体系》分为总体框架、技术要求、基本元数据、资源分类和资源标识符编码规则等五个部分,规定了健康医疗大数据注册与管理所需的管理系统技术要求、元数据标准,明确了健康医疗大数据资源分类模型以及类目、亚目的具体内容,描述了健康医疗大数据资源目录的编目、注册、审核、发布及查询获取的规范流程,对促进健康医疗大数据资源的开发利用、充分发挥大数据资源价值具有重要意义。

第四节　健康医疗大数据的数据湖系统

近几年数据湖概念兴起,数据湖融合了 Hadoop 和数据仓库的优势,是构建在低成本分布式存储之上,提供更好的事物和性能支持的统一数据存储系统。有人说数据湖是下一代大数据平台,各大云厂商也在纷纷地提出自己的数据湖解决方案,一些云数据仓库产品也增加了和数据湖联动的特性。

一、数据湖简介

(一) 数据湖的发展过程

数据湖是指使用大型二进制对象或文件这样的自然格式储存数据的系统。它通常统一存储所有的企业数据,既包括源系统中的原始副本,也包括转换后的数据,比如用于报表、可视化、数据分析和机器学习的数据。数据湖可以包括关系数据库的结构化数据、半结构化的数据(CSV、XML、JSON 格式的数据,日志),非结构化数据(电子邮件、文件、PDF 格式的数据,日志)和二进制数据(图像、音频、视频)。数据湖的本质包含如下四部分:数据湖有统一的存储系统、数据湖存储原始数据、数据湖有丰富的计算模型/范式、数据湖与上云无关。数据湖的存储方式包括 Apache Hadoop 分布式文件系统、Azure 数据湖或亚马逊云 Lake Formation 云存储服务,以及 Alluxio 虚拟数据湖之类的解决方案。

数据湖最早是由 Pentaho 的创始人兼首席技术官詹姆斯·迪克森在 2010 年 10 月的纽约 Hadoop World 大会上提出来的。2011 年,福布斯在文章 *Big Data Requires a Big, New Architecture* 中报道了"data lake"这个词,并给出了数据仓库与数据湖的对比,这时的数据湖概念更多的是关于企业在处理海量异构的数据时,如何在数据产生实际的应用价值之前,为海量数据构建一个易访问且成本低的存储方式。云计算技术助推了数据湖的兴起,从此单纯的数据湖就开始朝一个"平台级的方案"演进。物理实现上是一个数据存储平台,用来集中存储企业内海量的、多来源、多种类的数据,并支持对数据进行快速加工和分析。真正将数据湖推广的是亚马逊(Amzon Web Services,AWS)。AWS 构筑了一套以 S3 为中心化存储,Glue 为元数据服务,E-MapReduce、Athena 为引擎的开放协作式的产品解决方案。AWS 之后，各个云厂商也纷纷跟进数据湖的概念。现在数据湖得到快速发展，很多厂商都在自己的云服务上提供类似的产品解决方案，当前商业的数据湖产品包括 AWS 数据湖、华为数据湖、阿里云数据湖、Azure 数据湖，开源的数据湖产品包括 Delta、Iceberg 和 Hudi 等。

（二）数据湖的特征

数据湖具有保真性、灵活性、可管理、可分析、可追溯以及可存储的特征。

（1）保真性：数据湖对于业务系统中的数据都会存储一份"一模一样"的完整副本。与数据仓库不同的地方在于，数据湖必须要保存一份原始数据，数据格式、数据模式、数据内容都不应该被修改。在这方面，数据湖强调的是对于业务数据"原汁原味"的保存。同时，数据湖应该能够存储任意类型/格式的数据，包括结构化、半结构化和非结构化数据。

（2）灵活性：数据仓库强调"写入型 schema"，"写入型 schema"背后隐含的逻辑是数据在写入之前，就需要根据业务的访问方式确定数据的 schema，然后按照既定 schema，完成数据导入，带来的好处是数据与业务能良好适配，但同时也导致数据仓库的灵活性不够。而数据湖强调的是"读取型 schema"，背后的潜在逻辑则是认为业务的不确定性是常态，即我们无法预测业务的变化，那么我们就保持一定的灵活性，将设计延后，让整个基础设施具备使数据"按需"贴合业务的能力。

（3）可管理：数据湖应该提供完善的数据管理能力。既然数据要求保真性和灵活性，那么至少数据湖中会存在两类数据，即原始数据和处理后的数据。数据湖中的数据会不断地积累、演化。因此，对于数据管理能力也会要求很高，至少应该包含数据源、数据连接、数据格式、数据 schema（库/表/列/行）的管理能力。同时，数据湖是单个企业/组织中统一的数据存放场所，因此，还需要具有一定的权限管理能力。

（4）可分析：从批处理、流式计算、交互式分析到机器学习，各类计算引擎都属于数据湖应该囊括的范畴。一般情况下，数据的加载、转换、处理会使用批处理计算引擎；需要实时计算的部分，会使用流式计算引擎；对于一些探索式的分析场景，可能又需要引入交互式分析引擎。随着大数据技术与人工智能技术的结合越来越紧密，各类机器学习/深度学习算法也被不断引入，例如 TensorFlow/PyTorch 框架已经支持从 HDFS/S3/OSS 上读取样本数据进行训练。因此，对于一个合格的数据湖项目而言，计算引擎的可扩展/可插拔，应该是一类基础能力。

（5）可追溯：数据湖是一个组织/企业中全量数据的存储场所，需要对数据的全生命周期进行管理，包括数据的定义、接入、存储、处理、分析、应用的全过程。一个强大的数据湖实现，需要做到其任意一条数据的接入、存储、处理、消费过程是可追溯的，能够清楚地重现数据完整的产生过程和流动过程。

（6）可存储：数据湖需要具备足够用的、可扩展的统一数据存储能力，理论上，数据湖本身应该内置多模态的存储引擎，以满足不同的应用对于数据访问的需求（综合考虑响应时间、并发、访问频次、成本等因素）。但是，在实际的使用过程中，数据湖中的数据通常并不会被高频次地访问，而且相关的应用也多在进行探索式的数据应用，为了达到可接受的性价比，数据湖建设通常会选择相对便宜的存储引擎（如 S3、OSS、HDFS、OBS），并且在需要时与外置存储引擎协同工作,以满足多样化的应用需求。

二、数据湖服务的架构和管理组件

(一)数据湖服务架构的演进

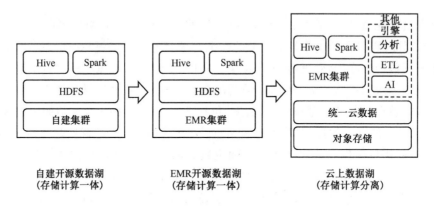

图4.8 数据湖技术架构演进
(资料来源于阿里云数据湖 VS 数据仓库之争? 阿里提出大数据架构新概念:湖仓一体 https://developer.aliyun.com/article/775390)

图4.8是阿里云给出的数据湖服务架构的演进过程,整体上可分为三个阶段:

阶段一:自建开源 Hadoop 数据湖架构,原始数据统一存放在 HDFS 系统上,引擎以 Hadoop 和 Spark 开源生态为主,存储和计算一体。缺点是需要企业自己运维和管理整套集群,成本高且集群稳定性差。

阶段二:云上托管 Hadoop 数据湖架构(即 EMR 开源数据湖),底层物理服务器和开源软件版本由云厂商提供和管理,数据仍统一存放在 HDFS 系统上,引擎以 Hadoop 和 Spark 开源生态为主。这个架构通过云上 IaaS 层提升了机器层面的弹性和稳定性,使企业的整体运维成本有所下降,但企业仍然需要对 HDFS 系统以及服务运行状态进行管理和治理,即应用层的运维工作。同时因为存储和计算耦合在一起,稳定性不是最优,两种资源无法独立扩展,使用成本也不是最优。

阶段三:云上数据湖架构,即云上纯托管的存储系统逐步取代 HDFS,成为数据湖的存储基础设施,并且引擎丰富度也不断扩展。除了 Hadoop 和 Spark 的生态引擎之外,各云厂商还发展出面向数据湖的引擎产品。如分析类的数据湖引擎有 AWS Athena 和华为 DLI,AI 类的数据湖引擎有 AWS Sagemaker。这个架构仍然保持了一个存储和多个引擎的特性,所以统一元数据服务至关重要,如 AWS 推出了 Glue,阿里云 EMR 近期也即发布数据湖统一元数据服务。

该架构相对于原生 HDFS 的数据湖架构的优势在于:

(1)帮助用户摆脱原生 HDFS 系统运维困难的问题。HDFS 系统运维有两个困难:①存储系统相比计算引擎有更高的稳定性要求和更高的运维风险;②与计算混布在一起,带来扩展弹性问题。存储计算分离架构帮助用户解耦存储,并交由云厂商统一运维管理,解决了稳定性和运维问题。

（2）分离后的存储系统可以独立扩展，不再需要与计算耦合，可降低整体成本。

（3）当用户采用数据湖架构之后，客观上也帮助客户完成了存储统一化（解决多个HDFS数据孤岛的问题）。

（二）数据湖管理组件

数据湖需要包括一系列的数据管理组件，包括数据接入、数据搬迁、数据治理、质量管理、资产目录、访问控制、任务管理、流程编排以及元数据管理等（见图4.9）。对于一个典型的数据湖而言，它与大数据平台相同的地方在于它也具备处理超大规模数据所需的存储和计算能力，能提供多模式的数据处理能力。数据湖优势在于提供了更为完善的数据管理能力，具体体现在以下三方面：

（1）更强大的数据接入能力。数据接入能力体现于对各类外部异构数据源的定义管理能力，以及对外部数据源相关数据的抽取迁移能力，抽取迁移的数据包括外部数据源的元数据与实际存储的数据。

（2）更强大的数据管理能力。管理能力具体又可分为基本管理能力和扩展管理能力。基本管理能力包括对各类元数据的管理、数据访问控制、数据资产管理，这是一个数据湖系统所必需的。扩展管理能力包括任务管理、流程编排以及与数据质量、数据治理相关的能力。任务管理和流程编排主要用来管理、编排、调度、监测在数据湖系统中处理数据的各类任务。而数据质量和数据治理则是更为复杂的问题，一般情况下，数据湖系统不会直接提供相关功能，但是会开放各类接口或者元数据，供有能力的企业/组织与已有的数据治理软件集成或者做定制开发。

（3）可共享的元数据。数据湖中的各类计算引擎会与数据湖中的数据深度融合，而融合的基础就是数据湖的元数据。在好的数据湖系统中，计算引擎在处理数据时，能从元数据中直接获取数据存储位置、数据格式、数据模式、数据分布等信息，然后直接进行数据处理，而无需进行人工/编程干预。更进一步，好的数据湖系统还可以对数据湖中的数据进行访问控制，控制的力度可以做到"库表列行"等不同级别。

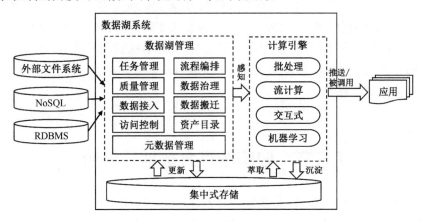

4.9 数据湖组件参考架构

三、数据湖在健康医疗领域的应用

（一）亚马逊构建医疗数据湖

亚马逊公司（Amazon）在2020年针对医疗保健推出大数据服务 Amazon HealthLake，即储存、转换和分析健康及生物技术数据的云端解决方案。

Amazon HealthLake 具备下列优点（资料来源于 AWS 官网 https://aws.amazon.com/）：首先，该服务可以从零散的原始数据中，自动理解和提取有意义的医学信息，包括处方和诊断等流程信息，和传统的手动搜寻数据相比，Amazon HealthLake 的方案相对省时省力也省钱。这些散落在四处的信息，如果可以整合在一起，可协助医疗人员更全面地掌握病患的病况。此外，Amazon HealthLake 还可以归纳趋势并做预测。例如，Amazon HealthLake 可以根据时间序列展示一系列的医学事件，包括病程和人口健康趋势等。此外，使用者还可以透过 Amazon SageMaker 打造机器学习模式，以发现异常现象等。

（二）华为智慧医疗数据湖解决方案

2018年10月，在华为全联接大会（HUAWEI CONNECT）上，华为联合卫宁健康科技集团股份有限公司发布了智慧医疗数据湖解决方案（资料来源于 https://e.huawei.com/cn/news/it/201810191413）。该方案采用华为医疗数据湖平台和卫宁健康智慧医院2.0、区域卫生3.0产品，为客户提供高质量、易共享、易分析的行业方案，帮助医疗监管机构、科研单位构建智慧、融合、可靠的健康医疗大数据平台，加速医疗＋人工智能应用创新。

华为医疗数据湖解决方案采用华为 FusionStorage 云存储、OceanStor Dorado V3 全闪存阵列、FusionInsight 大数据平台、FusionCloud 云平台、FusionServer 服务器，针对海量医疗数据的存储、交换、管理、分析和使用的需求，结合卫宁健康智慧医疗大数据＋人工智能能力，帮助客户简化创新技术、创新理念在医疗场景的落地和成熟，推动智慧医疗的发展。解决方案从医疗数据质量出发，提供全过程的数据治理平台和质控体系，同时凭借全面可靠的数据质控体系、海量复杂的数据高效入湖能力、多协议支持数据按需获取、99.999 9%方案可靠性、2倍存储利用率提升、30%计算资源使用率提升，为客户提供高质量、高可靠、易管理、易分析的数据湖平台，满足健康分析、监管决策、临床应用赋能、专病科研等多种客户应用需求，帮助医疗机构从海量医疗数据中获取到真正的价值，为人们提供更创新、更优质、更高效的医疗健康服务。

第五节　健康医疗大数据云平台

随着医疗信息化技术的发展，传统医疗服务方式逐步实现了数字医疗再到智慧医疗的转变。通过健康医疗大数据云平台技术，能实现更加高效、便捷的医疗服务，更大地满足人们个性化的医疗需求，也能进一步促进医学知识与技术的进步。

一、云平台及其服务

(一)云平台的定义

云平台也就是云计算平台,是指基于硬件资源和软件资源的服务,提供计算、网络和存储功能。云计算平台可以划分为三类:以数据存储为主的存储型云平台,以数据处理为主的计算型云平台以及计算和数据存储处理兼顾的综合云计算平台。

云计算按照用户部署方式可以分为公有云、私有云和混合云。公有云通常指第三方提供商为用户提供的能够使用的云,公有云一般可通过 Internet 使用,可能是免费或成本低廉的,公有云的核心属性是共享资源服务。私有云是为一个用户单独使用而构建的,因而在数据安全性以及服务质量上可以由用户自己进行有效的管控,私有云可以部署在企业数据中心的防火墙内,核心属性是专有资源。混合云是在成本和安全方面的一种折中方案。顾名思义,混合云就是公有云和私有云的结合,数据依然是存到本地的机器上,但是一旦出现大规模的访问或者计算时,就会把这部分计算的需求转移到公有云平台上,实现不同场景的切换。混合云使用起来具有更高的灵活性,是企业在考虑成本效益下的首选方案。

云平台的硬件管理对使用者/购买者来说是高度抽象的:用户根本不知道数据是在位于哪里的哪几台机器处理的,也不知道是怎样处理的,当用户需要某种应用时,用户向"云"发出指示,很短时间内,结果就呈现在他的屏幕上。云计算分布式的资源向用户隐藏了实现细节,并最终以整体的形式呈现给用户。

(二)云计算服务的三个标准模型

云计算服务的三个标准模型分别是基础架构即服务(Infrastructure as a Service,IaaS)、平台即服务(Platform as a Service,PaaS)和软件即服务(Software as a Service,SaaS)。IaaS、PaaS 和 SaaS 的区别如图 4.10 所示。

IaaS 的定义是消费者能够部署和运行任意软件,包括操作系统和应用程序,消费者不管理或控制底层的云基础架构,但是具有操作系统、存储和已部署的应用程序的控制以及选定网络组件的控制权限,一般面向运营管理人员。

PaaS 提供给消费者的功能是消费者可以将由提供者支持的编程语言、库、服务和工具创建或获

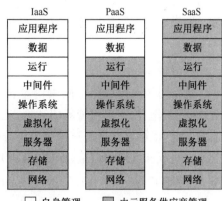

图 4.10 IaaS、PaaS 和 SaaS 的区别

取的应用程序部署到云基础设施上。主要提供平台开发和测试环境,主要面向开发者。

SaaS 提供给消费者的功能是消费者可以使用在云基础架构上运行的提供商的应用程序。用户通过一些接口从各种客户端设备访问应用程序,而不需要关心底层云基础设施及软件本身的维护。

（三）云计算的发展历程

Google 首席执行官埃里克·施密特（Eric Schmidt）在 2006 年的搜索引擎大会（SES-San Jose 2006）首次提出"云计算"（Cloud Computing）的概念。谷歌公司自 2008 年推出 App Engine 云计算服务以来，一直致力于谷歌云平台的开发，提供了一系列模块化云服务包括计算、存储、分析和机器学习等。在 2008 年，微软发布其公共云计算平台（Windows Azure Platform），由此拉开了微软的云计算大幕。与之相似的还有亚马逊的 Amazon Web Services（AWS）、Oracle 的 Oracle Cloud。

中国云计算的发展是从 2009 年开始的。2009 年 1 月，阿里软件在江苏南京建立首个"电子商务云计算中心"。同年 11 月，中国移动云计算平台"大云"计划启动。2010 年，腾讯进入云计算市场，成为我国第二大云计算服务商。此后几年，百度云、华为云迅速发展。到现阶段，云计算已经发展到较为成熟的阶段。国际分析机构 Canalys 发布 2021 年中国云计算市场报告显示，中国的云基础设施市场规模已达 274 亿美元（约合人民币 1 743.7 亿元），云计算市场整体同比增长 45%，由阿里云、华为云、腾讯云和百度智能云组成的"中国四朵云"占据 80% 的中国云计算市场，稳居主导地位。2023 年，我国云计算市场规模有望突破 3 000 亿元。

二、健康医疗大数据云平台的架构

健康医疗大数据云平台是一个包含多个业务系统、多个自身管理软件，由一系列软、硬件和人员、政策支持的综合系统体系，是统一建设的健康医疗云计算服务中心，集中存储居民医疗卫生信息和居民电子健康档案等数据，以满足社会大众、医务工作者、各级卫生主管部门、第三方机构的应用需求。

健康医疗大数据服务云平台分为展现层、服务层和资源层，见图 4.11。各层的功能如下：

1. 展现层

负责对用户提供医疗健康信息、分析与挖掘信息服务，支持四大类用户，包括社会公众、医务工作者、卫生主管部门和第三方机构。通过本平台，既可以获得医疗健康数据服务结果展示，也可以获得医疗健康数据分析与挖掘服务结果展示。本平台对外提供 Web 页面接入方式或移动通信终端（Android、iOS）接入方式。医疗健康大数据服务平台总体架构如图 4.11 所示。

2. 服务层

服务层是平台建设过程中能够提供的所有应用相关服务。应用服务大致可分为业务应用类服务、数据资源类服务、工具软件类服务和其他类服务。业务应用类服务主要面向不同的用户，并为他们提供具体业务功能的服务，主要包括公众服务、医院诊疗服务、综合卫生服务、大数据分析服务等；数据类服务为按业务所划分的各类数据服务；工具软件类服务主要提供数据的维护、采集、清洗、整合、分析、统计等服务。

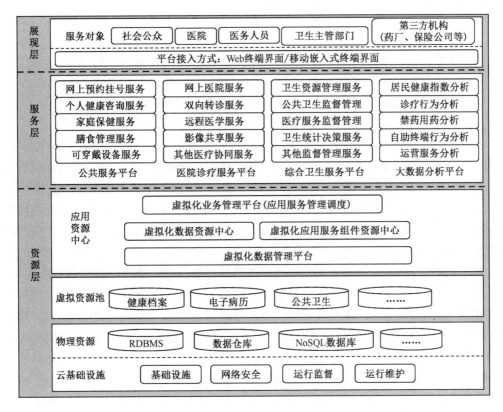

图 4.11 健康医疗大数据服务云平台的架构

3. 资源层

资源层负责医疗健康大数据、数据分析与挖掘相关应用资源的一体化存储和管理。资源层又可分为三层:物理资源层、虚拟化数据管理平台和虚拟化业务管理平台。

物理资源层提供各种数据资源、应用资源的实际存储,存储医疗健康相关的所有数据、建设的数据资源中心和应用服务资源中的所有资源。本层将提供关系数据库系统、非关系数据库、数据仓库等多种类型的数据管理系统。

虚拟化数据管理平台采用虚拟化技术对所有物理资源进行封装,对上层提供各种虚拟化资源。对内部,虚拟化数据管理平台通过异构式数据集成与管理、虚拟化资源调度、数据划分、负载均衡、实时备份监控、故障恢复等多种手段保证整个平台的高性能、高可用性、高可扩展性。

虚拟化业务管理平台负责对所有的应用服务相关资源进行管理和调度。根据功能,它又可以划分为虚拟化数据资源中心和虚拟化应用服务组件资源中心。其中,数据资源中心针对不同的需求,对不同业务部门的不同结构数据进行分析、抽取、加工,形成面向主题的综合数据,为组织内各个层面的人员提供高效的、用于宏观决策的各种信息。应用服务组件资源中心通过提供数据挖掘等服务,使卫生行业管理者们能够利用各种历史数据和现在的数据进行各种复杂分析、预测和辅助决策。

三、健康医疗大数据云平台的建设现状

基于健康医疗的海量数据以及数据的多态性，使数据挖掘有很大的难度，为了使得医疗中的数据得到有效应用，现有的医疗应用需要与时俱进，结合云计算等信息技术，依托云平台，使健康医疗大数据的存储、计算以及分析处理更为灵活、方便和快捷。

（一）全国健康医疗行业云平台的建设

医疗行业数据存储量暴发式增长。根据相关法律法规规定，患者的门诊与住院数据均需要长期保存，其中门诊电子病历保存时间不少于 15 年，住院电子病历保存时间不少于 30 年。基于医疗行业海量数据以及数据"低访问频次"和"高重要性"特性，医疗行业数据存储具有容量大、冷数据比例高、安全长期存储要求极高的数据存储特点。因此医疗大数据上云成为未来的发展趋势。

全国健康医疗行业云平台由中国卫生信息学会健康医疗大数据家庭健康专业委员会、腾讯云和微医云三方共建，这是在 2018 年 4 月国务院办公厅下发的《关于促进"互联网＋医疗健康"发展的意见》之后的国内首个由公有云和医疗云共建的全国健康医疗行业云平台。该平台主要面向基层医疗机构、医院、政府和医健企业等全行业用户，提供包含互联网医院、互联网医联体、家庭医生签约、云药房等在内的数十种智能医疗云应用平台和医学人工智能解决方案，致力于成为中国医疗健康行业的基础设施和计算引擎。

中国卫生信息与健康医疗大数据学会、腾讯云、微医云在全国健康医疗行业云平台运营过程中各自发挥着不同的作用。中国卫生信息与健康医疗大数据学会起到了监管和打通医疗信息孤岛的作用。腾讯云着力为行业提供云解决方案，包括远程医疗通信架构、远程协同平台、影像数据管理平台、手术直播教学系统等。医疗行业云平台涉及医疗流程的方方面面，涉及院内和院外，腾讯充分调动其微信平台、移动支付等方面的功能，帮助行业云平台应用触达用户，打通院内外环节。微医云作为承建方承担云平台的技术支撑、运营等工作，将其信息化能力对行业开放，提供多样化的解决方案，推动医疗行业云的应用。

微医云将构建七项能力为全国医疗健康云平台提供服务，分别是匹配、诊疗、处方、药品、支付、健康、数据。匹配：为医院提供预约挂号等就医流程优化服务，核心能力是匹配，即将医院和患者的挂号需求进行匹配，来改善就医流程。诊疗：微医在全国首推"专家团队"服务模式，通过互联网下沉专家资源，提升基层医生服务能力；在 2015 年创建了全国首家互联网医院——乌镇互联网医院，构建了"诊疗"的核心能力。处方与药品：发起"全国处方共享联盟"，该联盟通过协同全国的医疗机构、医药企业、零售连锁药店、互联网医疗企业，深度应用互联网、大数据、人工智能等技术，形成"医、方、药、保"的数据同步和高度协同，推动中国医药分开和医保控费。支付：最主要的布局就是"微医保"，微医保作为互联网商业健康险的平台级入口，提供了多样化的个人和团体商业健康险产品，为医疗支付提供了重要补充。同时，微医还在着手打通医保线上支付和异地就医结算功能，为患者提供了更好的医疗支付服务。健康：布局 HMO（健康维护组织）模式，即整合微医在医疗、医药、保险领域积累的资源和优势，形成"线上＋线下、全科＋专科"的新型医疗健康服务体系，为用户提供全人、全程、全家的管理式医疗健康服务。数据：以上业务沉淀了丰富的健康医疗

"数据",处理这些数据需要基础设施和计算引擎,这就是微医云的基础。从将数据处理能力和解决方案向行业开放,到全国医疗健康行业云平台的发布,微医云开放力度得到了进一步加强。

(二)中国健康管理大数据应用云平台的建设

中国健康管理大数据应用云平台于 2019 年 6 月在"第二届 2019 全国健康管理大数据应用高峰论坛暨互联网+健联体工作交流会"首度亮相。该平台是由中国卫生信息与健康医疗大数据学会、中国老年保健医学研究会健康管理大数据应用研究基地依托易康云公司研发完成,平台具有健康数据智能采集、数据存储、数据智能分析评估、营养配餐数据库等功能,根据智能评估结果系统出具健康干预方案。其中的核心技术——健康风险评估是目前唯一通过三甲医院临床验证,并通过中华医学会组织的专家评审的技术。通过提供的健康管理服务,该平台已经受到了社会和专家的普遍认可。通过平台实施的医院体检后健康管理项目,该平台已入选为国家卫健委"2019 医疗健康人工智能应用落地服务的优秀项目"。

中国健康管理大数据应用云平台在全国 30 多个城市试点开展推广工作,推进中国健康管理大数据应用云平台服务功能落地,深入政府机关、企事业单位、街道社区等为广大人群提供零距离健康管理服务和便捷线上数据管理服务。

本章小结

多源异构的健康医疗大数据潜在价值巨大,对隐私性和安全性具有较高要求,存储和管理健康医疗大数据是一个巨大的挑战。

本章第一节介绍了健康医疗大数据存储的 NoSQL 数据库,并介绍了其中两种常用数据系统——HBase 分布式存储系统和 ES 分布式数据存储系统;第二节对数据仓库 Hive 和 MPP 架构的数据仓库的特点及使用场景进行了介绍;第三节介绍了大数据索引技术,包括其含义、作用和技术原理,并针对索引在健康医疗领域的应用进行了介绍;第四节介绍了健康医疗大数据的数据湖系统,包括其定义和发展过程以及架构及管理组件等,并针对数据湖在健康医疗领域的应用进行了分析;第五节介绍了健康医疗大数据云平台,指出了云平台的特征、发展现状和技术架构,云平台的建设对促进健康医疗大数据产业的发展发挥着巨大的作用。

▶ 本章思考题

1. NoSQL 数据库一般分为几种类型?具有什么特点?
2. HBase 数据库的数据模型具有什么特点?
3. ES 具有的功能是什么?举例说明 ES 索引方式。
4. 说明 MPP 数据库的架构特点及其适应场景。
5. 请说明健康医疗大数据云平台的基本架构。

▼ 案例分析

哈尔滨健康医疗云平台的建设

哈尔滨健康医疗云平台于2020年6月底完成搭建并投入使用，按照区域卫生信息互联互通"四级甲等"等级标准，被规划为"1114工程"，即：1个医疗云数据中心，1张卫生专网，1个全民健康信息平台和4类健康医疗云应用，以健康大数据驱动为引领，打造个性化、精细化、主动式的闭环智慧医疗体系。卫生专网覆盖450家市区两级医疗、卫生管理机构；已完成市级全民健康信息平台与18个区县（市）虚拟平台的建设，纵向接入119家医院数据，横向实现与公卫系统、血液系统、计生系统等14项垂直业务系统数据对接，采集了33亿条数据，形成了900余万份居民电子健康档案，构建了4大类健康医疗云应用。健康医疗云项目的完成，标志着哈尔滨市医疗健康信息化发展进入新阶段。

该健康医疗云项目基于国际领先的OpenEHR（Open Electronic Health Record，即开放式电子健康档案规范）标准进行建设，这在国内属于首个。通过从各个异构系统中采集医疗、健康数据，使用OpenEHR信息建模方法来建立统一的健康医疗大数据模型，实现数据的标准化。

健康医疗云项目以惠民服务为核心，解决"看病贵、看病难"问题，打造"智慧医院"和"看病不求人"的良好就医环境。市民足不出户，一部手机可以享受诸多健康服务。该项目已开通的"健康哈尔滨服务平台"微信公众号，可提供多项便民服务，实现一键申领电子健康卡、居民电子健康档案查询、预约挂号、互联网医院在线就诊、家庭医生在线签约、云影像调阅等服务。市民只要关注"健康哈尔滨服务平台"微信公众号，即可进行就诊预约，自由选择就诊医院和医生，预约挂号后直接前往医院就诊，同时在线支付缴费，就医后复诊、请医生解读检查报告、疾病咨询、慢病续方等服务都可通过手机完成。市民如果不方便到医院就诊，还可以选择互联网医院或签约家庭医生服务，在线问诊或请家庭医生上门诊疗，减少跑路排队的时间。

该平台构建了全生命周期健康档案，实现就医诊疗"可溯源"。"健康哈尔滨服务平台"中"我的健康档案"，包含有诊疗记录和个人基础信息，用户本人经实名认证后，即可开通自己的全生命周期健康档案。用户可以在档案中查询自己的就医记录、检查结果、历次处方等，医生在诊疗时也可以对患者的情况一目了然。

云影像建设项目是哈尔滨健康医疗云中的又一项特色应用。传统胶片保存时间短且容易遗失，现在将放射影像转化为云端数据，通过扫描检查报告上的二维码就能获取电子胶片，患者可随时随地通过手机查看影像报告，对医生而言，"云胶片"高清的影像资料也提高了医生的阅片效率与诊断准确度。门诊的"云胶片"能保存15年，住院的"云胶片"可保存30年。

健康医疗云监控指挥中心是中兴通讯在哈尔滨落地的一家子公司。中兴通讯公司的技术平台可以为医疗机构提供远程医疗和互联网诊疗的技术支撑，还可以为医疗机构和居民提供健康医疗数据。哈尔滨健康医疗云平台未来将积极探索5G＋远程医疗、5G

＋急救、5G＋医疗监测等应用场景，为哈尔滨数字经济发展注入新动力，为黑龙江人民群众健康事业增添新的保障；将通过极致网络、精准云网和赋能平台，推动平台向村屯延伸，让健康插上数字化的翅膀。

（案例来源于新闻报道中的相关信息整合）

【思考题】

1. 哈尔滨健康医疗云平台包含了哪些数据信息？
2. 哈尔滨健康医疗云平台实现了哪些应用？

第五章

健康医疗大数据处理与计算

▶ **引导案例**

大数据算法加快病毒基因研究和药物研制

为加快新冠病毒感染疫苗研发,清华大学与全球健康药物研发中心(GHDDI)提供了关于人工智能药物研发平台和大数据分享平台,将疫苗研发需要的药物资源免费发放给相关科研人员。此平台有新冠病毒不同阶段的实验信息,结合"老药新用"的思路,可以加快筛选药物分子化合物,大幅缩短疫苗研发时间。新型冠状病毒的基因组有长达3万个碱基,用最快的经典算法测序也需要很长时间,多家人工智能企业开放了算法以提升测序效率。百度研究院的线性时间算法 LinearFold 可将新型冠状病毒的全基因组二级结构预测从 55 min 缩短至 27 s,提速约 120 倍。浙江省疾控中心上线自动化全基因组检测分析平台,该平台基于阿里达摩院研发的 AI 算法,将原来需要耗费数小时的疑似病例基因分析缩短至半小时,并能精准检测出病毒的变异情况。

广州某医药公司致力于将深度学习应用于新药挖掘与设计。公司 AI 新药筛选平台基于 QSAR 模型,搭载深度学习框架,并用上市药物进行训练优化。该平台合理运用超算平台,在自有的千万级化合物数据库中,应用大数据和算法赋能药物研发,并提高药物筛选准确率,对特定靶点实现虚拟化合物分子对接,初步筛选出候选物数据集。通过人工筛选和高通量筛选等随机方法筛选天然产物和化合物库是一个效率低下且耗时耗力的过程。公司通过收集国内外已上市药物、在研新药、合成化合物等药物的基础数据,组建多个不同类型的数据库,通过对数据库中近 1 亿个化合物的结构分析,建立不同梯度的化合物数据库,能够对一些先导化合物的特性做出判断,减少在药物研发初期的工作量,进一步缩短研发周期,提高效率和成功率。在 AI 赋能医药的几类场景中,公司专注于小分子化合物挖掘,自主开发的深度学习算法系统可基于化合物分子数据和靶标蛋白质数据建立药物筛选模型。

不同的数据需要不同的处理技术,健康医疗大数据中心的数据仓库中的静态数据往往需要借助批处理技术以提高分析处理的效率。公共卫生监测、个人健康管理、临床诊疗、医保实时结算等动态流数据需要实时流计算技术,以提高分析处理的实时性;医学知识图谱等图结构数据需要图计算技术,以促进关联分析和并发处理。

(案例来源:林子雨.大数据技术原理与应用:概念、存储、处理、分析与应用[M].3 版.北京:人民邮电出版社,2021.)

第一节　健康医疗大数据的批处理技术

批处理技术主要有分布式并行编程和基于内存的分布式计算等。分布式并行编程可将分布式程序运行在大规模计算机集群上,并行地执行大规模数据处理任务,从而获得海量的计算能力,实现高效的批量数据处理。典型的分布式并行编程模型 MapReduce 与分布式文件系统 HDFS 共同构成分布式计算平台 Hadoop 的两大核心组件。

MapReduce 计算模型存在延迟过高的缺点,无法胜任实时、快速计算的需求,因而只适用于离线批处理的应用场景。基于内存的分布式计算框架 Spark 在借鉴 MapReduce 优点的同时,进行了如下改进:①计算模型不局限于 Map 和 Reduce 操作,还提供多种其他数据集操作类型,编程模型比 MapReduce 更灵活,提供内存计算,中间结果直接放到内存中,使得迭代运算效率更高,因而 Spark 更适合用于迭代运算比较多的数据挖掘与机器学习运算任务;②采用基于有向无环图的任务调度执行机制,以支持循环数据流与内存计算。

一、MapReduce 基于并行计算的分布式数据处理技术

随着数据量的增长,计算的时间也会成倍地增长。如果不采取有效的手段加快计算的速度,那么海量的数据计算可能会耗费大量的时间,比如 Google 声称他们在用传统手段处理网页文件倒排索引的时候会花费数月的时间。此外,在处理海量数据的过程中,因为处理时间长,数据量大,索引很容易出现各种各样的错误。Hadoop MapReduce 是一种分布式海量数据处理框架,它采用主从结构,在一个 MapReduce 集群中有一个控制节点和多个工作节点。当集群运行时,所有的工作节点会定期地向控制节点发送心跳信息,报告本节点的当前状态。收到心跳信息后,控制节点会根据当前的工作情况和工作节点自身的状态给工作节点发送指令信息。控制节点根据收到的指令信息会完成相应的动作。MapReduce 框架实现的是跨节点的通信,具有横向扩充、负载均衡、失效恢复、保持数据一致性等功能,适合用于有很多批处理的大规模分布式应用,如日志处理、Web 索引建立等。基于 MapReduce 写出来的应用程序能够运行在由普通机器组成的大型集群上,并以一种可靠容错的方式并行处理 TB 级以上的数据集。这允许没有任何并行和分布式系统经验的编程者轻松利用一个大型分布式系统中的资源。在 MapReduce 框架中,用户进行的数据处理工作的基本单位是"作业"。

在 MapReduce 集群中,"作业"被分成 Map 和 Reduce 两个阶段来执行。而在每个阶段,又有多个任务在并行执行。这些任务被分配到多个工作节点上执行,完成基本的数据处理工作。其中,在 Map 阶段,从分布式文件系统中读取数据,并且将输入数据转换为键值对输出。Map 输出的键值对经过 Shuffle 过程,即划分、合并和排序之后,具有相同键的键

值对会被聚合在一起,交给 Reduce 任务处理。Reduce 任务会一次读取所有键相同的键值对进行处理,处理后的结果会输出到分布式文件系统。在作业执行过程中,系统会自动完成作业和任务的监控、调度和容错,用户只需简单地操作相应的接口即可。

MapReduce 采用了 Master/Slave(M/S)架构。它主要由以下几个组件组成:Client、JobTracker、TaskTracker 和 Task。MapReduce 的体系结构如图 5.1 所示。

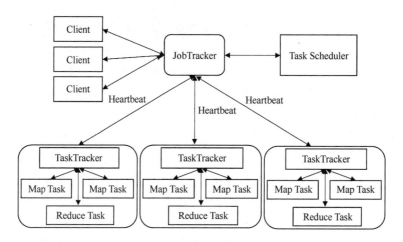

图 5.1　MapReduce 的体系结构

(1) Client:用户编写的 MapReduce 程序通过 Client 被提交到 JobTracker 端。同时,用户可通过 Client 提供的一些接口查看作业运行状态。在 Hadoop 内部用"作业"(Job)表示 MapReduce 程序。一个 MapReduce 程序可对应若干个作业,而每个作业会被分解成若干个 Map/Reduce 任务(Task)。

(2) JobTracker:主要负责资源监控和作业调度。JobTracker 监控所有 TaskTracker 与 Job 的健康状况,一旦发现失败情况,会将相应的任务转移到其他节点。同时,JobTracker 会跟踪任务的执行进度、资源使用量等信息,并将这些信息告诉任务调度器(Task Scheduler),而调度器会在资源出现空闲时,选择合适的任务使用这些资源。在 Hadoop 中,任务调度器是一个可插拔的模块,用户可以根据自己的需要设计相应的调度器。

(3) TaskTracker:会周期性地通过 Heartbeat("心跳")将本节点上资源的使用情况和任务的运行进度汇报给 JobTracker,同时接收 JobTracker 发送过来的命令并执行相应的操作(如启动新任务、杀死任务等)。TaskTracker 使用"slot"等量划分本节点上的资源量。"slot"代表计算资源(CPU、内存等)。一个 Task 获取到一个 slot 后才有机会运行,而 Hadoop 调度器的作用就是将各个 TaskTracker 上的空闲 slot 分配给 Task 使用。slot 分为 Map slot 和 Reduce slot 两种,分别供 Map Task 和 Reduce Task 使用。TaskTracker 通过 slot 数目(可配置参数)限定 Task 的并发度。

(4) Task:分为 Map Task 和 Reduce Task 两种,均由 TaskTracker 启动。

MapReduce 的处理单位是 split。Split 是一个逻辑概念,它只包含一些元数据信息,比如数据起始位置、数据长度、数据所在节点等,它的划分方法完全由用户自己决定。但需要注意的是,split 的多少决定了 MapTask 的数目,因为每个 split 会交由一个 MapTask 处理。

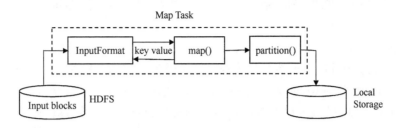

图 5.2　Map Task 执行过程

Map Task 执行过程如图 5.2 所示。MapTask 先将对应的 split 迭代解析成一个个键值对,依次调用用户自定义的 map()函数进行处理,最终将临时结果存放到本地磁盘上,其中临时数据被分成若干个 partition(分片),每个 partition 将被一个 ReduceTask 处理。

Reduce Task 执行过程如图 5.3 所示。

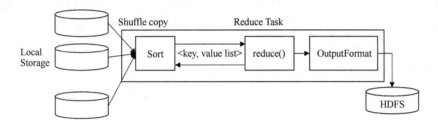

图 5.3　Reduce Task 执行过程

首先从远程节点上读取 Map Task 中间结果(称为"Shuffle 阶段");再按照 key 对 key/value(键值)对进行排序(称为"Sort 阶段");最后依次读取<key, value list>,调用用户自定义的 reduce()函数处理,并将最终结果存到 HDFS 上。

目前,众多厂商已经把 MapReduce 框架集成到自己的产品或者解决方案中。微软的"Big Data Solution"、甲骨文的"Oracle Big Data Appliance"等都已经包含或者集成 Hadoop MapReduce。MapReduce 相对于传统的海量数据处理技术而言具有高效、廉价、弹性、灵活、易用等巨大优势。

二、Spark 分布式内存计算处理技术

一些需要快速实时分析的业务操作,需要快速地对最新的业务数据进行分析处理。在线实时分析计算框架是为集群计算中特定类型的工作负载而设计的,该框架引进了内存集群计算的概念。

1. Spark 概述

Spark 是发源于美国加州大学伯克利分校 AMPLab 的集群计算平台,也是 Apache 基金会的开源项目。Spark 立足于内存计算,是一个具有快速和灵活迭代计算能力的分布式内存计算系统。它采用类似于 Hadoop 的集群计算框架,但 Spark 适用于特定工作负载类型的集群计算,这种计算在多个并行迭代操作之间需要共享工作数据集(如机器学习算

法）。为了优化这种类型的计算，Spark 引入基于内存的集群计算，即将数据集缓存在内存中，以减少磁盘访问延迟。

Spark 是由函数式语言 Scala 编写的项目，充分利用了 Scala 语言的简洁和丰富表达力，是一个代码行数比 Hadoop 少的轻量级系统。因为运行 Spark 系统时，服务器可以把中间数据存储在 RAM 内存中，而无须经常从磁盘加载，因此它的计算速度非常快。对小数据集的计算能达到亚秒级延迟，对大数据集典型的迭代机器学习、即时查询、图计算等应用，Spark 版本比基于 MapReduce、Hive 和 Pregel 的实现速度要快 10～100 倍。Spark 最大的特点就是将计算数据、中间结果都存储在内存中，大大减少了 IO 开销，因而 Spark 更适合于迭代运算比较多的数据挖掘与机器学习运算。

使用 MapReduce 进行迭代计算非常耗资源，因为每次迭代都需要从磁盘中写入、读取中间数据，IO 开销大。而 Spark 将数据载入内存后，之后的迭代计算都可以直接使用内存中的中间结果作运算，避免了从磁盘中频繁读取数据。MapReduce 与 Spark 在执行逻辑回归时所需的时间相差巨大。在实际进行开发时，使用 MapReduce 需要编写不少相对底层的代码，不够高效。相对而言，Spark 提供了多种高层次、简洁的 API。通常情况下，对于实现相同功能的应用程序，MapReduce 的代码量要比 Spark 多 2～5 倍。更重要的是，Spark 提供了实时交互式编程反馈，可以方便地验证、调整算法。目前，Spark 已经很好地融入了 Hadoop 生态系统，并成为其中重要的一员，它可以借助 YARN 实现资源调度管理，借助 HDFS 实现分布式存储。

2. Spark 生态系统

Spark 的设计遵循"一个软件栈满足不同应用场景"的理念，逐渐形成了一套完整的生态系统，既能够提供内存计算框架，也可以支持 SQL 即席查询、实时流式计算、机器学习和图计算等。Spark 可以部署在资源管理器 YARN 之上，提供一站式的大数据解决方案。现在，Spark 生态系统已经成为伯克利数据分析软件栈（Berkeley Data Analytics Stack，BDAS）的重要组成部分。BDAS 架构如图 5.4 所示。从图 5.4 中可以看出，Spark 专注于数据的处理分析，而数据的存储还是要借助于 Hadoop 分布式文件系统 HDFS、Amazon S3 等来实现。因此 Spark 生态系统可以很好地实现与 Hadoop 生态系统的兼容，使得现有 Hadoop 应用程序可以非常容易地迁移到 Spark 系统。

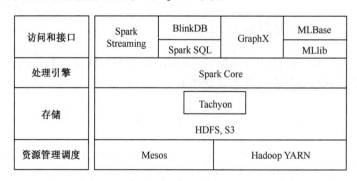

图 5.4　BDAS 架构

Spark 生态系统主要包含了 Spark Core、Spark SQL、Spark Streaming、Structured

Streaming、MLlib 和 GraphX 等组件,各个组件的具体功能如下:

（1）Spark Core:Spark Core 包含 Spark 的基本功能,如内存计算、任务调度、部署模式、故障恢复、存储管理等,主要面向批量数据处理。Spark 建立在统一的抽象弹性分布式数据集(Resilient DistributedDataset,RDD)之上,使其可以以基本一致的方式应对不同的大数据处理场景。

（2）Spark SQL:Spark SQL 允许开发人员直接处理 RDD,同时也可查询 Hive、HBase 等外部数据源。Spark SQL 一个重要特点是其能够统一处理关系表和 RDD,使得开发人员不需要自己编写 Spark 应用程序。开发人员可以轻松地使用 SQL 命令进行查询,并进行更复杂的数据分析。

（3）Spark Streaming:Spark Streaming 支持高吞吐量、可容错处理的实时流数据处理,其核心思路是将流数据分解成一系列短小的批处理作业,每个短小的批处理作业都可以使用 Spark Core 进行快速处理。Spark Streaming 支持多种数据输入源,如 Kafka、Flume 和 TCP 套接字等。

（4）Structured Streaming:Structured Streaming 是一种基于 Spark SQL 引擎构建的、可扩展且可容错的流处理引擎。通过一致的 API,Structured Streaming 使得使用者可以像编写批处理程序一样编写流处理程序,简化了使用者的使用难度。

（5）MLlib(机器学习):MLlib 提供了常用机器学习算法的实现,包括聚类、分类、回归、协同过滤等,降低了机器学习的门槛,开发人员只要具备一定的理论知识就能进行机器学习的工作。

（6）GraphX(图计算):GraphX 是 Spark 中用于图计算的 API,可认为是 Pregel 在 Spark 上的重写及优化。GraphX 性能良好,拥有丰富的功能和运算符,能在海量数据上自如地运行复杂的图算法。

需要说明的是,无论是 Spark SQL、Spark Streaming、MLlib,还是 GraphX,都可以使用 SparkCore 的 API 处理问题,它们的方法几乎是通用的,处理的数据也可以共享,不同应用之间的数据可以无缝集成。

3. Spark 运行架构

Spark 运行架构涉及以下七个重要的概念。

（1）RDD:是分布式内存的一个抽象概念,提供了一种高度受限的共享内存模型。

（2）DAG:反映 RDD 之间的依赖关系。

（3）Executor:是运行在工作节点(Worker Node)上的一个进程,负责运行任务,并为应用程序存储数据。

（4）应用:用户编写的 Spark 应用程序。

（5）任务:运行在 Executor 上的工作单元。

（6）作业:一个作业(Job)包含多个 RDD 及作用于相应 RDD 上的各种操作。

（7）阶段:是作业的基本调度单位,一个作业会分为多组任务(Task),每组任务被称为"阶段"(Stage),或者也被称为"任务集"。

Spark 的运行架构如图 5.5 所示,包括集群管理器(Cluster Manager)、运行作业任务的工作节点(Worker Node)、每个应用的任务控制节点(Driver)和每个工作节点上负责具体任务的执行进程(Executor)。其中,集群管理器可以是 Spark 自带的资源管理器也可以是 YARN 或 Mesos 等资源管理框架。与 Hadoop MapReduce 计算框架相比,Spark 所采用的 Executor 有两个优点:一是利用多线程来执行具体的任务(Hadoop MapReduce 用的是进程模型),减少任务的启动开销。二是 Executor 中有一个 BlockManager 存储模块,会将内存和磁盘共同作为存储设备,当需要多轮迭代计算时,可以将中间结果存储到这个存储模块里,下次需要时就可以直接读该存储模块里的数据,而不需要读写到 HDFS 等文件系统里,因而有效减少了 IO 开销;或者在交互式查询场景下,Executor 预先将表缓存到该存储系统上,从而可以提高读写 IO 的性能。

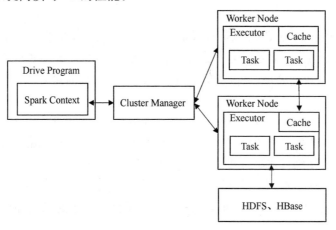

图 5.5　Spark 的运行架构

Spark 中各种概念之间的相互关系如图 5.6 所示。总体而言,在 Spark 中,一个应用(Application)由一个任务控制节点(Driver)和若干个作业(Job)构成,一个作业由多个阶段(Stage)构成,一个阶段由多个任务(Task)组成。当执行一个应用时,任务控制节点会向集群管理器(Cluster Manager)申请资源,启动 Executor,并向 Executor 发送应用程序代码和文件,然后在 Executor 上执行任务,运行结束后执行结果会返回给任务控制节点,或者写到 HDFS 或者其他数据库中。

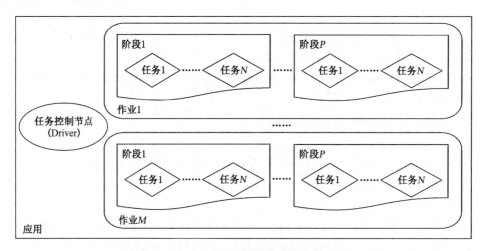

图 5.6　Spark 中各种概念之间的相互关系

4. Spark 运行基本流程

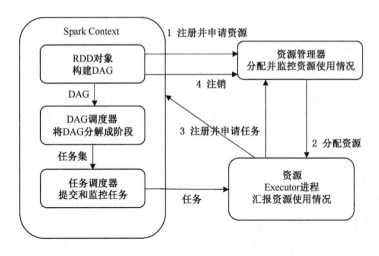

图 5.7 Spark 运行基本流程

（1）Spark 运行基本流程

Spark 运行基本流程如图 5.7 所示，流程如下。

① 当一个 Spark 应用被提交时，首先需要为这个应用构建起基本的运行环境，即由任务控制节点（Driver）创建一个 SparkContext，由 SparkContext 负责和资源管理器——Cluster Manager 的通信，以及进行资源的申请、任务的分配和监控等。SparkContext 会向资源管理器注册并申请运行 Executor 的资源。

② 资源管理器为 Executor 分配资源，并启动 Executor 进程，Executor 运行情况将随着"心跳"被发送到资源管理器上。

③ SrarkContext 根据 RDD 的依赖关系构建 DAG，并将 DAG 提交给 DAG 调度器（DAG Scheduler）进行解析，将 DAG 分解成多个"阶段"（每个阶段都是一个任务集），并且计算出各个阶段之间的依赖关系，然后把一个个"任务集"提交给底层的任务调度器（TaskScheduler）进行处理；Executor 向 SparkContext 申请任务，任务调度器将任务分发给 Executor 运行，同时 SparkContext 将应用程序代码发放给 Executor。

④ 任务在 Executor 上运行，把执行结果反馈给任务调度器，然后反馈给 DAG 调度器，运行完毕后写入数据并释放所有资源。

（2）Spark 运行架构特点

总体而言，Spark 运行架构具有以下特点：

① 每个应用都有自己专属的 Executor 进程，并且该进程在应用运行期间一直驻留。Executor 进程以多线程的方式运行任务，减少了多进程任务频繁的启动开销，使得任务执行变得非常高效和可靠。

② Spark 运行过程与资源管理器无关，只要能够获取 Executor 进程并保持通信即可。

③ 任务采用了数据本地性和推测执行等优化机制。数据本地性是尽量将计算移到数据所在的节点上进行，即"计算向数据靠拢"，因为移动计算比移动数据所占的网络资源要

少得多。而且,Spark 采用了延时调度机制,可以在更大程度上实现执行过程优化。比如拥有数据的节点当前正被其他的任务占用,那么在这种情况下是否需要将数据移动到其他的空闲节点上呢?答案是不一定。因为如果经过预测发现当前节点结束当前任务的时间要比移动数据的时间还要少,那么调度就会等待,直到当前节点可用。

5. RDD 的设计与运行原理

Spark 的核心建立在统一的抽象 RDD 之上,这使得 Spark 的各个组件可以无缝地进行集成,在同一个应用程序中完成大数据计算任务。在实际应用中,存在许多迭代式算法(比如机器学习、图计算等)和交互式数据挖掘工具,这些应用的共同之处是,不同计算阶段之间会重用中间结果,即一个阶段的输出结果会作为下一个阶段的输入。但是,目前的 MapReduce 框架都是把中间结果写入 HDFS 中,这带来了大量的数据复制、磁盘 IO 和序列化开销。虽然类似 Pregel 等图计算框架也是将结果保存在内存当中,但是这些框架只能支持一些特定的计算模式,并没有提供一种通用的数据抽象。RDD 就是为了满足这种需求而出现的,它提供了一个抽象的数据架构,我们不必担心底层数据的分布式特性,只需将具体的应用逻辑表达为一系列转换处理,不同 RDD 之间的转换操作形成依赖关系,可以实现管道化(Pipeline),从而避免了中间结果的存储,大大降低了数据复制、磁盘 IO 和序列化开销。

一个 RDD 就是一个分布式对象集合,本质上是一个只读的分区记录集合。每个 RDD 可以被分成多个分区,每个分区就是一个数据集片段,并且一个 RDD 的不同分区可以被保存到集群中不同的节点上,从而可以在集群中的不同节点上进行并行计算。RDD 提供了一种高度受限的共享内存模型,即 RDD 是只读的记录分区的集合,不能直接被修改,只能基于稳定的物理存储中的数据集来创建,或者通过在其他 RDD 上执行确定的转换操作(如 map、join 和 groupby 等)而创建得到新的 RDD。RDD 提供了一组丰富的操作以支持常见的数据运算,分为"行动"(Action)和"转换"(Transformation)两种类型,前者用于执行计算并指定输出的形式,后者指定 RDD 之间的相互依赖关系。两类操作的主要区别是,转换操作(如 map、filters、groupby、join 等)接受 RDD 并返回 RDD,而行动操作(如 count、collect 等)接受 RDD 但是返回非 RDD(即输出一个值或结果)。RDD 提供的转换接口都非常简单,都是类似 map、filter、groupby、join 等粗粒度的数据转换操作,而不是针对某个数据项的细粒度修改。因此,RDD 比较适合用于对数据集中元素执行相同操作的批处理式应用,而不适用于需要异步、细粒度状态的应用,比如 Web 应用系统、增量式的网页爬虫等。正因为这样,这种粗粒度转换接口设计,会使人直觉上认为 RDD 的功能很受限、不够强大。但是,实际上 RDD 已经被实践证明可以很好地应用于许多并行计算应用中,可以具备很多现有计算框架(如 MapReduce、SQL、Pregel 等)的表达能力,并且可以应用于这些框架处理不了的交互式数据挖掘应用。

Spark 用 Scala 实现了 RDD 的 API,程序员可以通过调用 API 实现对 RDD 的各种操作。RDD 典型的执行过程如下:

① RDD 读入外部数据源(或者内存中的集合)进行创建。

② RDD 经过一系列的"转换"操作,每一次操作都会产生不同的 RDD,供给下一个"转换"使用。

③ 最后一个 RDD 经"行动"操作进行处理,并输出到外部数据源(或者变成 Scala 集合

或标量）。

需要说明的是，RDD采用了惰性调用，即在RDD的执行过程中（见图5.8），真正地计算发生在RDD的"行动"操作，对于"行动"之前的所有"转换"操作，Spark只是记录下"转换"操作应用的一些基础数据集以及RDD生成的轨迹，即相互之间的依赖关系，而不会触发真正的计算。

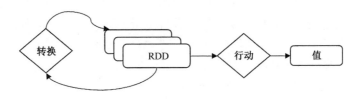

图5.8　RDD的执行过程

第二节　健康医疗大数据的流计算技术

一、流计算技术简介

静态数据是指不会随时间发生变化的数据。很多企业为了支持决策分析而构建数据仓库系统，其中存放的大量历史数据就是静态数据。这些数据来自不同的数据源，利用ETL工具加载到数据仓库中，并且不会发生更新，技术人员可以利用数据挖掘和OLAP分析工具从这些静态数据中找到对企业有价值的信息。

流数据是指在时间分布和数量上无限的一系列动态数据集合体；数据记录是流数据的最小组成单元。流数据具有如下特征：

① 数据快速持续到达，潜在数据量也许是无穷无尽的。

② 数据来源众多，格式复杂。

③ 数据量大，但是不十分关注存储，一旦流数据中的某个元素经过处理，要么被丢弃，要么被归档存储。

④ 注重数据的整体价值，不过分关注个别数据。

⑤ 数据顺序颠倒，或者不完整，系统无法控制将要处理的新到达的数据元素的顺序。

对静态数据和流数据的处理，对应着两种截然不同的计算模式：批量计算和实时计算。批量计算以静态数据为对象，可以在很充裕的时间内对海量数据进行批量处理，计算得到有价值的信息。Hadoop就是典型的批处理模型，由HDFS和HBase存放大量的静态数据，由MapReduce负责对海量数据执行批量计算。流数据则不适合采用批量计算，因为流数据不适合用传统的关系模型建模，不能把源源不断的流数据保存到数据库中。流数据被处理后，一部分进入数据库成为静态数据，其他部分则直接被丢弃。传统的关系数据库通常用于满足信息实时交互处理需求。但是，关系数据库并不是为存储快速、连续到达的流数据而设计的，不支持连续处理，把这类数据库用于流数据处理，不仅成本高，而且效率低。

流数据必须采用实时计算,实时计算最重要的一个需求是能够实时得到计算结果,一般要求响应时间为秒级。当只需要处理少量数据时,实时计算并不是问题,但是,在大数据时代,数据不仅格式复杂、来源众多,而且数据量巨大,这就对实时计算提出了很大的挑战。因此,针对流数据的实时计算——流计算,应运而生。

流计算平台实时获取来自不同数据源的海量数据,经过实时分析处理,获得有价值的信息。流计算秉承一个基本理念,即数据的价值随着时间的流逝而降低。因此,当事件出现时就应该立即进行处理,而不是缓存起来进行批量处理。为了及时处理流数据,需要一个低延迟、可扩展、高可靠的处理引擎。对于一个流计算系统来说,它应达到如下需求。

① 高性能:满足处理大数据的基本要求,如每秒处理几十万条数据。

② 海量式:支持 TB 级甚至是 PB 级的数据规模。

③ 实时性:必须保证一个较低的时延,达到秒级别,甚至是毫秒级别。

④ 分布式:支持大数据的基本架构,必须能够平滑扩展。

⑤ 易用性:能够快速进行开发和部署。

⑥ 可靠性:能可靠地处理流数据。

针对不同的应用场景,相应的流计算系统会有不同的需求,但针对海量数据的流计算,无论是数据采集还是数据处理都应达到秒级别响应的要求。目前业内已涌现出许多的流计算框架与平台:第一类是商业级的流计算平台,代表有 IBM InfoSphere Streams 商业级高级计算平台(可以帮助用户开发应用程序来快速摄取、分析和关联来自数千个实时源的信息)和 IBM StreamBase(IBM 开发的另一款商业流计算系统,在金融部门和政府部门使用)。第二类是开源流计算框架,代表有 Twitter Storm(免费、开源的分布式实时计算系统,可简单、高效、可靠地处理大量的流数据;阿里巴巴的 JStorm,是参考 Twitter Storm 开发的实时流式计算框架,可以看成 Storm 的 Java 增强版本,在网络 IO、线程模型、资源调度、可用性及稳定性上做了持续改进,已被越来越多的企业使用)及 Flink 开源流处理架构(它实现了 Google DataFlow 流计算模型,是一种兼具高吞吐、低延迟和高性能的实时流计算框架,并且同时支持批处理和流处理。它不仅可以运行在包括 YARN、Mesos、Kubernetes 等在内的多种资源管理框架上,还支持在裸机集群上独立部署,目前已经在全球范围内得到广泛的应用,大量企业已经开始大规模使用 Flink 作为企业的分布式大数据处理引擎)。第三类是公司为支持自身业务开发的流计算框架,代表有 DStream(百度开发的通用实时流数据计算系统)、银河流数据处理平台(淘宝开发的通用流数据实时计算系统)和 Super Mario(基于 Erlang 语言和 Zoo-Keeper 模块开发的高性能流数据处理框架)。流计算的数据处理流程如图 5.9 所示,一般包含三个阶段:数据实时采集、数据实时计算、实时查询服务。

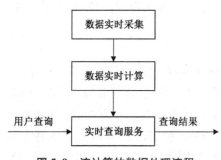

图 5.9　流计算的数据处理流程

(1) 数据实时采集

数据实时采集阶段通常采集多个数据源的海量数据,需要保证实时性、低延迟与稳定可靠。以日志数据为例,由于分布式集群的广泛应用,数据被分散存储在不同的机器上,因此需要实时汇总来自不同机器上的日志数据。目前有许多互联网公司发布的开源分布式日志采集系统均可满足每秒数百 MB 的数据采集和传输需求,如 LinkedIn 的 Kafka、淘宝的 TimeTunnel,以及基于 Hadoop 的 Chukwa 和 Flume 等。

数据采集系统的基本架构一般有三个部分,如图 5.10 所示。

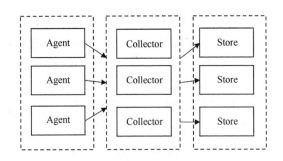

图 5.10　数据采集系统的基本架构

① Agent:主动采集数据,并把数据推送到 Collector 部分。

② Collector:接收多个 Agent 的数据,并实现有序、可靠、高性能的转发。

③ Store:存储 Collector 转发过来的数据。但对于流计算,一般在 Store 部分不进行数据的存储,而是将采集的数据直接发送给流计算平台进行实时计算。

（2）数据实时计算

数据实时计算阶段对采集的数据进行实时的分析和计算。数据实时计算的流程如图 5.11 所示,流处理系统接收数据采集系统不断发来的实时数据,实时地进行分析计算,并反馈实时结果。经流处理系统处理后的数据,可视情况进行存储,以便之后进行分析计算。在时效性要求较高的场景中,处理之后的数据也可以直接丢弃。

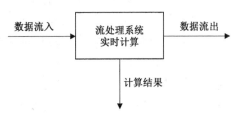

图 5.11　数据实时计算的流程

（3）实时查询服务

流计算的第三个阶段是实时查询服务,经由流计算框架得出的结果可供用户进行实时查询、展示或存储。传统的数据处理流程,用户需要主动发出查询才能获得想要的结果。而在流处理流程中,实时查询服务可以通过不断更新结果,将用户所需的结果实时推送给用户。虽然通过对传统的数据处理系统进行定时查询也可以实现不断更新结果和结果推送,但通过这样的方式获取的结果仍然是根据过去某一时刻的数据得到的结果,与实时结果有着本质的区别。

由此可见,流处理系统与传统的数据处理系统有如下不同之处。

① 流处理系统处理的是实时的数据,而传统的数据处理系统处理的是预先存储好的静态数据。

② 用户通过流处理系统获取的是实时结果,而通过传统的数据处理系统获取的是过去某一时刻的结果。并且,流处理系统无须用户主动发出查询,实时查询服务可以主动将实时结果推送给用户。

二、Storm 开源流计算框架

1. Storm 概述

Storm 是 Twitter 的开源流计算平台。利用 Storm 可以很容易做到可靠地处理无限的数据流，进行实时数据处理。Storm 可以使用任何编程语言，可以采用 Clojure 和 Java，非 JVM 语言可以通过 stdin/stdout 以 JSON 格式协议与 Storm 进行通信。Storm 的应用场景很多，例如实时分析、在线机器学习、持续计算、分布式 RPC 等。

Storm 实现了一个数据流的模型，在这个模型中数据持续不断地流经一个由很多转换实体构成的网络。一个数据流的抽象叫做流，流是无限的元组（Tuple）序列。元组就像一个可以表示标准数据类型（如 int、float 和 byte 数组）和用户自定义类型（需要额外序列化代码的）的数据结构。每个流由一个唯一的 ID 来标示，这个 ID 可以用来构建拓扑中各个组件的数据源。

Storm 对输入数据的来源和输出数据的去向没有做任何限制。在 Storm 里，可以使用任意来源的输入数据和输出数据到任意去向，只要有对应的代码来获取/写入这些数据即可。典型场景下，输入/输出数据是基于类似 Kafka 或者 ActiveMQ 这样的消息队列，但是数据库、文件系统或者 Web 服务也都是可以的。

2. Storm 数据结构

Storm 的数据结构主要包括以下内容：

（1）流（Stream）：流是 Storm 中的核心概念。一个流由无限的元组序列组成，这些元组会被分布式地并行创建和处理，并通过流中元组所包含的字段名称来定义这个流。

（2）元组（Tuple）：元组是 Storm 提供的一个轻量级的数据格式，可以用来包装实际需要处理的数据。元组是一次消息传递的基本单元。一个元组是一个命名的值列表，其中的每个值都可以是任意类型的。元组是动态地进行类型转化的——字段的类型不需要事先声明。在 Storm 中编程时，就是在操作和转换由元组组成的流。通常，元组包含整数、字节、字符串、浮点数、布尔值和字节数组等类型。要想在元组中使用自定义类型，就需要实现自己的序列化方式。

（3）源头（Spout）：源头是 Storm 中 Stream 的来源，也就是原始元组的源头，将这个源头抽象为 Spout。通常 Spout 从外部数据源，如消息队列中读取元组数据并吐到拓扑里。Spout 可以是可靠的（reliable）或者不可靠（unreliable）的。可靠的 Spout 能够在一个元组被 Storm 处理失败时重新进行处理，而不可靠的 Spout 只是吐数据到拓扑里，不关心处理是成功还是失败。

（4）阀门（Bolt）：在拓扑中所有的计算逻辑都是在 Bolt 中实现的。一个 Bolt 可以处理任意数量的输入流，产生任意数量新的输出流。Bolt 可以做函数处理、过滤、流的合并、聚合，以及存储到数据库等操作。Bolt 就是流水线上的一个处理单元，把数据的计算处理过程合理地拆分到多个 Bolt 并合理设置 Bolt 的 Task 数量，能够提高 Bolt 的处理能力，提升流水线的并发度。

（5）拓扑（Topology）：一个 Storm 拓扑打包了一个实时处理程序的逻辑。一个 Storm

拓扑跟一个 MapReduce 的任务(job)是类似的。一个拓扑是一个通过流分组(stream grouping)把 Spout 和 Bolt 连接到一起的拓扑结构。一个拓扑就是一个复杂的多阶段的流计算。

Storm 架构如图 5.12 所示。Storm 架构主要由一个主节点(master node)和一组工作节点(worker nodes)组成,通过 Zookeeper 集群进行协调。主节点通常运行一个后台程序 Nimbus,它接收用户提交的任务,并将任务分配到工作节点,同时进行故障监测。工作节点同样会运行一个后台程序 Supervisor,用于接收工作指派并基于要求运行工作进程 Worker。Nimbus 和 Supervisor 之间所有的协调工作都是通过 Zookeeper 集群来进行的。

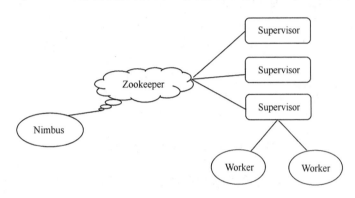

图 5.12　Storm 架构

3. Storm 的设计思想

Storm 认为有了源头(即 Spout)也就有了流,同样将流的中间状态转换抽象为 Bolt;Bolt 可以消费任意数量的输入流,只要将流方向导向该 Bolt,它也可以发送新的流给其他 Bolt 使用。这样一来,只要打开特定的 Spout(管口),再将 Spout 中流出的 Tuple 导向特定的 Bolt,由 Bolt 处理导入的流后再导向其他 Bolt 或者目的地。

假设 Spout 就是一个一个的水龙头,并且每个水龙头里流出的水是不同的,想获得哪种水就拧开哪个水龙头,然后使用管道将水龙头的水导向到一个水处理器(Bolt),水处理器处理后使用管道导向另一个处理器或者存入容器中。图 5.13 至图 5.15 描述了 Spout、Tuple 和 Bolt 之间的关系和流程。

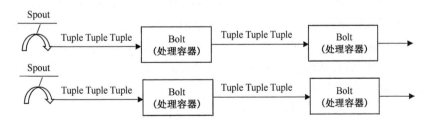

图 5.13　Spout、Bolt 顺序处理数据流

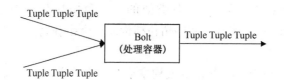

图 5.14　Bolt 多输入数据流

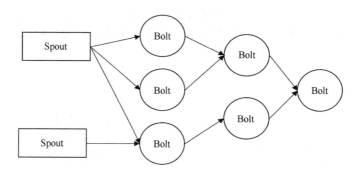

图 5.15　多 Spout、多 Bolt 处理流程

Storm 比较擅长处理实时的新数据和更新数据库,并兼具容错性和可扩展性:能够进行连续的查询、计算并把结果即时反馈给客户端,比如把 Twitter 上的热门话题发送到浏览器中,并且能够进行分布式远程程序调用,可用来并行搜索或处理大集合的数据。

三、Flink 开源流计算框架

1. Flink 概述

Flink 是 Apache 软件基金会的一个顶级项目,是为分布式、高性能、随时可用和准确的流处理应用程序打造的开源流处理架构,并且可以同时支持实时计算和批量计算。目前,Flink 是 Apache 软件基金会的 5 个最大的大数据项目之一,在全球范围内拥有 350 多位开发人员,并在越来越多的企业中得到了应用,在国内,包括阿里巴巴、美团、滴滴等在内的知名企业,都已经开始大规模使用 Flink 作为企业的分布式大数据处理引擎。

流处理架构需要具备低延迟、高吞吐和高性能的特性,而目前从市场上已有的产品来看,只有 Flink 可以满足要求。Flink 实现了 Google Dataflow 流计算模型,是一种兼具高吞吐、低延迟和高性能的实时流计算框架,并且同时支持批处理和流处理。此外,Flink 支持高度容错的状态管理,防止状态在计算过程中因为系统异常而出现丢失。因此,Flink 成了能够满足流处理架构要求的理想的流计算框架。

总体而言,Flink 具有以下优势:

(1) 同时支持高吞吐、低延迟、高性能:对于分布式流计算框架而言,同时支持高吞吐、低延迟和高性能非常重要。但是,目前在开源社区中,能够同时满足这三个方面要求的流计算框架只有 Flink。Storm 可以做到低延迟,但是无法实现高吞吐。Spark Streaming 可以实现高吞吐,具有容错性,但是不具备低延迟和实时处理能力。

（2）同时支持流处理和批处理：Flink不仅擅长流处理，也能够很好地支持批处理。对于Flink而言，批量数据是流数据的一个子集，批处理被视作一种特殊的流处理，因此，可以通过一套引擎来处理流数据和批量数据。

（3）高度灵活的流式窗口：在流计算中，数据流是无限的，无法直接进行计算，因此，Flink提出了窗口的概念。一个窗口是若干元素的集合，流计算以窗口为基本单元进行数据处理。窗口可以是时间驱动的（Time Window，例如每30 s为一个窗口），也可以是数据驱动的（Count Window，例如每100个元素为一个窗口）。窗口可以分为翻滚窗口（Tumbling Window，无重叠）、滚动窗口（Sliding Window，有重叠）和会话窗口（Session Window）。

（4）支持在状态计算：流计算分为无状态和有状态两种情况。无状态计算观察每个独立的事件，并根据最后一个事件输出结果，Storm就是无状态的计算框架，每一条消息来了以后，彼此都是独立的，和前后都没有关系。有状态的计算则会基于多个事件输出结果。正确地实现有状态计算比实现无状态计算难得多。Flink就是可以支持有状态计算的新一代流处理框架。

（5）具有良好的容错性：当分布式系统引入状态时，就会产生"一致性"问题。一致性实际上是"正确性级别"的另一种说法，也就是说，在成功处理故障并恢复之后得到的结果，与没有发生故障时得到的结果相比，前者的正确性。Storm只能实现"至少一次"（at least once）的容错性，Spark Streaming虽然可以支持"精确一次"的容错性，但是无法做到毫秒级的实时处理。Flink提供了容错机制，可以恢复数据流应用到一致状态。该机制确保在发生故障时，程序的状态最终将只反映一次数据流中的每个记录，也就是实现了"精确一次"的容错性。容错机制不断地创建分布式数据流的快照，对于小状态的流式程序，快照非常轻量，可以高频率创建而对性能影响很小。

（6）具有独立的内存管理：Java本身提供了垃圾回收机制来实现内存管理，但是，在大数据面前，JVM的内存结构和垃圾回收机制往往会成为掣肘。所以，目前包括Flink在内的越来越多的大数据项目开始自己管理JVM内存，为的就是获得像C语言一样的性能以及避免内存溢出的发生。Flink通过序列化/反序列化方法，将所有的数据对象转换成二进制在内存中存储，这样做一方面降低了数据存储的空间，另一方面能够更加有效地对内存空间进行利用，降低垃圾回收机制带来的性能下降或任务异常风险。

（7）支持迭代和增量迭代：对某些迭代而言，并不是单次迭代产生的下一次工作集中的每个元素都需要重新参与下一轮迭代，有时只需要重新计算部分数据，同时选择性地更新解集，这种形式的迭代被称为增量迭代。增量迭代能够使一些算法执行得更高效，它可以让算法专注于工作集中的"热点"数据部分，这导致工作集中的绝大部分数据冷却得非常快，因此随后的迭代面对的数据规模将会大幅缩小。Flink的设计思想主要源于Hadoop、MPP数据库和流计算系统等，支持增量迭代计算，具有对迭代进行自动优化的功能。

2. Flink技术栈

Flink核心组件栈分为三层（见图5.16）：物理部署层、Runtime核心层和API&Libraries层。

（1）物理部署层：Flink的底层是物理部署层。Flink可以采用本地模式运行，启动单个JVM，也可以采用Standalone集群模式运行，还可以采用YARN集群模式运行，或者也可以运行在谷歌云服务（GCE）和亚马逊云服务（EC2）上。

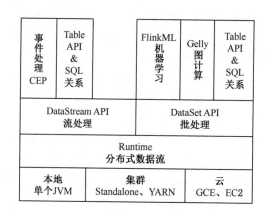

图 5.16　Flink 核心组件栈

（2）Runtime 核心层：该层主要负责对上层不同接口提供基础服务，也是 Flink 分布式计算框架的核心实现层。该层提供了两套核心的 API：流处理（DataStream API）和批处理（DataSet API）。

（3）API&Libraries 层：作为分布式数据库处理框架，Flink 提供了支撑流计算和批计算的接口，同时，在此基础上抽象出不同的应用类型的组件库，如 CEP（基于流处理的复杂事件处理库）、SQL&Table 库（既可以基于流处理，也可以基于批处理）、FlinkML（基于批处理的机器学习库）、Gelly（基于批处理的图计算库）等。

3. Flink 体系架构

如图 5.17 所示，Flink 体系架构主要由两个组件组成，分别为 JobManager 和 Task-Manager，Flink 体系架构也遵循 Master/Slave 架构设计原则，JobManager 为 Master 节点，TaskManager 为 Slave 节点。

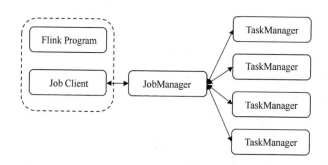

图 5.17　Flink 体系架构

在执行 Flink 程序时，Flink 程序需要首先提交给客户端（JobClient），然后，JobClient 将作业提交给 JobManager，JobManager 负责协调资源分配和作业执行，它首先要做的是分配所需的资源。资源分配完成后，任务将提交给相应的 TaskManager。在接收任务时，TaskManager 启动一个线程以开始执行。执行到位时，TaskManager 会继续向 JobManager 报告状态更改。作业可以有各种状态，例如开始执行、正在进行或已完成。作业执行完成后，其结果将发送回客户端（JobClient）。

知识链接 >>>>>>

开源软件

　　开源软件(Open-Source Software)是一类开放源代码软件的统称,这类软件的源代码在特定许可协议范围内,可以被任何人学习修改甚至发布,开源软件更多定义和资源请参考开源软件社区网站(https://opensource.org)。开源软件从1998年开始被众多资深程序员定义并推动,至今,世界上有几十万个开源软件项目,覆盖几乎所有软件应用领域。开源软件为计算机技术快速发展扫清了知识产权障碍,降低了学习成本,互联网也进一步推动了开源软件的传播。如今,全球80%以上的服务器运行开源软件,每年为用户节省600亿美元以上的使用成本,开源软件成就了当代计算机技术的发展,在深层次上影响着未来信息技术的发展速度和普及程度。

第三节　健康医疗大数据的图计算技术

　　图计算是以"图论"为基础的对现实世界的一种"图"结构的抽象表达,以及在这种数据结构上的数据计算模式。图数据结构很好地表达了数据之间的关联性,而关联性计算是大数据计算的核心——通过获得数据的关联性,可以从很多的海量数据中抽取有用的信息。

　　大数据时代,许多大数据都是以大规模图或网络的形式呈现,如传染病传播途径、社交网络等。此外,许多非图结构的大数据,也常常会被转换为图模型后进行处理分析。图的规模越来越大,有的图甚至有数十亿的顶点和数千亿的边,这为高效地处理图数据带来了巨大挑战。一台机器已不能存储所有需要计算的数据,需要一个分布式的计算环境来对这些数据进行处理。已有的图计算框架和图算法库不能很好地满足大规模图的计算需求,MapReduce的出现一度被寄予厚望,但是MapReduce作为单输入、两阶段、粗粒度数据并行的分布式计算框架,在表达多迭代、稀疏结构和细粒度数据时,往往显得力不从心,不适合用来解决大规模图计算问题。因此,新的图计算框架应运而生,Pregel就是其中一种具有代表性的产品。

　　图计算的出现使得基于关系复杂的多源、异构信息对患者进行智能诊断成为可能。例如,为患者制订治疗方案需要依据患者的病情特征、既往健康情况、药物相关情况、医疗保险情况等。而这些信息往往散在多个异地、异构的数据库系统中,如医院电子病历系统、药物数据库、临床试验数据库、医疗保险系统等。这是经典的链接网络场景,每个节点之间有相互依赖性,变量可包括患者年龄和性别、特定药物(或药物组合)的治疗结果、特定剂量、给药时的疾病阶段和潜在的药物相互作用等。传统的数据处理技术无法一次性调出这么多个与患者情况、保险情况、药物情况等相关的数据库,无法实现所需的复杂关联关系的深度连接,因此过去的医疗主要依赖于医生的个人经验与患者的自我描述。图数据库与相应的图计算技术的出现,能实现多个在线资源的连接与融合,使得智慧医疗应用场景成为可能。

一、图计算技术简介

图计算技术是面向图结构数据的处理和分析技术,根据大规模图计算系统的使用场景以及计算平台架构的不同,可将其分为单机内存图计算系统、单机外存图计算系统、分布式内存图计算系统和分布式外存图计算系统。图计算技术主要有以下三个特点:一是基于图抽象数据模型,将图结构化数据表示为属性图,将用户定义的属性与每个顶点(即命名实体)和边(即实体和属性之间的关系)关联;二是支持顶点程序并发运行,即用户定义的顶点程序同时为每个顶点运行,并通过消息或共享状态与相邻顶点的程序进行交互;三是支持图模型系统优化,如对图数据模型进行抽象和对稀疏图模型结构进行限制,从而避免发生系统假死或崩溃问题。

在实际应用中,存在许多图计算问题,如最短路径、集群、网页排名、最小切割、连通分支等。图计算算法的性能直接关系到应用问题解决的高效性,尤其对于大型图,更是如此。

在很长一段时间内,都缺少一个可扩展的通用系统来解决大型图的计算问题。很多传统的图计算算法都存在以下几个典型问题:常表现出比较差的内存访问局部性;针对单个顶点的处理工作过少;计算过程中伴随着并行度的改变。

针对大型图的计算问题,可能的解决方案及其不足之处具体如下:

(1)为特定的图应用定制相应的分布式实现。不足之处是通用性不好,在面对新的图算法或者图表示方式时,就需要做大量的重复开发。

(2)基于现有的分布式计算平台进行图计算。如 MapReduce 作为一个优秀的大规模数据处理框架,有时也能够用来对大规模图对象进行挖掘,不过在性能和易用性方面往往无法达到最优。

(3)使用单机的图算法库,如 BGL、JDSL、Standford GraphBase 和 FGL 等。这种单机方式在可以解决的问题的规模方面具有很大的局限性。

(4)使用已有的并行图计算系统。Parallel BGL 和 CGM Graph 等库实现了很多并行图算法,但是对大规模分布式系统非常重要的一些特性,如容错性,无法提供较好的支持。

针对大型图的计算,目前通用的图计算软件主要包括两种:第一种主要是基于遍历算法的、实时的图数据库,如 NeO4j、OrientDB、DEX 和 Infinite Graph;第二种是以图顶点为中心的、基于消息传递批处理的并行引擎,如 Hama、Golden Orb、Giraph 和 Pregel。第二种图计算软件主要是基于 BSP 模型实现的并行图处理系统。BSP 模型是由哈佛大学 Vlliant 和牛津大学 Bill McColl 提出的并行计算模型,全称为"整体同步并行计算模型"(Bulk Synchronous Parallel Computing Model,BSP 模型),又名"大同步模型"。一个 BSP 模型由大量通过网络互相连接的处理器组成,每个处理器都有快速的本地内存和不同的计算线程,一次 BSP 计算过程包括一系列全局超步(超步指计算中的一次迭代),每个超步主要包括 3个组件:局部计算,每个参与的处理器都有自身的计算任务,它们只读取存储在本地内存中的值,不同处理器的计算任务都是异步并且独立的;通信,处理器群相互交换数据,交换的形式是由一方发起推送和获取操作;栅栏同步,当一个处理器遇到"路障",会等其他所有处理器完成它们的计算步骤,每一次同步也是一个超步的完成和下一个超步的开始[66]。

二、Pregel 图计算模型

1. Pregel 概述

Pregel 是由 Google 公司推出的大规模图计算框架中一种具有代表性的产品。它是一种基于 BSP 模型实现的并行图处理系统。为了解决大型图的分布式计算问题，Pregel 搭建了一套可扩展的、有容错机制的平台，该平台提供了一套非常灵活的 API，可以描述各种各样的图计算，主要用于图遍历、最短路径算法、PageRank 计算等。它通常运行在多台廉价服务器构成的集群上。一个图计算任务会被分解到多台机器上同时执行，Pregel 中的名称服务系统可以为每个任务赋予一个与物理位置无关的逻辑名称，从而对每个任务进行有效标识。任务执行过程中的临时文件会被保存到本地磁盘，持久化的数据则会被保存到分布式文件系统或数据库中，采用检查点机制来实现容错。

2. Pregel 体系结构

（1）Pregel 的执行过程

在 Pregel 计算框架中，一个大型图会被划分成许多个分区，每个分区都包含了一部分顶点，以及以其为起点的边。一个顶点应该被分配到哪个分区上，是由一个函数决定的，系统默认函数为 hash(ID)mod N，其中，N 为所有分区总数，ID 是这个顶点的标识符。当然，用户也可以自己定义这个函数。这样，无论在哪台机器上，都可以简单根据顶点 ID 判断出该顶点属于哪个分区，即使该顶点可能已经不存在了。

在理想的情况下（不发生任何错误），一个 Pregel 用户程序的执行过程如图 5.18 所示。

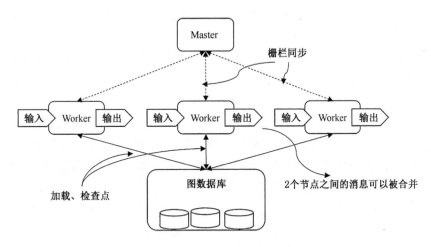

图 5.18　一个 Pregel 用户程序的执行过程

① 选择集群中的多台机器执行图计算任务，每台机器上运行用户程序的一个副本，其中有一台机器会被选为 Master，其他机器作为 Worker。Master 只负责协调多个 Worker 执行任务，系统不会把图的任何分区分配给它。Worker 借助于名称服务系统可以定位到 Master 的位置，并向 Master 发送自己的注册信息。

② Master 把一个图分成多个分区，并把分区分配到多个 Worker，一个 Worker 会分配

到一个或多个分区,每个 Worker 知道所有其他 Worker 所分配到的分区情况。每个 Worker 负责维护分配给自己的那些分区的状态(顶点及边的增删),对分配给自己的分区中的顶点执行 Compute()方法,向外发送消息,并管理接收到的消息。

③ Master 会把用户输入划分成多个部分,通常基于文件边界进行划分。划分后,每个部分都是一系列记录的集合,每条记录都包含一定数量的顶点和边。然后,Master 会为每个 Worker 分配用户输入的一部分。如果一个 Worker 从输入内容中加载到的顶点,刚好是自己所分配到的分区中的顶点,就会立即更新相应的数据结构。否则,该 Worker 会根据加载到的顶点的 ID,把它发送到其所属的分区所在的 Worker 上。当所有的输入都被加载后,图中的所有顶点都会被标记为"活跃"状态。

④ Master 向每个 Worker 发送指令,Worker 收到指令后,开始运行一个超步。Worker 会为自己管辖的每个分区分配一个线程,对于分区中的每个顶点,Worker 会把来自上一个超步的、发给该顶点的消息传递它,并调用处于"活跃"状态的顶点上的 Compute()方法。在执行计算过程中,顶点可以对外发送消息,但是所有消息的发送工作必须在本超步结束之前完成。当所有工作都完成以后,Worker 会通知 Master,并把自己在下一个超步还处于"活跃"状态的顶点的数量报告给 Master。上述步骤会被不断重复,直到所有顶点都不再活跃并且系统中不会有任何消息在传输,执行过程才会结束。

⑤ 计算过程结束后,Master 会给所有的 Worker 发送指令,通知每个 Worker 对自己的计算结果进行持久化存储。

(2) 容错性

Pregel 采用检查点机制来实现容错。在每个超步的开始,Master 会通知所有的 Worker 把自己管辖的分区的状态(包括顶点值、边值以及接收到的消息)写入持久化存储设备。

Master 会周期性地向每个 Worker 发送 ping 消息,Worker 收到 ping 消息后会向 Master 发送反馈消息。如果 Master 在指定时间间隔内没有收到某个 Worker 的反馈消息,就会把该 Worker 标记为"失效"。同样,如果一个 Worker 在指定的时间间隔内没有收到来自 Master 的 ping 消息,该 Worker 也会停止工作。每个 Worker 上都保存一个或多个分区的状态信息,当一个 Worker 发生故障时,它所负责维护的分区的当前状态信息就会丢失。Master 监测到一个 Worker 发生故障"失效"后,会把失效 Worker 所分配到的分区重新分配到其他处于正常工作状态的 Worker 集合上,然后所有这些分区会从最近的某超步 S 开始时写出的检查点中,重新加载状态信息。很显然,这个超步 S 可能会比失效 Worker 上最后运行的超步 S1 要早好几个阶段,因此为了恢复到最新的正确状态,需要重新执行从超步 S 到超步 S1 的所有操作。

(3) Worker

在一个 Worker 中,它所管辖的分区的状态信息保存在内存中。分区中的顶点的状态信息包括如下内容。

① 顶点的当前值。

② 以该顶点为起点的出射边列表,每条出射边包含了目标顶点 ID 和边的值。

③ 消息队列,包含了所有该顶点接收到的和发送给该顶点的消息。

④ 标志位,用来标记顶点是否处于活跃状态。

　　在每个超步中,Worker 会对自己所管辖的分区中的每个顶点进行遍历,并调用顶点上的 Compute()方法,在调用时会把以下 3 个参数传递进去:该顶点的当前值;一个接收到消息的迭代器;一个出射边的迭代器。需要注意的是,这里并没有对入射边进行访问,因为所有入射边都是其起始顶点的出射边,会和它的起始顶点一起被访问。

　　在 Pregel 中,为了获得更好的性能,"标志位"和输入消息队列是分开保存的。对于每个顶点而言,Pregel 只保存一份顶点值和边值,但是会保存两份"标志位"和输入消息队列,分别用于当前超步和下一个超步。在超步 S 中,当一个 Worker 在进行顶点处理时,用于当前超步的消息会被处理,同时它在处理过程中还会接收到来自其他 Worker 的消息,这些消息会在下一个超步 S+1 中被处理,因此需要两个消息队列用于存放作用于当前超步 S 的消息和作用于下一个超步 S+1 的消息。如果一个顶点 V 在超步 S 接收到消息,那么该顶点将会在下一个超步 S+1 中(而不是当前超步中)处于"活跃"状态。

　　当一个 Worker 上的一个顶点 V 需要发送消息到其他顶点 U 时,该 Worker 会首先判断目标顶点 U 是否位于自己的机器上。如果目标顶点 U 在自己的机器上,Worker 就直接把消息放入与目标顶点 U 对应的输入消息队列中;如果发现目标顶点 U 在远程机器上,这个消息就会被暂时缓存到本地,当缓存中的消息数目达到一个事先设定的阈值时,这些缓存消息会被批量异步发送出去,传输到目标顶点所在的 Worker 上。如果存在用户自定义的 Combiner 操作,那么当消息被加入输出队列或者到达输入队列时,就可以对消息执行合并操作,这样可以节省存储空间和网络传输开销。

　　(4) Master

　　Master 主要负责协调各个 Worker 执行任务,每个 Worker 会借助于名称服务系统定位到 Master 的位置,并向 Master 发送自己的注册信息,Master 会为每个 Worker 分配一个唯一的 ID。Master 维护着当前处于"有效"状态的所有 Worker 的各种信息,包括每个 Worker 的 ID 和地址信息,以及每个 Worker 被分配到的分区信息。虽然在集群中只有一个 Master,但是它仍然能够承担起一个大规模图计算的协调任务,这是因为 Master 中保存这些信息的数据结构的大小只与分区的数量有关,而与顶点和边的数量无关。

　　一个大规模图计算任务会被 Master 分解到多个 Worker 中去执行。在每个超步开始时,Master 都会向所有处于"有效"状态的 Worker 发送相同的指令,然后等待这些 Worker 的回应。如果在指定时间内收不到某个 Worker 的反馈,Master 就认为这个 Worker 失效。如果参与任务执行的多个 Worker 中的任意一个发生故障而失效,Master 就会进入恢复模式。在每个超步中,图计算的各种工作,如输入、输出、计算、保存和从检查点中恢复,都会在"路障"之前结束。如果路障同步成功,说明一个超步顺利结束,Master 就会进入下一个处理阶段,图计算开始执行下一个超步。

　　Master 在内部运行了一个 HTTP 服务器来显示图计算过程的各种信息,用户可以通过网页随时监控图计算执行过程中的各个细节,如图的大小、关于出度分布的柱状图、处于活跃状态的顶点数量、在当前超步的时间信息和消息流量,以及所有用户自定义 Aggregator 的值等。

　　(5) Aggregator

　　每个用户自定义的 Aggregator 都会采用聚合函数对一个值集合进行聚合计算得到一

个全局值。每个 Worker 都保存了一个 Aggregator 的实例集,其中每个实例都是由类型名称和实例名称来标识的。在执行图计算过程的某个超步 S 中,每个 Worker 会利用一个 Aggregator 对当前本地分区中包含的所有顶点的值进行归约,得到一个本地的局部归约值。在超步 S 结束时,所有 Worker 会对所有包含局部归约值的 Aggregator 的值进行最后的汇总,得到全局值,然后提交给 Master。在下一个超步 S+1 开始时,Master 就会将 Aggregator 的全局值发送给每个 Worker。

第四节　健康医疗大数据处理技术的应用

健康医疗大数据处理分析包括数据识别、清洗、融合等数据一次开发,以及医学自然语言处理、医学影像处理、医学数据治理及挖掘等数据二次开发,健康医疗大数据处理技术的应用要在数据开发的基础上建立高质量区域型及专业型的数据库。

一、医疗语音识别技术

基于医疗人工智能和大数据分析进行持续探索,实现智能语音交互知识问答和病历查询,正是大数据处理技术在医疗语音识别中的应用。云知声作为医疗语音识别技术重点企业,成立于 2012 年,提供医疗垂直领域录入软硬件一体的解决方案,主要利用机器学习平台在语音技术、语言技术、知识计算、大数据分析等领域进行技术投入,并通过应用层面的 AI 芯、AIUI、AI Service 三大解决方案支撑技术落地,与北京协和医院、北大人民医院、第四军医大学西京医院等几十家三甲医院实施合作。

知识链接 >>>>>>>

智能电子病历及"智医助理"

2017 年,科大讯飞的口腔科语音电子病历系统正式在北京协和医院落地使用。整个系统包括可以夹在医生领口的医学麦克风、装在医生口袋的发射器、插在医生工作电脑上的接收器。接诊过程中,以科大讯飞的智能语音技术和人工智能技术为核心,采用语音识别＋自然语言理解的方式,智能展现医患交流内容,自动生成结构化的电子病历。医生可以用口述的方式说出患者的病历,系统就可以自动生成患者结构化的电子病历,医生仅需在生成的电子病历上进行修改,即可将病历提供给患者并同时完成存档。科大讯飞研发的"智医助理"能诊断出近千种常见病,以此提升医生的诊断精度,帮助患者在病情复杂、紧急的情况下,在最短的时间内得以确诊,获取最佳治疗时间,缩短诊疗周期。

二、医学影像处理技术

医疗数据 80％来自医学影像数据,其中影像诊断分析是临床诊断的核心环节。医学影像分析工作烦琐重复,工作量巨大,极度消耗医生精力。以肺结节检测为例,一家三甲医院平均每天接待 200 例左右的肺结节筛查患者,每位患者在检查环节会产生 200~300 张的CT影像,放射科医生每天至少需要阅读 4 万张影像,任务繁重,消耗大量精力,导致误诊漏诊率上升。

人工智能在图像识别领域的持续快速发展为医学影像诊断痛点带来曙光。"AI+医学影像",是将人工智能在图像识别领域不断取得的前沿性突破技术,应用在医学影像领域,从而达到提高诊断效率和准确率的目的。人工智能和医学影像的结合,能够为医生阅片和靶区勾画提供辅助和参考,大大节约医生的时间,提高诊断、放疗及手术的精度。"医学影像"应用场景下,主要运用人工智能技术解决以下三种需求:一是病灶筛查,对 X 线、CT、核磁共振等医学影像的病灶部分进行图像分割、特征提取、定量分析、对比分析等工作,大幅提升影像医生诊断效率,同时可以帮助医生发现难以用肉眼发现的早期病灶,降低假阴性诊断结果的发生概率;目前系统对十万张以上的影像进行处理,用时仅在数秒之间。二是靶区自动勾画,靶区自动勾画及自适应放疗产品帮助放疗科医生对 200~450 张 CT 片进行自动勾画,时间大大缩短到 30 min 一套;在患者 15~20 次上机照射过程中间不断识别病灶位置变化以达到自适应放疗,有效减少射线对病人健康组织的伤害。三是影像三维重建,采用基于灰度统计量的配准算法和基于特征点的配准算法,在人工智能进行识别的基础上进行三维重建,解决断层图像配准问题,节省配准时间,提高配准效率。

比如 2006 年成立的雅森科技,公司定位为影像数据定量分析,长期致力于影像预处理、分析建模、大数据分析、深度学习辅助诊断等领域,其主营业务就是功能性医疗影像的智能筛查、辅助诊断等。目前雅森科技的技术在脑部诊断方面已有比较成熟的应用,其模型在构建时联合了核磁、脑电图、量表数据三方面的数据,更为准确、全面。

三、医学数据挖掘

数据挖掘,是从大量的数据中抽取潜在的、有价值的知识的过程。如医学数据挖掘可直接挖掘疾病高发人群,发现疾病及症状间的未知联系,探索化验指标间的影响关系及化验指标与疾病间的潜在关系,对未知的实验室指标值进行预测,可以探索并发症之间的关系,还可以自动发现一组高维实验室指标变量的异常等。

数据挖掘在医学中应用于以下四个方面:一是疾病和疾病风险的预测,通过对医学大数据的挖掘、分析,并应用智能决策技术,对常见疾病如心绞痛、心肌梗死、脑血管疾病、糖尿病、高血压病、肿瘤、哮喘病、结缔组织病等疾病发生概率和疾病风险进行预测,预测遗传性疾病和多发性多因素疾病;二是人群健康、生命质量的预测,通过对大量医学数据的挖掘分析和智能决策技术的应用,不仅可以发现各种健康危险因素和各因素的相关性,也可进行个体化预测,并基于相关的挖掘成果建立一套完善、周密和个性化的健康管理系统,帮助健康人群及亚健康人群建立有序、健康的生活方式,降低健康风险,远离疾病,帮助亚健康人群对疾病早发现、早预防、早诊断、早治疗、早手术,提高生存率、降低致残率和病死率、提高生命的质量;三是医疗上各种缺陷发生概率的预测,通过对大量医学数据的挖掘分析以及智能决策技术的应用,可以揭示发生医疗缺陷的原因、趋向、相关因素,以便制定科学的管理方法,减少、甚至杜绝医疗缺陷和纠纷;四是降低医疗费用,优化医疗资源,在大量医学数据分析的基础上进行科学的健康管理,可使医疗费用大幅下降。

本章小结

本章在分析了健康医疗领域对大数据处理技术需求的基础上,依次介绍了大数据的三种处理与计算技术:批处理技术、流计算技术和图计算技术,并给出了相应代表产品的介绍。

批处理技术是针对大规模静态数据的批量处理,代表产品有 MapReduce 分布式并行编程和 Spark 基于内存的分布式计算等。

流计算技术是针对流数据的实时计算,代表产品有开源流计算框架 Storm 和 Flink 等。

图计算技术是针对大规模图结构数据的处理与分析,代表产品有 Pregel 等。

本章最后给出了大数据处理技术在健康医疗领域的应用情况:医疗语音识别技术、医学影像处理技术、医学数据挖掘。

▶ 本章思考题

1. 大数据处理与计算技术主要有哪几种?
2. 什么是静态数据? 什么是流数据?
3. 图计算技术主要应用于健康医疗领域里的哪些方面?
4. Spark 生态系统包含哪些组件?
5. 开源流计算框架 Flink 具有哪些优势?

▼ 案例分析

AI 辅助肿瘤诊治

Watson 是 IBM 公司的认知计算技术平台,该平台于 2016 年提出"认知计算"战略,并将认知计算技术同医疗实践结合,开发了以健康医疗大数据为基础、以认知计算为手段的跨学科、跨领域的产品。主要应用流程可分为健康医疗大数据收集——数据分析——基于数据分析推断——决策四部分。海量的健康医疗大数据是认知医疗的基础,通过 IBM Watson 对数据分析理解,对患者的医疗结果进行推断,根据推断结果提供个性化的医疗决策支持。IBM Watson 认知技术与健康医疗大数据相结合,具有以下特点:①应用范围广,目前可广泛应用于肿瘤治疗、慢性病管理、精准医疗、医疗影像等领域。②数据整合性强,是对医学领域、各种类型的非结构化数据的整合,既是数据整合平台又是数据分析平台。③循证性,应用基础和核心是健康医疗大数据资源,以数据为基础的技术应用决定了认知医疗的循证性质。

肿瘤治疗方案。Watson for Oncology 是将肿瘤学家在癌症治疗方面的深厚专业知识与 IBM Watson 认知技术有效结合起来,通过评估患者病历中的信息,评定医学证据,按照置信度列出可能的治疗方案,提供支持证据,帮助医生找到最适合的肿瘤治疗方案。2014年,IBM与纪念斯隆-凯特琳癌症中心合作,肿瘤专家利用患者大量数据训练肿瘤解决方案,上传近500份医学期刊和教科书,1500万页的医学文献。2016年8月,IBM与杭州认知网络科技有限公司合作,将纪念斯隆-凯特琳癌症中心训练的IBM肿瘤解决方案在21家医院推广应用,为中国医生提供个性化的肿瘤解决方案。同年12月,浙江省中医院"沃森联合会诊中心"进一步推动其在中国的推广应用。目前,该解决方案支持乳腺癌、肺癌、结肠癌、直肠癌、胃癌、宫颈癌、卵巢癌等肿瘤疾病的诊疗,临床应用于全球25个国家的300多家医院(其中中国100余家),辅助治疗超过140 000位肿瘤患者。但是,由于IBM认知系统里收录的都是国外疾病案例,并未结合中国病例,对中国医生的辅助诊疗有一定局限性。

个性化癌症治疗。主要是通过Watson for Genomics支持分子病理学实验室扩展其精准肿瘤学项目,满足现有及未来不断增长的个性化癌症治疗需求。其通过利用人工智能从同行评审文献中提取非结构化数据,不断扩大其知识库,并根据最新批准的治疗选择,包括靶向和免疫治疗选择、专业指南、基于生物标记的临床试验选项、基因组数据库和相关出版物等,提供最新的变异信息和临床内容。其可以读取基因组测序数据,通过进行大批量数据库的比对,为患者提供更加精准的潜在可行性方案,为医生诊断治疗方案的制订提供参考借鉴。

〔案例来源:李妍,谢丽娟.大数据时代健康中国建设的双重境遇与路径选择[J].长江丛刊,2017(28):121,123.〕

【思考题】

1. IBM Watson认知技术与健康医疗大数据相结合,可应用于健康医疗领域的哪些方面?

2. Watson for Oncology是什么? 有什么作用?

第六章

健康医疗大数据安全管理

▶ 引导案例

大数据时代的医疗数据安全

IBM 下属的长期关注网络信息安全的 X-Force 研究机构将 2015 年称为"医疗信息安全暴发之年"：当年 2 月，美国第二大医疗保险公司 Anthem 宣布黑客盗取了公司超过 8 000 万客户的个人信息，包括了用户家庭住址、生日、社保号和个人收入信息。此次事件成为美国有史以来最严重的医疗信息泄露事件。同年 5 月，美国联邦医疗服务商 BCBS(Blue Cross Blue Shield)旗下的 CareFirst 保险公司亦宣布因为黑客攻击 1 100 万用户信息泄露；9 月，媒体再报一家名为 Excellus 保险商被黑客入侵，近千万用户信息遭到泄露……

据美国卫生与公民服务部(HHS)事后统计，仅 2015 年一年，因各种原因导致的医疗信息泄露事件累计影响到了惊人的 1.1 亿人，相当于三分之一的美国人的医疗信息出现了安全问题。而更让人触目惊心的是，自 2016 年始，医疗信息泄露问题非但没有遏制之势，甚至愈演愈烈。

位于美国巴尔的摩的医疗人工智能分析企业 Protenus 根据 HHS 公告数据和媒体公开报道发布的《2019 年医疗行业数据安全报告》显示，2019 年全球医疗行业黑客攻击事件较 2018 年猛增了 48%，而自 2016 年以来，医疗行业平均每天至少会发生一起患者数据泄漏事件，全美一年就有 12.55% 的民众医疗记录遭遇泄露、意外公开或者盗窃。

无独有偶，2019 年以来，加拿大某医疗机构 270 万个医疗录音文件遭黑客公开、印度 1 250 万份孕妇医疗记录被公开泄露，以及我国新冠病毒感染抗疫用户数据和实验资料遭黑客窃取并在暗网被售卖等大型医疗网络安全事件的相继暴发，反映出健康医疗行业面临的巨大网络安全威胁。

Ponemon Institute 的数据显示，医疗数据泄露的平均成本为每条记录 380 美元，是全球全行业平均数据泄露成本的 2.5 倍。而医疗机构因服务器遭勒索病毒攻击导致系统瘫痪，影响患者就医等事件的发生，也进一步表明，医疗行业在公共互联网环境下所受的威胁冲击不仅影响着行业业务和数据资产的安全，还可能透过医疗应用服务对大众生活产生影响,触及人民群众生命安全的保护面。

〔案例来源:重庆市綦江区大数据发展局网站_工作动态 http://www.cqqj.gov.cn/bm/qdsjfzj/zwxx_58673/dt_58674/202201/t20220129_10362225.html〕

在如火如荼的健康医疗大数据发展背景下,全民信息化建设将打破传统的数据孤岛,转而走向共享、开放,健康医疗数据安全、个人隐私安全甚至国家安全的问题日益凸显。以Hadoop为主的代表性大数据平台从设计之初就没有考虑安全性,即使后来有所改善,仍然无法满足用户在各种环境下对大数据平台的安全需求。信息安全事件造成恶劣影响,其背后暴露出的政策衔接不到位、管理监督不严格等问题也值得关注和反思。因此,急需构建一个健康医疗大数据安全体系,全面保障健康医疗大数据安全。

第一节　健康医疗大数据安全体系框架

一、健康医疗大数据安全威胁与挑战

(一)健康医疗大数据安全威胁

目前健康医疗大数据的安全威胁主要包括对手组织化、环境"云化"、目标数据化和战法实战化四个方面。

1. 对手组织化

大数据安全对手对网络的攻击从普通的网络犯罪变成了组织化的攻击,攻击方式从通用攻击转向了专门定向攻击。由于攻击技术的不断成熟,现在的网络攻击手段越来越难以被辨识,给数据防护机制带来了巨大的压力。大数据技术甚至被应用到攻击手段中,攻击者通过大数据技术收集、分析和挖掘情报,使得各种攻击更容易成功。

2. 环境"云化"

新一代信息技术的全面应用,带来了信息化和信息系统的"云化",云几乎可以由任何计算资源组成,从计算(例如处理器和内存)到网络、存储以及更高级别资源(例如数据库和应用程序)。在"云化"环境中,系统安全边界模糊或可能引入更多的未知漏洞,分布式节点之间和大数据相关组件之间的通信安全薄弱性明显,分布式数据资源池用户数据隔离困难,开放的网络环境、多用户的应用场景给云服务器的安全带来更多的隐患。例如,在利用基因数据开展精准医学研究时,一个人的基因测序数据约有300 GB,不可能在每个机构或医院都建立超级计算中心,因此医疗机构或科研院校将数据放在公有云上。而公有云中的计算资源被很多用户共享,数据在计算和存储的过程中面临很多隐私安全风险。

3. 目标数据化

数据规模暴发性增长,大数据的规模通常可达到PB量级,数据在经济社会中的价值越来越高,大数据必然产生数据资产,数据和业务应用成为网络攻击的重要目标。随着大数据应用越来越多,数据拥有者与管理者分离,带来数据所有权、数据使用权、数据被遗忘权的归属问题,这些数据的权属不明确,安全监管责任不清晰,将使得大数据中数据资产的所有者权益不能得到保障,数据安全受到威胁。

4. 战法实战化

网络安全是大数据安全防护的重要内容,现有的安全机制对大数据环境下的网络安全防护并不完美。大数据时代的信息爆炸,导致来自网络的非法入侵次数急剧增长,网络防御形势十分严峻。医疗卫生行业已超过政府、金融、国防、能源、电信等领域,成为全球黑客攻击的首要目标。

(二)健康医疗大数据安全挑战

健康医疗大数据和应用呈现指数级增长趋势,给动态数据安全监控和隐私保护带来极大的挑战。

1. 技术挑战

当前的信息安全技术并不能完全满足大数据的安全需求,针对大数据应用中特有的安全风险,还有很多关键技术难点需要突破。

安全与效率之间的平衡一直是信息安全领域关注的重要问题,在大数据场景下,数据的高速流动特性以及操作多样性使得安全与效率之间的矛盾更加突出。以数据加密为例,它是实现数据敏感机密性保护的重要措施之一。但大数据应用不仅对加密算法性能提出了更高的要求,而且要求密文具备适应大数据处理的能力。全同态加密方案适用于大数据场景中的隐私保护,但其性能较低的问题一直阻碍了同态加密技术应用于大数据环境。基于属性的加密方案因将访问控制策略直接嵌入用户的私钥或加密数据中,不仅解决了公钥基础设施效率低下的问题,而且具有可扩展的密钥管理和灵活的数据分发的优势。目前,基于属性的加密方案主要采用椭圆曲线上的双线性映射构建,其中涉及计算成本昂贵的双线性配对操作,因为大数据规模庞大,所以该方案也难以应用到大数据平台。目前在产业界中,为了尽量不影响运行效率,绝大多数大数据应用的数据都处于不加密的"裸奔"状态,安全形势极其严峻。

在开展大数据安全关键技术研究的同时,大数据中的批量和流式数据处理技术、交互式数据查询技术等可为网络安全与情报分析中的数据处理提供重要支撑,在此基础上形成交互式可视分析、多源事件关联分析、用户实体行为分析等大数据安全应用。虽然大数据技术为网络信息安全提供了支撑,但其中仍存在许多问题亟待解决。隐蔽性和持续性网络通信行为检测、基于大数据分析的网络特征提取、综合威胁情报的高级网络威胁预测等关键技术有待实现突破,以提升网络信息安全风险感知、预警和处置能力。

2. 管理挑战

大数据的产生、存储、保护、归档到安全维护,根本上而言是数据管理维护的范畴,只不过数据量超出常规管理尺度后,管理维护的难度出现了跳跃式上升的态势,健康医疗大数据安全管理挑战主要有以下五方面。

(1)领域众多导致数量不清。健康医疗行业涉及众多领域,一些领域的合并使得它们在业务层面的整合已初步实现,但数据层面的整合尚属起步阶段,在实际执行过程中易滋生死角盲区。从网上已公开的医疗行业信息安全事件中不难发现,绝大多数安全事件的第一个突破点来自安全管控体系之外。

(2)行业信息安全人才与经费保障缺口较大。相比于有较高安全保障要求的行业,健康医疗行业的信息安全资金投入占整个信息化投入资金的比重明显不足。在人才队伍方面,专业信息安全从业人员严重缺失,许多机构甚至出现身着白大褂的大夫在看病之余兼职管安全的状况。

(3)缺乏具备行业特色的信息安全指导框架。健康医疗行业特殊性较高,目前行业虽然已推行国家信息安全等级保护要求,但尚未建设具备行业业务特点的信息安全保障体系,专门的行业信息安全技术标准尚待完善,不利于有针对性地开展安全防护工作。

(4)行业网络不易管控。我国医疗卫生机构总数已超百万,以药品方面为例,我国有6 000多家化学制药企业,17 000多家药品经营流通企业,而作为世界制药大国的美国,拥有的相关企业的数量才分别为200多家和50多家。超大规模、超复杂接入对构建安全的卫生健康网络来说难度巨大。

(5)不易树立行业信息安全标杆。全国医疗信息化及软件生产供应商达数百家,各家所占市场份额都较少,以行业龙头东软集团为例,其拥有的市场份额不足5%。离散化的分布导致安全的最佳实践无法快速复制推广,在现有保障能力下也很难做到"避轻就重""抓大放小"。

3. 运营挑战

大数据包含着数据与数据、数据与人、数据与业务之间的关联性。关于健康医疗大数据安全的运营挑战主要有两点。

(1)健康医疗数据的归属不明。一种观点认为,医疗数据反映了患者的健康状况等个人信息,应属患者所有。而另一种观点则认为,医疗数据是医疗机构的诊疗结果,应当归属于医疗机构。

(2)不同于一般行业的数据,健康医疗数据具有其特殊的敏感性和重要性。健康医疗数据的来源和范围具有多样化的特征,包括病历信息、医疗保险信息、健康日志、基因遗传数据、医学实验数据、科研数据等。个人的健康医疗数据关系到个人的隐私保护,医疗实验数据、科研数据不仅关系到数据主体的隐私、行业的发展,甚至关系到国家安全。

二、健康医疗大数据安全需求

安全需求是信息安全体系结构设计与实施的源动力。传统的数据安全需求包括数据保密性、完整性和可用性,保护数据安全的目的是防止数据在传输、存储等环节中被泄露或破坏。从生命周期的角度,健康医疗大数据可以分为四个阶段:采集、传输、存储和应用。每个阶段都面临不同的安全威胁,所产生的安全需求不尽相同。具体包括:在数据采集过程中,如何防止对数据采集器的伪造、假冒、攻击;在数据传输过程中,如何防止传输的数据被窃取、篡改;在数据存储过程中,数据面临可用性与保密性的威胁,如何确保数据资源在存储中的安全隔离;在数据应用过程中,通过大数据分析形成更有价值的衍生数据,如何进行敏感度管理等等。

在健康医疗大数据场景下,不仅要满足传统经典的信息安全需求,还必须应对健康医疗大数据特性所带来的各项安全挑战。我们可以从技术、管理、运行三个方面综合考虑健康医疗大数据安全需求。

1. 安全技术需求

健康医疗大数据安全保护涉及包括平台设施层、接口层、数据层、应用系统层在内的系统性安全技术防护需要。具体内容将在本章第二节展开。

2. 安全管理需求

健康医疗大数据安全管理需求主要包括制定安全策略、管理安全风险两个方面。制定安全策略是基于健康医疗大数据管理总体目标、战略和策略,制定大数据总体安全目标、战略和策略,并根据部门自身特点制定适合于各部门具体安全需求的数据安全目标、战略和策略。目标、战略和策略要规定数据安全等级、接受风险的阈值和应急需求。管理安全风险的主要活动包括:在总体安全策略环境内确定适合的大数据风险管理战略;根据风险评估结果,选用适当的防护措施;形成安全策略,必要时更新总体安全策略;根据批准的安全策略,制定安全计划以实现保护措施。

3. 安全运行需求

大数据平台运行安全是健康医疗大数据安全的基础,目的是确保大数据平台安全持续满足要求,应明确大数据主要活动实施部门安全管理责任的要求,并制定重大变更管理流程。

三、健康医疗大数据安全体系框架

大数据安全体系总体框架主要包括大数据安全技术保障、过程管理、运行保障和组织管理四个方面,以系统应对健康医疗大数据安全威胁和挑战,满足安全管理需要。大数据安全体系总体框架如图 6.1 所示。

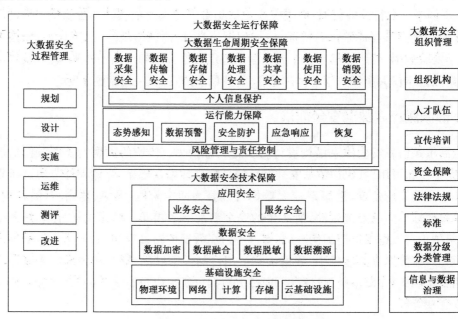

图 6.1 大数据安全体系总体框架

（一）大数据安全技术保障体系

大数据安全技术保障包括对平台与设施层安全、接口层安全、数据层安全和应用系统层安全等的安全保障，形成健康医疗大数据系统性的安全防护技术，以应对更加复杂的安全威胁。健康医疗大数据安全技术体系将在本章第二节详细阐述。

（二）大数据安全管理过程保障体系

大数据安全管理过程保障是围绕大数据安全保障对象，基于大数据安全管理过程，采用 PDCA［计划（Plan）、实施（Do）、检查（Check）、处理（Act）］循环方法建立的确保大数据安全可持续的安全能力，这种能力将贯穿大数据安全管理的整个生命周期，使大数据安全风险得到有效管理和控制。

大数据安全保障过程可分为规划、设计、实施、运维、测评与改进六个阶段：

（1）规划阶段主要分析大数据安全存在的威胁与隐患，对大数据安全提出全局性、方向性和系统性的规划要求，明确大数据安全建设的目标和重点关注领域。

（2）设计阶段主要制定为实现目标计划采取的安全策略和措施，明确大数据管理协调部门、关键基础设施及信息系统运行者以及其他参与者的责任与义务。

（3）实施阶段主要采取安全防护管理措施和技术措施，建立起大数据安全管理能力、运行保障能力、技术防护能力、服务支撑能力、针对网络攻击的检测能力。

（4）运维阶段主要对大数据安全进行全生命周期管理，通过检测感知层、网络层、平台层和应用层等各个层次中硬件设备、控制执行系统、应用程序的运行状况，对大数据安全事件及时响应并进行管理。

（5）测评阶段主要包括对大数据安全规划实施情况的监督，并全面评估规划设计的目标是否通过响应的安全策略得以实现。

（6）改进阶段主要改进整个大数据安全保障体系，提升大数据安全保障整体能力。

（三）大数据安全运行保障体系

大数据安全运行保障包括对大数据生命周期安全的保障和大数据安全运行能力的保障。大数据生命周期安全保障是要保障大数据生命周期各环节的安全，包括数据采集安全、数据传输安全、数据存储安全、数据管理安全、数据分析安全、数据发布安全、数据交易安全、数据传输安全、数据销毁安全。此外，还需要对整个过程涉及的个人敏感信息进行安全保障，确保个人信息得到严格保密，不得泄露、丢失、损坏、篡改或不当使用，不得出售或者非法向他人提供个人信息。大数据运行能力安全保障需要做好态势感知、预警监测、安全防护、应急响应和灾备恢复，对大数据运行过程中的安全风险进行管控。

（四）安全组织管理体系

安全组织管理体系的作用是通过建立健全组织机构、规章制度以及通过人员安全管理、安全教育与培训和各项管理制度的有效执行，来落实人员职责、确定行为规范、保证技术措施真正发挥效用，借助技术体系共同保障安全策略的有效贯彻和落实。

1. 安全管理制度

根据安全管理制度包括物理与环境安全管理制度、网络与通信安全管理制度、数据安全管理制度、访问控制及操作安全管理制度、安全审计制度、人员安全管理制度等的基本要求制定各类管理规定、管理办法和暂行规定。所制定的具体管理规定、管理办法和实施办法应是具有可操作性，且必须得到有效推行和实施的制度。制定安全检查制度，明确检查的内容、方式、要求等，检查各项制度、措施的落实情况并不断进行完善。信息安全领导小组负责定期组织相关部门和相关人员对安全管理制度体系的合理性和适用性进行审定，定期或不定期对安全管理制度进行评审和修订，修订不足要进行改进。

2. 安全管理机构

根据基本要求设置安全管理机构的组织形式和运作方式，明确岗位职责。设置安全管理岗位，设立系统管理员、网络管理员、安全管理员等岗位，根据要求进行人员配备，配备专职安全员；成立指导和管理信息安全工作的委员会或领导小组，其最高领导由单位主管领导委任或授权；制定文件明确安全管理机构各个部门和岗位的职责、分工和技能要求。建立授权与审批制度，建立内外部沟通合作渠道，定期进行全面安全检查，特别是检查系统日常运作情况、系统漏洞和数据备份等。

3. 人员安全管理

人员安全管理主要包括人员录用、离岗、考核、教育培训等内容。要对关键岗位人员进行以安全为核心的管理，例如对关键岗位的人员采取在录用或上岗前进行全面、严格的安全审查和技能考核的措施，与关键岗位人员签署保密协议，对离岗人员撤销系统账户和相关权限等措施。

只有注重对安全管理人员的培养，提高其安全防范意识，才能做到安全有效的防范，因此需要对各类人员进行安全意识教育、岗位技能培训和相关安全技术培训。教育和培训的内容包括单位的安全方针、安全方面的基础知识、安全技术、安全标准、岗位操作规程、最新的工作流程、相关的安全责任要求、法律责任和惩戒措施等。

第二节　健康医疗大数据安全技术

安全技术是保障健康医疗大数据安全的基础。充分利用各种安全技术构建完善的安全防御体系，可以有力保障健康医疗大数据安全。

一、大数据安全技术体系

大数据安全技术体系从平台与设施层、接口层、数据层和应用系统层等四个层面来实现对健康医疗大数据的安全保障。健康医疗大数据安全技术体系如图 6.2 所示。

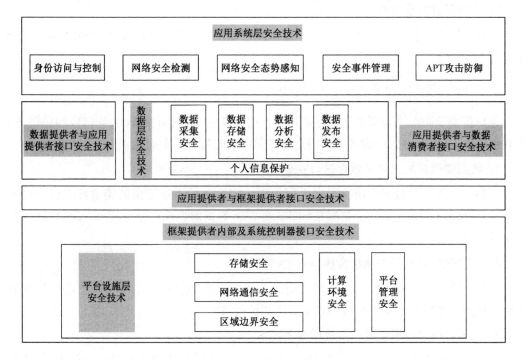

图 6.2　健康医疗大数据安全技术体系

（一）平台与设施层安全技术

大数据平台与设施层安全防护包括存储安全、网络通信安全、系统边界安全、计算环境安全以及平台管理安全。

1. 存储安全技术

存储安全是指对平台的数据设置备份与恢复机制，并采用数据访问控制机制来防止数据的越权访问。关键技术有细粒度访问控制、备份与恢复技术。

2. 网络通信安全技术

网络通信安全是指网络系统的硬件、软件及其系统中的数据能受到保护，不会因偶然或恶意原因而遭受破坏、更改、泄露，系统能连续可靠正常地运行，网络服务不被中断。网络通信安全关键技术有防火墙技术、访问权限技术、数据加密技术、入侵检测技术、病毒查杀技术。

3. 区域边界安全技术

区域边界安全防护大数据平台设施层边界结构安全、用户访问等，主要技术包括 Anti-DDoS 流量清洗服务、防火墙、入侵防御系统、防病毒网关、虚拟专用网、安全审计系统等。

4. 计算环境安全技术

计算环境安全是指提供相应的身份认证机制确保只有合法的用户才能发起数据处理请求，关键技术有身份认证、备份与恢复技术等。

5. 平台管理安全技术

平台管理安全包括平台的安全配置、资源安全调度、补丁管理等内容,关键技术有安全审计技术。

(二)接口层安全技术

接口层安全防护主要解决大数据系统中数据提供者、数据消费者、大数据应用提供者、大数据框架提供者、系统协调者等不同角色之间接口面临的安全问题。

1. 数据提供者与应用提供者接口安全技术

数据提供者与大数据应用提供者之间的接口安全防护需要运用的关键技术包括终端输入验证/过滤技术、实时安全监测技术、Deep Web 数据源发现和分类技术、安全数据融合技术等。

2. 应用提供者与数据消费者接口安全技术

大数据应用提供者与数据消费者之间的接口安全防护关键技术包括防止隐私数据分析和传播的隐私保护技术及对敏感数据的访问控制技术等。

3. 应用提供者与框架提供者接口安全技术

大数据应用提供者与大数据框架提供者的接口安全防护关键技术包括身份识别、基于策略的加密、加密数据的计算、访问控制的策略管理等。

4. 框架提供者内部及系统控制器接口安全技术

大数据框架提供者内部的安全防护技术主要确保在大数据框架内部数据存储与数据处理之间的安全,包括确保数据来源正确,加强数据存储的安全防护、对密钥进行管理、减少拒绝服务攻击等。

(三)数据层安全技术

数据层安全防护主要解决数据生命周期各阶段面临的安全问题。

1. 数据采集安全技术

数据采集是从传感器和其他待测设备中自动采集信息的过程,数据采集安全技术包括安全数据融合技术、虚拟专用网技术、数据溯源技术等。

2. 数据存储安全技术

数据存储是数据以某种格式记录在计算机内部或外部存储介质上,数据存储安全技术包括个人隐私保护技术、数据备份与恢复技术等。

3. 数据分析安全技术

数据分析融合了数据库、人工智能、机器学习、统计学、高性能运算、模式识别、神经网络、信息检索和空间数据分析等多个领域的理论和技术,数据分析安全技术包括 Kerberos 认证技术、基于公告密钥的认证技术、基于动态口令的认证技术和基于生物识别的认证技术等。

4. 数据发布安全技术

数据发布是指大数据在经过分析后,向数据应用实体输出分析结果的环节,数据发布安全技术通常包括安全审计技术、数据溯源技术。

(四) 应用系统层安全技术

应用层安全主要解决大数据业务应用的安全问题,采用的关键安全防护技术包括身份访问与控制、业务逻辑安全、服务管理安全、不良信息管控等技术。

1. 身份访问与控制技术

身份访问与控制指当信息资源遭受到未经授权的操作威胁时,通过适当的策略及防护措施来保护信息的机密性及完整性。身份与访问控制技术包括自主访问控制、强制访问控制、基于角色的访问控制和基于属性的访问控制等技术。

2. 网络安全检测技术

安全检测与大数据的融合能够及时发现潜在的威胁、提供安全分析与趋势预测、加强应对威胁的能力。网络安全检测技术包括数据提炼与处理技术、信息安全检测技术。

3. 网络安全态势感知技术

网络安全态势感知要在对网络资源进行要素采集的基础上,通过数据预处理、网络安全态势特征提取、态势评估、态势预测和态势展示等过程来完成,这其中涉及许多相关的技术,主要包括流量数据网络态势感知技术、数据融合技术、特征提取技术、态势预测技术和可视化技术等。

4. 安全事件管理技术

安全事件管理需要搭建统一的数据安全管理体系,通过分层建设、分级防护以达到平台能力及应用的可成长、可扩充,创造面向数据的安全管理体系框架。涉及的主要技术有敏感数据隔离交换技术、数据防泄漏技术、风险管理技术和数据库安全加固技术。

5. APT 攻击防范技术

高级持续性威胁(Advanced Persistent Threat,APT)指攻击者掌握先进的专业知识和有效的资源,通过多种攻击途径(例如网络、物理设施和欺骗),在特定组织的信息技术基础设施建立并转移立足点以窃取机密信息,破坏(或阻碍)任务、程序或组织的关键系统,或者驻留在组织内部网络,以进行后续攻击。当前用于 APT 防范的技术主要有智能沙箱技术、异常检测技术、全流量审计技术、攻击溯源技术。

二、大数据安全分析技术

大数据安全分析是指利用大数据技术来进行安全分析,本质上就是大数据技术在安全领域的应用,而非我们一般所言的大数据安全。

借助大数据安全分析技术能够更好地解决大量安全要素信息的采集、存储的问题,借助基于大数据分析技术的机器学习算法,能够更加智能地洞悉信息与网络安全的风险,更加主动、弹性地去应对新型复杂的威胁和未知多变的风险。其运用已经成为未来安全管理平台的关键技术发展趋势之一。

1. 基于大数据的威胁发现技术

由于大数据分析技术的出现,企业可以超越以往的"保护—检测—响应—恢复"(Protection, Detection, Response, Recovery,简称 PDRR)模式,更主动地发现潜在的安全威胁。相比于传统技术方案,基于大数据的威胁发现技术具有如下优点。

(1)分析内容的范围更大。传统的威胁分析主要针对的内容为各类安全事件,而一个企业的信息资产则包括数据资产、软件资产、实物资产、人员资产、服务资产和其他为业务提供支持的无形资产,传统威胁检测技术并不能覆盖这六类信息资产,因此,能发现的威胁也是有限的。而通过在威胁检测方面引入大数据分析技术,可更全面地发现针对这些信息资产的攻击。例如,IBM 推出了名为 IBM 大数据安全智能的新型安全工具,可利用大数据来检测企业内外部的安全威胁,包括利用大数据扫描电子邮件和社交网络、标示出明显心存不满的员工,提醒企业注意预防企业秘密的泄露。

(2)分析内容的时间跨度更长。现有的许多威胁分析技术都具有内存关联性的,也就是说实时收集数据,采用分析技术发现攻击。分析窗口通常受限于内存大小,无法应对持续性和潜伏性攻击。而引入大数据分析技术后,威胁分析窗口可以横跨若干年的数据,因此,威胁发现能力更强,可有效应对 APT 类攻击。

(3)能够预测攻击威胁。传统的安全防护技术或工具大多是在攻击发生后对攻击行为进行分析和归类,并做出响应。而基于大数据的威胁分析可进行超前的预判,它能够寻找潜在的安全威胁,对未发生的攻击行为进行预防。

(4)能够检测未知威胁。传统的威胁分析通常是由经验丰富的专业人员根据企业需求和实际情况展开。然而这种威胁分析的结果很大程度上依赖于个人经验,而且分析所发现的威胁也是已知的。大数据分析的特点是侧重于普通的关联分析,而不侧重于因果分析。因此,通过采用恰当的分析模型,可发现未知威胁。

2. 基于大数据的认证技术

身份认证是信息系统或网络中确认操作者身份的过程。传统的认证技术主要通过用户所知的秘密(例如口令)或者持有的凭证(例如数字证书)来鉴别用户。这些技术面临着如下两个问题:

(1)攻击者总是能够找到方法来骗取用户所知的秘密,或窃取用户持有的凭证,从而通过认证机制的认证。例如攻击者利用钓鱼网站窃取用户口令,或者通过社会工程学方式接近用户,直接骗取用户所知的秘密或持有的凭证。

(2)传统认证技术中,认证方式越安全,往往意味着用户负担越重。例如,为了加强认证安全采用多因素认证,用户往往需要记忆复杂的口令,还要随身携带硬件——USB Key。一旦忘记口令或者忘记携带 USB Key,就无法完成身份认证。为了减轻用户负担,一些生物认证方式出现了,该类认证方式利用用户具有的生物特征(例如指纹等)来确认其身份。然而,这些认证技术要求设备必须具有生物特征识别功能,例如指纹识别,因此,在很大程度上限制了这些认证技术的广泛应用。

在认证技术中引入大数据分析能够有效地解决以上两个问题。基于大数据的认证技术指的是收集用户行为和设备行为数据,并对这些数据进行分析,获得用户行为和设备行为的特征,进而通过鉴别用户行为及设备行为来确定用户身份。这与传统认证技术利用用户所知的秘密、所持有的凭证或具有的生物特征来确认用户身份有很大不同。这种新的认证技术具有如下优点。

(1) 攻击者很难模拟用户行为特征来通过认证,因此这种技术更加安全。利用大数据技术能收集的用户行为和设备行为数据是多样的,可包括用户使用系统的时间、经常采用的设备、设备所处的物理位置,甚至是用户的操作习惯数据。通过对这些数据分析能够为用户勾画一个行为特征的轮廓。而攻击者很难在方方面面都模仿用户行为,因此,其行为特征轮廓与真正用户的行为特征轮廓必然存在较大偏差,无法通过认证。

(2) 减轻了用户负担。用户行为和设备行为特征数据的采集、存储和分析都由认证系统完成,相比于传统认证技术,更大程度地减轻了用户负担。

(3) 可更好地支持各系统认证机制的统一。基于大数据的认证技术可以让用户在整个网络空间采用相同的行为特征进行身份认证,而避免由于不同系统采用不同认证方式且用户所知的秘密或所持有的凭证也各不相同而带来的种种不便。

不过,基于大数据的认证技术为了能够获得用户的行为习惯,必然需要长期持续地收集大量的用户数据。那么如何在收集和分析这些数据的同时确保用户隐私也是亟待解决的问题,它是影响这种新的认证技术是否能够推广的主要因素。

3. 基于大数据的数据真实性分析

目前,基于大数据的数据真实性分析被广泛认为是最为有效的数据真实性分析方法。基于大数据的数据真实性分析技术能够提高垃圾信息的鉴别能力。一方面,引入大数据分析可获得更高的识别准确率。例如,对于点评网站的虚假评论,可通过收集评论者的位置信息、评论内容、评论时间等进行分析,鉴别其评论的可靠性。如果某评论者对某品牌多个同类产品都发表了恶意评论,则其评论的真实性就值得怀疑。另一方面,在进行大数据分析时,通过采用机器学习技术,可发现更多具有新特征的垃圾信息。

三、安全态势感知

态势感知是以安全大数据为基础,从全局视角提升对安全威胁的发现识别能力、理解分析能力、响应处置能力的一种方式,是一种基于环境的,动态、整体地洞悉安全风险的能力。态势感知能够全面感知网络安全威胁态势、洞悉网络及应用运行健康状态,通过全流量分析技术实现完整的网络攻击溯源取证,帮助安全人员采取针对性响应处置措施。具体技术包括:

1. 大数据融合技术

收集来自不同设备、不同应用的日志数据,打破原有数据表行之间的独立性,对数据进行融合。制定统一标准,对清晰过滤后的日志数据进行标准化与关联,使得不同来源的日志数据按照统一的格式存储,为日志分析做准备。

2. 数据挖掘技术

安全态势感知采集的数据十分复杂,其中掺杂着大量的有用数据与无用数据,甚至还包含一定的干扰数据。数据挖掘就是指从海量数据中挖掘出有用的信息,从实际应用数据中挖掘那些事先未知的信息,并将这些隐藏的规律性数据转化为最终可理解的信息。最常见的途径有关联分析和聚类分析。

3. 特征提取技术

安全态势特征提取技术是以数学方法为基础,将大规模网络安全信息归并融合成一组或者几组在一定值域范围内的数值,这些数值具有表现网络及系统实时运行状况的一系列特征,用以反映网络安全状况和受威胁程度等情况。安全态势特征提取是网络安全态势评估和预测的基础,对整个态势评估和预测有着重要的影响,网络安全态势特征提取方法主要有层次分析法、模糊层次分析法、德尔菲法和综合分析法。

4. 态势预测技术

安全态势预测就是将现有的信息数据同网络和系统内态势历史资料、外部态势情报,运用科学的理论、方法结合各种经验、判断、知识去推测、估计、分析安全态势在未来一定时期内可能的变化情况,安全态势预测是网络安全态势感知的一个重要组成部分。网络在不同时刻的安全态势彼此相关,安全态势的变化有一定的内部规律,这种规律可以预测网络在将来时刻的安全态势,从而可以有预见性地进行安全策略的配置,实现动态的网络安全管理,预防大规模网络安全事件的发生。安全态势预测方法主要有神经网络预测法、时间序列预测法、基于灰色理论的预测法。

5. 态势可视化技术

可视化技术是利用计算机图形学和图像处理技术,将数据转换成图形或图像在屏幕上显示出来,并进行交互处理的理论、方法和技术。目前已有很多研究将可视化技术和可视化工具应用于态势感知领域,在安全态势感知的每一个阶段都充分利用可视化方法,将安全态势合并为连贯的安全态势图,快速发现网络安全威胁,直观把握网络安全状况。

构建健康医疗大数据安全态势感知平台可以帮助管理人员对健康医疗大数据安全风险做全局掌控和综合评估,并能加强漏洞检测,及时做好防护。平台应该具备网络空间安全持续监控能力,能够及时发现各种攻击威胁与异常;具备威胁调查分析及可视化能力,可以对威胁相关的影响范围、攻击路径、目的、手段进行快速判别,从而支撑有效的安全决策和响应;能够建立安全预警机制,完善风险控制、应急响应,提升整体安全防护的水平。

第三节　健康医疗大数据隐私保护

当前越来越多的组织大量收集、使用个人信息,给人们生活带来便利的同时,也带来了对个人信息的非法收集、滥用、泄露等问题。健康医疗大数据必然会涉及个人信息,个人隐私安全面临严重威胁。

一、个人信息与个人敏感信息

（一）个人信息概念

1. 个人信息

个人信息是指以电子或者其他方式记录的能够单独或者与其他信息结合识别特定自然人身份或者反映特定自然人活动情况的各种信息,例如姓名、出生日期、身份证件号码、通信通讯联系方式等。

判定某项信息是否属于个人信息应考虑以下两条路径:①识别,即从信息到个人,由信息本身的特殊性识别出特定自然人,个人信息应有助于识别出特定个人;②关联,即从个人到信息,如已知特定自然人,则由该特定自然人在活动中产生的信息即为个人信息。

2. 个人敏感信息

个人敏感信息是指一旦泄露、被非法提供或滥用可能危胁人身和财产安全、损害个人名誉和身心健康、导致歧视性待遇等的个人信息(表 6.1)。通常情况下隐私信息属于个人敏感信息。

表 6.1　个人敏感信息举例

信息类型	范　　围
个人财产信息	银行账号、鉴别信息、存款信息、房产信息、信贷记录、征信信息、交易信息、消费记录、流水记录等,以及虚拟货币、虚拟交易、游戏类兑换码等虚拟财产信息
个人健康生理信息	病症、住院志、医嘱单、检验报告、手术及麻醉记录、护理记录、用药记录、药物食物过敏信息、生育信息、既往病史、诊治情况、家族病史、现病史、传染病史、体重、身高、肺活量等
个人生物识别信息	个人基因、指纹、声纹、掌纹、耳郭、虹膜、面部特征
个人身份信息	身份证、军官证、护照、驾驶证、工作证、出入证、社保卡、居住证等
虚拟身份标识信息	软件系统账号、社交类软件昵称、IP 地址、邮箱地址及与前述有关的密码、口令、口令保护答案、用户个人数字证书等
其他信息	性取向、婚史、宗教信仰、未公开的违法犯罪记录、通信记录和内容、行踪轨迹、住宿信息、精准定位信息等

（二）健康医疗数据与隐私保护

健康医疗大数据具有多源异构性,其数据来自公民个人、患者就医过程、临床科研、穿戴设备、健康 App 等,涉及大量的个人敏感信息。在数据采集、存储、使用、共享、转让等过程中数据一旦被泄露、非法提供或滥用,将对个人生命健康、财产以及个人形象造成危害。大数据场景下,多个不同来源的数据基于数据相似性和一致性进行相互链接,产生了新的更丰富的数据内容,也给用户隐私保护带来了更严峻的挑战。

1. 临床大数据

这部分数据主要产生于患者就医过程中,构成了医疗健康大数据的基础内容。患者在就医过程中产生了一系列包含其隐私的数据。首先就医需提供姓名、年龄、住址、电话等详细的个人信息,在诊疗过程中由医生根据经验判断直接记载或经由各种医疗器械检测产生的电子病历数据、医学图像数据以及药物使用记录等都是临床数据的一部分。此外,在就医过程中还会涉及相关费用信息、医保使用情况等,这些信息也会被记录下来,在大数据条件下,这些信息数据经由系统分析,能够产生新的价值。但是,这其中也直接包含着大量个人信息,一旦被第三方非法获取,则直接对患者隐私造成威胁。

2. 健康大数据

随着生活智能化,可穿戴式设备、手机应用渗透到人们的生活中,它们获取的信息能帮助每个人监测并记录详细的个人体征数据;在各大网站中浏览、咨询关于疾病、健康等相关内容的行为会暴露出个人偏好数据。这些数据通过互联网与医疗机构相连接,构成电子健康档案内容,用以时刻监控每个人的健康情况。这些记录着个体详细健康状况的实时数据,通过网络汇集,可能会导致健康状况、所处位置、个人喜好等一系列敏感信息的暴露。

3. 生物大数据

得益于高通量测序技术的快速发展,生命科学相关研究机构数据产出能力也日益增强,这些研究机构能够产生包括基因组学、转录组学、蛋白组学、代谢组学等不同组学的庞大数据集。这些生物数据中潜在的巨大价值,不仅有效地推动了生物科研领域的发展,也在农业、健康和医学等领域得到应用。但是,基因检测数据与病理数据相结合时,很容易匹配到具体的个体,在隐私泄漏的同时也极易引起基因歧视而给患者带来双重伤害。个人基因数据的泄露还可能导致整个家族隐私暴露。基因数据的跨境流动甚至会给国家安全带来威胁。

4. 经营运营大数据

在各个医疗机构经营运营过程中,也会相应地产生大量数据,例如,运营的成本核算数据,药品、耗材、器械采购数据,药物研发数据,消费者购买行为数据等。数据中涉及药物或相关器械的交易记录也往往暴露了用户的身体状况、财政状况等隐私信息,这在隐私保护中也是不可忽视的内容。

隐私保护是健康医疗大数据管理面临的重要课题,需要确保在数据整个生命周期过程中不泄露任何用户敏感信息,但同时还要考虑到数据的可用性。因为片面强调数据匿名性,将导致数据过度失真,无法实现数据价值利用的初衷。因此,健康医疗大数据隐私保护的目标在于实现数据可用性和隐私性之间的良好平衡。

知识链接 >>>>>>

2021年12月10日,国家健康医疗大数据中心(北方)(简称"北方中心")隐私计算与数据对撞中心正式发布。该数据对撞中心是在山东健康医疗大数据管理中心的指导下,依托国家健康医疗大数据研究院及北方健康的科研分析及数据治理能力打造,旨在进一步完善全民医保体系,有效降低人民群众的医疗负担,解决不同数据所有单位进行数据协作时的安全隐患,实现面向保险客户的投保、理赔等环节的快捷服务。

据了解,依托数据对撞中心"数据可用不可见,使用可控可计量"的隐私计算对撞平台与规则引擎,保险公司可全面安全对接省内多家医院数据,通过隐私计算技术对健康医疗、投保理赔数据的安全密文融合计算,利用智能合约实现数据一次性使用后立刻销毁,有效、安全、快速获取核保、核赔判断结果。此外,保险公司还可扩大数据查询范围,包括但不限于第三方体检中心、在线医疗平台、在线购药平台等数据,从而保证信息的全面性、统一性、可信性、时效性、经济性、安全性。

二、健康医疗大数据隐私保护技术

目前应用最广泛的个人隐私保护技术为数据脱敏,数据脱敏是指对某些敏感信息通过脱敏规则进行数据的变形,实现对个人数据的隐私保护。目前的脱敏技术主要有基于数据变换的隐私保护、基于数据加密的隐私保护、基于匿名化的隐私保护三种技术。

(一)基于数据变换的隐私保护

数据变换就是对敏感属性进行转换,使原始数据部分失真但同时保持某些数据或数据属性不变的保护方法。数据失真技术通过扰动原始数据来实现隐私保护,它要使扰动后的数据同时满足两点:①攻击者不能发现真实的原始数据,即攻击者通过发布的失真数据不能重构出真实的原始数据;②失真后的数据仍然保持某些性质不变,即利用失真数据得出的某些信息等同于从原始数据上得到的信息,这就保证了基于失真数据的某些应用的可行性。

(二)基于数据加密的隐私保护

数据加密算法分为对称加密和非对称加密。常见的对称加密算法有 DES、AES、RC4、RC5、RC6 等,其加密和解密使用同一个密钥。常见的非对称加密算法有 RSA、ELGamal 等,使用两个不同的密钥即公钥和私钥。在实际工程中常将对称和非对称加密算法结合起来,利用对称密钥系统进行密钥分配,利用非对称密钥加密算法进行数据的加密,此种方式尤其适合大数据环境下对大量数据进行加密。

大数据环境下健康医疗数据可分为两类:静态数据和动态数据。静态数据是指文档、报表、资料等不参与计算的数据;动态数据则是指需要检索或参与计算的数据。

1. 静态数据加密机制

在健康医疗大数据存储系统中并非所有的数据都敏感,因此可根据数据敏感性对数据进行有选择的加密,仅对敏感数据进行按需加密存储,而免除对不敏感数据的加密,这样可以减少加密存储对系统造成的损失,对维持系统的高能性有积极的意义。静态数据加密密钥管理方案主要包括密钥粒度的选择、密钥管理体系以及密钥分发机制。密钥是数据加密不可或缺的部分,密钥的数量多少与密钥的粒度直接相关。密钥粒度较大时能方便用户管理,但不适合细粒度的访问控制。密钥粒度小时可实现细粒度的访问控制,安全性更高,但产生的密钥数量大,难于管理。适合健康医疗大数据存储的密钥管理办法主要是分层密钥管理,即"金字塔"式密钥管理体系。这种密钥管理体系就是将密钥以金字塔的方式存放,上层密钥用来加/解密下层密钥，只需将顶层密钥分发给数据节点，其他层密钥均可直接存放于系统中。考虑到安全性，健康医疗大数据存储系统需要采用中等或细粒度的密钥，因此密钥数量多，而采用分层密钥管理数据节点只需保管少数密钥就可以对大量密钥加以管理，效率更高。

2. 动态数据加密机制

同态加密实现密文间的多种计算功能，是实现数据"可用不可见"的关键技术之一，对于保护敏感数据跨域计算过程的安全具有重要意义，可适用于金融、医疗、政务等跨机构间的联合查询、联合统计、联合建模、联合预测等多种场景。

同态加密是基于数学难题的计算复杂性理论的密码学技术。主要思想是：对经过同态加密的数据进行某种方法计算得到一个输出，将这一输出进行解密，其结果与用同种方法计算未加密的原始数据得到的输出结果一致。一般来说，同态加密具有加法同态性和乘法同态性，可利用加法和乘法构造任意的计算方法对密文进行运算。

同态加密技术经过近几十年的发展，从最开始的半同态方案到全同态方案陆续提出，更好地满足不同应用场景的复杂计算需求，但由于计算资源开销太大，计算效率问题仍然是目前影响同态加密技术在实际应用场景中被采用的一个重要因素。目前，同态加密技术的研究重点主要在于性能提升方面：通过密码算法的优化提升同态加密的性能，打破同态加密技术的性能瓶颈；研究软硬结合的性能优化方案，以 GPU（Graphics Processing Unit，图形处理器）、FPGA（Field Programmable Gate Array，现场可编程门阵列）、ASIC（Application Specific Integrated Circuit，专用集成电路）等硬件技术来推动同态加密性能的提升，快速提高同态加密的实际业务可用性；通过对隐私计算方案的流程优化，对复杂计算进行拆分，融合使用半同态和全同态技术，提升整体运行性能。

（三）基于匿名化的隐私保护

匿名化是指根据具体情况有条件地发布数据，例如不发布数据的某些域值。限制发布即有选择地发布原始数据、不发布或者发布精度较低的敏感数据以实现隐私保护。数据匿名化一般采用两种基本操作。①抑制：抑制是指抑制某项数据项，即不发布该项数据项；②泛化：泛化是指对数据进行更概括、抽象的描述。匿名化算法能够在数据发布环境下防止用户敏感数据被泄露，保证发布数据的真实性。匿名化算法需要解决隐私性和可用性之间的平衡问题、执行效率问题、度量和评价标准问题、动态重发布数据的匿名化问题、多维约束匿名问题等，匿名化算法目前在健康医疗大数据领域的应用存在众多挑战亟待解决。

基于数据变换的技术效率比较高，但存在一定程度的信息丢失；基于加密的技术刚好相反，它能保证最终数据的准确性和安全性，但计算开销比较大。而限制发布技术的优点是能保证所发布的数据一定真实，但发布的数据会有一定的信息丢失。在大数据隐私保护方面，需要根据具体的应用场景和业务需求，选择适当的隐私保护技术。

知识链接 >>>>>>

去匿名化

美国 AOL 曾公布了 3 个月近 2 千万条真实的搜索记录,里面包含搜索的条目、时间以及点击的链接,虽然记录中并没有真实姓名,全部替换为一个数字,但是记录的其他内容并没有做过任何处理。纽约时报的记者观察到其中编号为 4417749 的用户搜索了包括"麻木的手指""60 岁的单身男子""在各种东西上小便的狗""里尔本市的园丁"等等话题,还搜索了姓阿诺德的很多人名。随着越来越多的记录被看到,记者经过很少的调查和搜索,就将该用户锁定为一位住在里尔本市的 62 岁的寡妇。她的名字叫西尔玛·阿诺德,养了三条狗,而且经常帮朋友搜索一些疾病信息。

大量研究表明,仅数据发布时做简单的去标识处理已经无法保证用户隐私安全,通过链接不同数据源的信息,攻击者可能发起身份重识别攻击(re-identification attack),逆向分析出匿名用户的真实身份,导致用户的身份隐私泄露。由于去匿名化技术的发展,实现身份匿名越来越困难。攻击者可从更多的渠道获取数据,通过多数据源的交叉比对、协同分析等手段可对个人隐私信息进行更精准的推测,使原有基于模糊、扰动技术的匿名方案失效。

第四节 健康医疗大数据分级分类管理

数据安全治理是指对数据进行不同类别和密级的划分,制定不同的管理和使用原则,尽可能对数据做到有差别和针对性的防护,实现适当安全保护下的数据自由流动。在数据安全治理的实际操作中,只有对健康医疗大数据进行有效分级分类,才能避免一刀切的控制方式,对数据的安全管理采用更加精细的措施,使数据在共享和安全之间获得平衡。

一、分级分类原则和方法

1. 数据分级原则

健康医疗大数据分级原则包括自主定级、明确需求的原则。

(1)自主定级:各部门单位在开放和共享健康医疗大数据之前,应该按照分级方法自主对各种类型健康医疗大数据进行分级。

(2)明确需求:各部门在为各种类型数据确定了数据级别后,应该明确该级别的健康医疗大数据的开放和共享需求、数据分发范围、是否需要脱密或脱敏处理等。

2. 数据分类原则

健康医疗大数据分类以数据自然属性为基础,遵循科学性、稳定性、实用性和扩展性的原则。

(1) 科学性:按照健康医疗大数据的多维特征及其相互间客观存在的逻辑关联进行科学和系统化的分类。

(2) 稳定性:健康医疗大数据的分类应以政府数据目录中的各种数据分类方法为基础,并以健康医疗大数据最稳定的特征和属性为依据制定分类方案。

(3) 实用性:健康医疗大数据分类要确保每个类目下要有健康医疗大数据,不设没有意义的类目,数据类目划分要符合用户对健康医疗大数据分类的认知。

(4) 扩展性:数据分类方案在总体上应具有概括性和包容性,能够实现各种类型健康医疗大数据的分类,以及满足各种数据类型分类要求。

3. 数据分级分类方法

为了科学、有效地对健康医疗大数据进行组织管理,分级分类方法要从医疗健康大数据本身的自然属性出发,在调研现有各综合分级分类方法与行业领域学科专用分级分类方法的基础上,结合健康医疗大数据所特有的行业属性特征,制定健康医疗大数据分级分类方法。

健康医疗大数据分级分类方法由5个环节组成:①对梳理出的备案数据资产进行敏感数据的自动探测,通过特征探测定位敏感数据分布在哪些数据资产中;②对敏感的数据资产进行分级分类标记,分类出敏感数据所有者;③依据数据的来源、内容和用途对数据进行分类;④由业务部门对已分类的数据资产进行敏感分级,将分类的数据资产划分为公开、内部、敏感等不同的敏感级别;⑤按照数据的价值、内容敏感程度、影响和分发范围不同对数据进行敏感级别划分。

二、健康医疗大数据分级

根据数据重要程度和风险级别可将健康医疗大数据划分为以下五级。

第1级:可完全公开使用的数据。例如医院名称、地址、电话和网站等。

第2级:较大范围内可以访问使用的数据。例如不能识别个人身份的数据,各科室医生均可以将其用于研究分析。

第3级:中等范围内可以访问使用的数据。例如经过部分去标识化处理,但仍可能被重标识的数据或者相关医护人员可以查看的概要级资料。

第4级:较小范围内可以访问使用的数据。例如可以直接识别个人身份的数据,仅限于经治医生访问。

第5级:极小范围内严格限制访问使用的数据。例如绩效评价、药品消耗等数据,或者特殊病种的详细资料。

三、健康医疗大数据分类

健康医疗大数据可以分为个人属性数据、健康状况数据、医疗应用数据、医疗支付数据、卫生资源数据以及公共卫生数据等。其中:①个人属性数据指能够单独或者与其他信息结合识别特定自然人的数据;②健康状况数据指能反映个人健康情况或同个人健康情况有着密切关系的数据;③医疗应用数据指能反映医疗保健、门诊、住院、出院和其他医疗服务情况的数据;④医疗支付数据指医院在提供医疗服务过程中产生的所有与费用相关的数据;⑤卫生资源数据指那些可以反映卫生服务人员、卫生计划和卫生体系的能力和特点的数据;⑥公共卫生数据指关系到国家或地区大众健康的公共事业相关数据。健康医疗大数据分类与范围如表 6.2 所示。

表 6.2 健康医疗大数据分类与范围

数据类型	范 围
个人属性数据	人口统计信息,包括姓名、年龄、性别、民族、国籍、职业、住址、工作单位、家庭成员信息、联系人信息、收入等;个人身份信息,包括姓名、身份证、工作证、居住证、社保卡、可识别个人的影像图像、健康卡号、住院号、各类检查检验相关单号等;个人通信信息,包括个人电话号码、邮箱、账号及关联信息等;个人生物识别信息,包括基因、指纹、声纹、掌纹、耳郭、虹膜、面部特征等;个人健康监测传感设备 ID 等
健康状况数据	主诉、现病史、既往病史、体格检查数据、家族史、症状、健康体检数据、遗传咨询数据、可穿戴设备采集的健康相关信息、生活方式相关信息等
医疗应用数据	门(急)诊病历、门(急)诊处方、住院医嘱、检查检验报告、用药信息、病程记录、手术记录、麻醉记录、输血记录、护理记录、入院记录、出院小结、转诊(院)记录、知情告知信息,以及基因测序、转录产物测序、蛋白质分析测定、代谢小分子检测、人体微生物检测等报告
医疗支付数据	医疗交易,信息包括医保支付信息、交易金额、交易记录等;保险信息,包括保险账号、保险状态、保险金额等
卫生资源数据	医院基本数据、医院运营数据、医院公卫数据等
公共卫生数据	环境卫生数据、传染病疫情数据、疾病监测数据、疾病预防数据、出生死亡数据等

四、数据分级分类管理方法

按照 GB/T 22080—2016《信息技术 安全技术 信息安全管理体系 要求》规定并参照上述方法进行数据分级分类、场景分析,建立完善的组织保障体系。组织架构上至少包括健康医疗大数据安全委员会和健康医疗大数据安全工作办公室,以确保对健康医疗大数据分级分类进行有效管理。

1. 规划

规划阶段主要工作为:①界定健康医疗大数据安全工作范围;②建立健康医疗大数据安全策略并通告全组织;③建立数据安全相关规章制度并通告全组织;④建立健康医疗大数据安全风险评估方案和合规评估方案;⑤制订数据安全应急处置方案。同时各项工作应形成相应文档记录并进行保存。

2. 设计

设计阶段主要工作为:①梳理健康医疗大数据相关业务及涉及的系统和数据。②识别健康医疗大数据安全风险并评估影响。③识别健康医疗大数据安全合规风险点并评估影响。④针对风险建立风险处置方案,涉及网络和系统安全的应按照 GB/T 22239—2019《信息安全技术 信息系统安全等级保护基本要求》处置;涉及基础安全和数据服务安全的应按照 GB/T 35275—2017《信息安全技术 SM2 密码算法 加密签名消息语法规范》处置;涉及云计算安全的应按照 GB/T 31168—2014《信息安全技术 云计算服务安全能力要求》处置。

⑤评审并通过风险处置方案。同时各项工作应形成相应文档记录并进行保存。

3. 实施

实施阶段主要工作如下：①健康医疗大数据使用和公开过程中，各个环节需严格执行既定数据安全相关规章制度、安全策略和流程；②实施风险处置方案，包括实施选定的安全措施；③配备适当的资源，包括人力、物力、资金，支撑安全工作开展；④开展必要的信息安全教育和培训；⑤对开展的信息安全工作和投入信息安全工作的各项资源实施有效的管控；⑥针对信息安全事件采取有效应对措施。各项工作应形成相应文档记录并进行保存。

4. 运维

运维阶段主要工作如下：①建立应急预案，包括启动应急预案的条件、应急处理流程、系统恢复流程、事件报告流程、事后教育和培训等内容。应对网络安全应急预案定期进行评估修订，每年至少组织一次应急演练。②应指定专门数据安全应急支撑队伍、专家队伍，保障安全事件得到及时有效的处置。③应制定灾难恢复计划，确保健康医疗信息系统能及时从网络安全事件中恢复，并建立安全事件追溯机制。④在数据安全事件发生后应按应急预案进行处置，事件处置完成后及时按规定向安全保护工作部门书面报告事件情况。⑤应根据检测评估、监测预警中发现的安全问题及处置结果开展综合评估，必要时重新开展风险识别并更新安全策略。各项工作应形成相应文档记录并进行保存。

5. 测评

测评阶段主要工作如下：①监控健康医疗大数据相关工作过程，包括实施选定的安全措施的过程；②定期评审风险处置方案实施的有效性，包括评估实施相应措施后剩余风险的可接受程度等；③定期测评安全技术工作和去标识化工作；④测评过程纳入监管；⑤根据情况实施自查或是请第三方检查机构进行测评。各项工作应形成相应文档记录并进行保存。

6. 改进

改进阶段主要工作如下：①针对监控或检查结果改进安全措施，包括采取预防性措施或是调整可能影响健康医疗大数据安全的业务活动内容；②建立整改计划并按计划实施。各项工作应形成相应文档记录并进行保存。

第五节 健康医疗大数据安全法律政策

健康医疗大数据安全相关的法律法规和政策环境是健康医疗大数据行业发展的基础和保障。目前全球已有近100个国家和地区制定了关于数据安全保护的法律，数据安全保护专项立法已成为国际惯例。

一、国外数据安全法律法规和政策

美国、欧盟、俄罗斯、新加坡等网络安全产业发展强国先后颁布了众多数据保护法律法规。表 6.3 梳理了美国、欧盟、澳大利亚、俄罗斯、新加坡等已制定或发布的数据保护相关法律法规。这些国家或地区的数据保护法律法规的制定分两类：①制定专门的数据保护法律法规，并明确相应的数据安全管理部门，如欧盟、俄罗斯、新加坡等。②数据保护的相关要求分散地体现在本国各项法律法规及部门规章的相关条款中，但尚未颁布数据保护的专门法律法规，也未设置相应的管理部门，如美国、澳大利亚、日本。

表 6.3　主要国家或地区数据保护法律法规

序号	法律法规和部门规章	发布/生效时间	备注
一、美国			
1	《隐私盾协议》(替代《安全港协议》)	2016 年发布	通用法律
2	《加州在线隐私保护法案》	2014 年生效	州法律
3	《联邦隐私法案》	2014 年发布	通用法律
4	《数字问责和透明法案》(FFATA)	2014 年发布	部门规章
5	《数字政府战略》	2012 年发布	通用法律
6	《开放政府指令》	2009 年发布	通用法律
7	《健康保险携带和责任法案》(HIPAA)	1996 年发布	部门规章
二、欧盟			
1	《通用数据保护规则》(GDPR)	2016 年发布	通用法律
2	《欧盟数据留存指令》	2006 年发布	通用法律
3	《隐私与电子通讯指令》	2002 年发布	通用法律
4	《欧盟数据保护指令》	1995 年发布	通用法律
三、澳大利亚			
1	《电信法案》	1997 年发布	部门规章
2	《联邦隐私法案》	1988 年发布	通用法律
四、俄罗斯			
1	俄罗斯联邦法律第 152 - FZ 号中 2006 年个人数据相关内容 (Personal Data Protection Act,个人数据保护法案)	2015 年发布	通用法律
2	俄罗斯联邦法律第 149 - FZ 号 2006 年信息、信息技术和数据保护相关内容 (Data Protection Act,数据保护法案)	2006 年发布	通用法律
3	《斯特拉斯堡公约》	2005 年发布	通用法律
五、新加坡			
	《个人数据保护法令》(PDPA)	2012 年发布	通用法律

二、我国数据安全法律法规及政策

（一）国家层面相关法律法规及政策

"十四五"前后,我国密集发布多部重要法律,为大数据安全应用与发展保驾护航。

1.《中华人民共和国网络安全法》

《中华人民共和国网络安全法》(以下简称《网络安全法》)自2017年6月1日起施行,是我国网络安全领域第一部基础性法律,对我国网络安全保障工作做出了系统规定。《网络安全法》给出了网络数据的定义,要求网络运营者采取数据分类、重要数据备份和加密等措施,防止网络数据被窃取或者篡改;高度重视跟大数据安全紧密相关的个人信息保护,在法律层面上对个人信息保护作出有关规定,明确了我国个人信息保护的基本原则和框架;规范跨境数据传输,规定关键信息基础设施的运营者在中华人民共和国境内运营中收集和产生的个人信息和重要数据应当境内存储,因业务需要,确需向境外提供的,应当按照国家网信部门会同国务院有关部门制定的办法进行安全评估。

《网络安全法》规定了国家实行网络安全等级保护制度,标志着网络安全等级保护正式进入2.0时代。网络运营者应当按照网络安全等级保护制度的要求,履行安全保护义务,保障网络免受干扰、破坏或者未经授权的访问,防止网络数据泄露或者被窃取、篡改。

除了个人信息保护、跨境数据传输、网络安全等级保护之外,《网络安全法》还包括与大数据安全相关的公共数据资源安全开放、数据内容安全、大数据非法交易等内容,基本覆盖了大数据安全的各个方面。

2.《中华人民共和国密码法》

《中华人民共和国密码法》(以下简称《密码法》)于2020年1月1日正式施行,是我国密码领域首部综合性、基础性法律。《密码法》的颁布将规范密码管理,引导全社会合规、正确、有效地使用密码,让密码在网络空间更加主动、更加充分地发挥保障作用,构建起以密码技术为核心、多种技术交叉融合的网络空间新安全体制。

3.《中华人民共和国数据安全法》

2021年9月1日,《中华人民共和国数据安全法》(以下简称《数据安全法》)正式施行,该法律是我国首部数据安全领域的基础性法律,使我国数据安全工作首次升至国家安全最高监管层级,也标志着数据安全治理领域正式进入有法可依的新阶段。与《网络安全法》中将数据定义为网络数据不同,《数据安全法》定义数据为任何以电子或非电子形式对信息的记录,对数据安全保障的范围提出了更广泛的要求。《数据安全法》以贯彻总体国家安全观的目的为出发点,聚焦数据安全领域的突出问题,确立了数据分类分级管理、数据安全风险评估、监测预警、应急处置、数据安全审查等基本制度,并明确了相关主体的数据安全保护义务。各行业主管部门,如卫健委、医保局、中医药管理局和疾控中心等卫生健康主管部门被正式赋予了本行业、本领域数据安全的监管职责。

4.《中华人民共和国个人信息保护法》

为进一步加强个人信息保护法制保障、维护网络空间良好生态、促进数字经济健康发展，《中华人民共和国个人信息保护法》（以下简称《个人信息保护法》）于 2021 年 11 月 1 日起正式施行。《个人信息保护法》是我国首部保护个人信息的专门法律，为个人信息保护工作提供了清晰的法律依据。其中明确：①通过自动化决策方式向个人进行信息推送、商业营销，应提供不针对其个人特征的选项或提供便捷的拒绝方式；②处理生物识别、医疗健康、金融账户、行踪轨迹等敏感个人信息，应取得个人的单独同意；③对违法处理个人信息的应用程序，责令暂停或者终止提供服务。

除以上法律外，在《中华人民共和国刑法》《中华人民共和国民法总则》等其他法律条文中也存在一些有关网络安全、数据安全和个人信息保护的条款。《数据安全法》《个人信息保护法》等法律的实施，表明我国数据安全保护已进入法制化时代，更是国家安全战略的核心部分。

近年来国家层面还发布了多条大数据安全相关的法规政策，详见表 6.4。

表 6.4　国家层面有关大数据安全的法规政策

发布时间	政策名称	数据安全相关内容
2019 年 5 月	《数据安全管理办法》	为维护国家安全、社会公共利益，保护公民、法人和其他组织在网络空间的合法权益，保障个人信息和重要数据安全，根据《网络安全法》等法律法规由国信办制定发布
2019 年 8 月	《儿童个人信息网络保护规定》	明确任何组织和个人不得制作、发布、传播侵害儿童个人信息安全的信息
2020 年 9 月	《全球数据安全倡议》	积极维护全球供应链的开放、安全和稳定；反对利用信息技术破坏他国关键基础设施或窃取重要数据；采取措施防范制止利用信息技术侵害个人信息，反对滥用信息技术从事针对他国的大规模监控；要求企业尊重当地法律，不得强制要求本国企业将境外数据存储在境内；未经他国允许不得直接向企业或个人调取境外数据；企业不得在产品和服务中设置后门
2020 年 12 月	《关于加快构建全国一体化大数据中心协同创新体系的指导意见》	要求加快构建大数据安全保障体系，同步规划、同步建设和同步运行网络安全设施，提升应对高级威胁攻击能力，加快研究完善海量数据汇聚融合的风险识别与防护，数据脱敏、数据安全合规、数据加密等保护机制和技术检测手段等，保障业务在线安全运行
2021 年 1 月	《互联网信息服务管理办法（修订草案征求意见稿）》	互联网信息服务提供者、互联网网络接入服务提供者及其工作人员对所收集、使用的身份信息、日志信息应当采取技术措施和其他必要措施，确保其收集的个人信息安全，防止所收集、使用的身份信息、日志信息泄露、毁损、丢失
2021 年 3 月	《常见类型移动互联网应用程序必要个人信息范围规定》	由国家互联网信息办公室、工业和信息化部、公安部、市场监管总局四部门联合印发。明确了 39 种常见类型 App 的必要个人信息范围，其中 13 类 App 无需个人信息，即可使用基本功能服务

发布时间	政策名称	数据安全相关内容
2021 年 7 月	《网络安全产业高质量发展三年行动计划（2021—2023 年）（征求意见稿）》	针对数据防泄漏、防篡改、防窃取等传统数据安全保障需求，进一步优化数据安全管理、分类分级安全防护等产品功能和性能，提升数据安全智能防护和管理水平
2021 年 8 月	《互联网信息服务算法推荐管理规定（征求意见稿）》	由国家互联网信息办公室发布，明确要求算法推荐服务提供者应当落实算法安全主体责任，建立健全用户注册、信息发布审核、算法机制机理审核、安全评估监测、安全事件应急处置、数据安全保护和个人信息保护等管理制度，制定并公开算法推荐相关服务规则，配备与算法推荐服务规模相适应的专业人员和技术支撑
2021 年 8 月	《关键信息基础设施安全保护条例》	条例涵盖总则、关键信息基础设施认定、运营者责任义务、保障和促进、法律责任等诸多方面，旨在保障关键信息基础设施安全，维护网络安全。条例提出，履行个人信息和数据安全保护责任，建立健全个人信息和数据安全保护制度
2021 年 10 月	《数据出境安全评估办法（征求意见稿）》	由国家互联网信息办公室发布，旨在规范数据出境活动，保护个人信息权益，维护国家安全和社会公共利益，促进数据跨境安全、自由流动。办法明确，关键信息基础设施的运营者收集和产生的个人信息和重要数据；出境数据中包含重要数据；处理个人信息达到 100 万人的个人信息处理者向境外提供个人信息；累计向境外提供超过 10 万人以上个人信息或者 1 万人以上敏感个人信息；国家网信部门规定的其他需要申报数据出境安全评估的情形等，应当通过所在地省级网信部门向国家网信部门申报数据出境安全评估
2021 年 11 月	《网络数据安全管理条例（征求意见稿）》	由国家互联网信息办公室发布，旨在贯彻落实总体国家安全观、法治思想、网络强国战略思想和以人民为中心思想，根据《网络安全法》《数据安全法》《个人信息保护法》等法律，落实数据分级分类保护制度，对一般数据、个人信息、重要数据等如何保护给出了具体要求，对网络数据安全建设有着重要指导意义
2021 年 12 月	《"十四五"国家信息化规划》	规划指出，强化数据安全保障。加强数据收集、汇聚、存储、流通、应用等全生命周期的安全管理，建立健全相关技术保障措施。建立数据分类分级管理制度和个人信息保护认证制度，强化数据安全风险评估、监测预警、检测认证和应急处置，加强对重要数据、企业商业秘密和个人信息的保护，规范对未成年人个人信息的使用
2021 年 11 月	《网络安全审查办法》	新版《网络安全审查办法》将网络平台运营者开展数据处理活动影响或者可能影响国家安全等情形纳入网络安全审查范围，并明确要求掌握超过 100 万用户个人信息的网络平台运营者赴国外上市必须申报网络安全审查，主要目的是为了进一步保障网络安全和数据安全，维护国家安全

（二）健康医疗领域大数据安全政策

原国家卫生计生委于 2014 年 5 月发布了《人口健康信息管理办法（试行）》，其中第十六条规定责任单位应当做好人口健康信息安全和隐私保护工作，按照国家信息安全等级保护制度要求，加强建设人口健康信息相关系统安全保障体系，制定安全管理制度、操作规程和技术规范，保障人口健康信息安全。利用单位和个人应当按照授权要求，做好所涉及的人口健康信息安全和隐私保护工作。

2016 年 6 月，国务院办公厅发布的《关于促进和规范健康医疗大数据应用发展的指导意见》被普遍认为吹响了我国发展健康医疗大数据应用的号角。意见提出要加强涉及国家利益、公共安全、患者隐私、商业秘密等重要信息的保护。

2018 年 4 月国务院发布的《关于促进"互联网＋医疗健康"发展的意见》指出要严格执行信息安全和健康医疗数据保密规定，建立完善个人隐私信息保护制度，严格管理患者信息、用户资料、基因数据等，对非法买卖、泄露信息行为依法依规予以惩处。患者信息等敏感数据应当存储在境内，确需向境外提供，应当依照有关规定进行安全评估。

2018 年 7 月，国家卫健委发布《国家健康医疗大数据标准、安全和服务管理办法（试行）》，明确了健康医疗大数据的定义、内涵和外延，以及制定办法的目的依据、适用范围、遵循原则和总体思路等，明确了各级卫生健康行政部门的边界和权责，各级各类医疗卫生机构及相应应用单位的责权利，并从标准、安全和服务三个方面进行了规范。①标准管理方面：明确开展健康医疗大数据标准管理工作的原则，以及各级卫生健康行政部门的工作职责。提倡多方参与标准管理工作，完善健康医疗大数据标准管理平台，并对标准管理流程、激励约束机制、应用效果评估、开发与应用等做出规定。②安全管理方面：明确健康医疗大数据安全管理的范畴，建立健全相关安全管理制度、操作规程和技术规范，落实"一把手"负责制，建立健康医疗大数据安全管理的人才培养机制，明确了分级分类分域的存储要求，对网络安全等级保护、关键信息基础设施安全、数据安全保障措施、数据流转全程留痕、数据安全检测和预警、数据泄露事故可查询可追溯等重要方面提出明确的要求。③服务管理方面：明确相关方职责以及实施健康医疗大数据管理服务的原则，实行"统一分级授权、分类应用管理、权责一致"的管理制度，明确了责任单位在健康医疗大数据产生、收集、存储、使用、传输、共享、交换和销毁等环节中的职能定位，强化对健康医疗大数据的共享和交换。同时，在管理监督方面，强调了卫生健康行政部门日常监督管理职责，要求各级各类医疗卫生机构接入相应区域全民健康信息平台，并向卫生健康行政部门开放监管端口。定期开展健康医疗大数据应用的安全检测评估，并提出建立健康医疗大数据安全管理工作责任追究制度。

2021 年 4 月，国家医疗保障局印发《国家医疗保障局关于加强网络安全和数据保护工作的指导意见》。意见指出，到 2022 年，我国基本建成基础强、技术优、制度全、责任明、管理严的医疗保障网络安全和数据安全保护工作体制机制。到"十四五"期末，医疗保障系统网络安全和数据安全保护制度体系更加健全，智慧医保和安全医保建设达到新水平。

2021 年 10 月，国家卫生健康委发布《互联网诊疗监管细则（征求意见稿）》。细则规定，医疗机构应当建立网络安全、个人信息保护、数据使用管理等制度，并与相关合作方签订协议,明确各方权责关系。医疗机构应当加强互联网发布信息的内容管理,确保信息合法合规、真实有效。省级监管平台和医疗机构用于互联网诊疗平台应当实施第三级及以上信息安全等级保护。

(三)健康医疗大数据安全标准化相关政策

标准是法规制度的支撑,健康医疗大数据安全标准也是促进健康医疗大数据安全有序发展的重要保障。通过制定符合实际的大数据安全应用和安全标准,能有效促进健康医疗大数据开放共享、个人信息保护需求和安全保障需求之间的平衡。目前,国内已出台关于数据安全标准化的法律政策文件,为推进数据安全标准化工作提供了法律保障和意见指导。全国人大对《中华人民共和国标准化法》进行了多次修订,对加强和推进国家标准化工作起到了重要作用。全国信息技术安全标准化委员会于 2016 年 4 月成立大数据安全标准特别工作组,主要负责制定和完善我国大数据安全领域标准体系,组织开展大数据安全相关技术和标准研究。

目前,国家已陆续发布《信息安全技术 个人信息安全规范》《信息安全技术 大数据安全管理指南》《信息安全技术 大数据服务安全能力要求》《信息安全技术 数据安全能力成熟度模型》《信息安全技术 数据处境安全评估指南》《信息安全技术 个人信息安全影响评估指南》《信息安全技术 个人信息去标识化》等一批大数据安全相关的标准规范。

在通用大数据安全标准基础上还需要有针对性地开展重点领域标准化工作。健康医疗大数据的发展急需相应的安全标准保驾护航。2021 年 7 月 1 日 GB/T 39725—2020《信息安全技术 健康医疗数据安全指南》实施,给出了健康医疗数据控制者在保护健康医疗数据时可采取的安全措施。适合于指导健康医疗数据控制者对健康医疗数据进行安全保护,也可供健康医疗、网络安全相关主管部门以及第三方评估机构等组织开展健康医疗数据的安全监督管理与评估等工作时参考。

健康医疗大数据时代,单纯依赖政策的保护、技术的革新实现网络数据安全、个人隐私保护是不够的。未来医疗时代将是全民主动参与的时代,每个人都是数据的提供者、使用者和受益者,每个人都需要主动提升安全保护意识,才能更有效地保护个人权益,在健康医疗大数据背景下获得数据赋予的健康收益。

本章小结

健康医疗大数据是国家重要的基础性战略资源,对于健康医疗大数据的安全和个人健康医疗数据相关的隐私保护,必须予以高度重视,因为可以说它决定着大数据应用发展的未来。健康医疗大数据的安全关系到国家战略安全、国家生物安全、人民生命安全和公民个人隐私安全。

大数据背景下,健康医疗数据面临对手组织化、环境"云"化、目标数据化和战法实战化等安全威胁,同时面临技术、管理、运营等多方面新的挑战。针对大数据安全威胁和技术挑战,确定健康医疗大数据安全需求,建立系统性的大数据安全体系来应对大数据应用中各种复杂的大数据安全问题十分必要。本章从健康医疗大数据安全体系框架、健康医疗大数据安全技术、健康医疗大数据隐私保护、健康医疗大数据分级分类管理以及健康医疗大数据安全法律政策五个方面对健康医疗大数据安全管理问题做了详细阐述。

▶ 本章思考题

1. 健康医疗大数据面临的安全威胁和挑战有哪些？
2. 从技术、管理、运营等方面分析健康医疗大数据安全需求。
3. 健康医疗大数据安全体系框架由哪几部分构成？
4. 健康医疗大数据技术体系由哪几层构成？各层的关键技术有哪些？
5. 什么是安全态势感知？其关键技术有哪些？
6. 为什么要进行健康医疗大数据分级分类管理？
7. 健康医疗大数据带来哪些隐私安全保护问题？
8. 健康医疗大数据隐私安全保护有哪些对策？

▼ 案例分析

医疗健康数据广泛应用在日常生活的多种场景中。比如，通过大数据高效分析药品成分、剂量、用药时间等情况，寻找合理用药的最佳组合；通过大量临床数据进行科学分析找到病因，并进行临床病因分析和慢病监测；通过对基因序列大量分析，快速筛查和预测疾病和潜在基因缺陷的基因组学分析；对患者进行远程疾病数据采集后，结合大量临床病因数据分析，实现远程医学诊疗；通过智能可穿戴设备收集数据，实现人体生命体征监测，预警潜在健康风险，进行健康管理；应用大数据等算法，制定医保支付标准，并基于此进行精准的医保决策分析等等。

医疗行业关系国计民生，医疗数据一旦遭到篡改、破坏和泄露，势必对医疗机构的声誉、医患双方的隐私及健康安全构成严重威胁，甚至会影响社会的和谐稳定。基于医疗大健康数据的敏感性，2016年至今，国家相继出台了不少医疗健康数据安全政策，包括《关于促进和规范健康医疗大数据应用发展的指导意见》《互联网诊疗管理办法》《互联网医院管理办法》《远程医疗服务管理规范》《国家健康医疗大数据标准、安全和服务管理办法》《人类遗传资源管理条例》《数据安全法》等法律法规。

即使有如此多法规，医疗健康数据安全事件还是频发，数据安全形势非常严峻。尤其是疫情后，数据安全的风险进一步加剧了。

2020年4月，世界卫生组织发表声明称，疫情期间遭受网络攻击数量同比增长5倍。奇安信集团发布网络安全系列报告指出，2020年疫情暴发后，医疗卫生行业首次超过政府、金融、国防、能源、电信等领域，成为全球APT（黑客以窃取核心资料为目的，针对客户所发动的网络攻击和侵袭行为）活动关注的首要目标。全球23.7%的APT活动事件与医疗卫生行业相关。中国首次超过美国、韩国、中东等国家和地区，成为全球APT活动的首要地区性目标。

安天科技集团董事长肖新光透露，抗击疫情期间，我国的卫生医疗系统、疫苗研究机构、科研院所等曾频繁遭遇网络入侵攻击。2020年4月,中国医疗公司AI检测新冠病毒技术实验数据源代码被黑客窃取并出售。

在疫情期间,医疗机构个人和患者信息泄露事件更是频发。2020年1月,某市区卫生管理部门领导通过微信转发新冠病人报告。2020年11月,某市区卫生管理部门领导为提醒辖区内某单位做好防疫工作,将"疑似密接调查情况简介"通过微信转发,造成该辖区内单位将此信息大规模群发的现象。

此外,远程网络诊疗方式在疫情后被人们普遍接受,全国不少医院都在申请互联网医院、智慧医院。业内人士指出,由于使用网络传递诊断数据、照片等信息,医疗健康数据的不安全风险可能会进一步加剧。

还有一些健康敏感数据在非法出境。国内某知名医院领导与国外公司达成合作协议,非法启动某敏感数据科研项目,国外这家公司对该科研项目样本数据具有远程不受限制的访问权。一位业内人士指出,面对复杂的形势,医疗机构等相关部门需要多维度提升医疗健康数据安全整体水平。

中国信通院云计算与大数据研究所副所长魏凯指出,一方面要加强监管,推动制定、完善卫生健康行业数据安全管理办法。另一方面,要制定和完善医疗健康数据安全配套标准体系,建立行业合作机制,协同创新、开放共享。

北京卫生健康委制定了北京互联网医院监管平台,要求北京市开展互联网诊疗服务的医疗机构与监管平台对接,接受平台监督。截至2021年6月,北京市共审批了19家互联网医院,已全部对接监管平台。

据悉,互联网医院监管平台内容包括:升级已建的医政医管电子化注册平台,实现对机构、医师、护士电子证明、救护车以及医疗广告等医疗资源的管理;建设医疗服务与执业监管平台,实现互联网医院审批及互联网诊疗的实时动态监管;建设医疗服务与执业监管平台,建设医疗服务、诊疗行为等相关的信息采集系统以及数据展示系统,实现对实体医疗机构医疗资源与医疗服务的监管。

〔案例来源:曾亮亮.全国医疗机构网络信息安全管理办法将出台[EB/OL].经济参考报,2021-08-11. http://www.jjckb.cn/2021—08/11/c_1310120249.htm〕

【思考题】

大数据发展和应用给健康医疗行业带来哪些挑战? 如何多维度提升我国健康医疗大数据安全整体水平?

第七章

大数据与临床诊疗管理与决策

▶ **引导案例**

人工智能诊断识别皮肤癌

皮肤癌是否及时得到治疗,对病人的存活率影响非常大。2016年,仅美国就有约1万人死于黑色素瘤。早期病情快速诊断有望降低该病死亡率。目前在诊断皮肤癌时,医生通常会先使用皮肤镜来观察患者皮肤的病变处,如果无法确认,那么就要进行活体组织检查。2017年斯坦福大学一个联合研究团队利用现有的谷歌算法,开发出了一个皮肤癌诊断准确率媲美人类医生的人工智能,相关成果作为封面论文刊发在 *Nature* 杂志上,题为《达到皮肤科医生水平的皮肤癌筛查深度神经网络》(*Dermatologist-level classification of skin cancer with deep neural networks*)。他们通过深度学习的方法,收集了13万张关于皮肤病变的图片,涵盖了2 000多种疾病。随后,他们基于该数据库,使用算法区分致命的皮肤病变和干燥皮肤。

最后,研究人员与21名皮肤科医生进行皮肤癌识别结果对比,他们发现这个深度神经网络的诊断准确率与人类医生不相上下,在91%以上。算法诊断不同数量的角化细胞和黑色素细胞图片时的敏感性,均在91%以上。除了媲美人类医生的诊断敏感性之外,该算法还有一大亮点,它的敏感性是可以调节的。研究者可以依据想要的诊断效果对敏感性进行调整。不过,目前还无法做到完全确诊皮肤癌。

在中国,皮肤癌并不是癌症家族中特别瞩目的成员,这是因为黄种人的皮肤癌发病率要低于白种人。但在美国,皮肤癌却是最常见的癌症之一。每年约有540万美国人罹患皮肤癌。以黑色素瘤为例,如果在五年之内的早期阶段被检测出来并接受治疗,生存率在97%左右;但在晚期阶段,生存率会剧降到14%。因而,早期筛查对皮肤癌患者来说生死攸关。

皮肤病筛查系统的开发对人类健康有重大意义。该系统就是通过大量的皮肤病数据作为示例来训练机器对患者是否患有皮肤癌进行诊断。

〔案例来源:央广网 http://tech. cnr. cn/techgd/20170209/t20170209 _ 523576353. shtml、网易 https://3g. 163. com/dy/article/CTQ0T7DR05118DFD. html、新华网 http:// www. xinhuanet. com//tech/2017-01-29/c_1120392114. htm〕

临床医学是以基础医学为基础,研究疾病的病因、诊断、治疗和预后的一种医学应用。临床大数据是指临床科室人员在诊断和治疗患者过程中产生的所有数据集合。

我国医院信息化建设历经30多年,已从当初的财务结算为中心发展转变成为以临床为中心的临床信息系统,如医生工作站、护理工作站、实验室管理系统、医学影像传输与存储系统、病理管理系统、手术麻醉管理系统、重症监护系统、心电电生理管理系统等信息化应用在医院中逐步建立。目前绝大部分医院都已经推广使用结构化电子病历系统,使得临床医疗活动中产生的病历资料电子化、结构化,从而变得更加易于分析统计。同时,医院信息平台的建立更是把院内各个子系统的数据整合起来,为全院大数据分析提供数据基础平台。健康医疗大数据所具备的知识存储和快速检索优势,与医疗这一知识密集型行业具有天生的亲和性。

随着区域医疗、移动医疗、转化医学等新兴技术的应用和发展,电子病历、电子健康档案、转化基因数据、重症监护室中的临床监测数据,甚至可穿戴传感器记录的个人健康状态记录等数据都呈现出爆炸式增长,传统医疗卫生系统正在面临海量数据冲击。大数据环境下,数据已成为公认资源,数据压力将转变为数据优势,累积的医疗数据成为医生在诊疗时可随时调用的标准化医疗决策依据,能有效地提高诊疗效率,减少可避免的人为失误,缓解医患矛盾。在庞杂的健康医疗大数据中,挖掘其中所隐含的关联、模式、规律,可以提供医学相关的新的知识、发现,支持、辅助医学的发展。

临床管理与决策系统支持多应用于典型疾病的诊断和预测。通过对电子病历和居民健康档案等海量数据的整合和分析,建立诊断、预测和治疗的模型,分析特定患者的个性数据,能生成更加准确和科学的疾病诊断结果,输出个性化的诊疗方案。随着健康医疗大数据和临床诊疗管理与决策的发展,全新的临床诊疗服务模型将呈现"数据驱动、个性诊疗、风险预测、高效协同、全流程管理"的大数据特点,如图7.1。

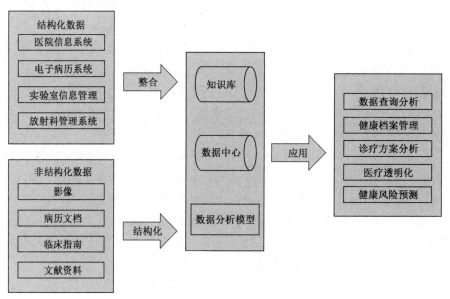

图7.1　临床诊疗管理与决策模型

第一节 临床诊疗数据与临床辅助诊断

老大夫的经验积累来源于对毕生无数个病例的学习与研究,然而学习能力再强的医生也不如计算机学得快。例如,一个放射科的大夫每天能够阅读的 X 线片数量有限,一生也很难研究 10 万个病例,而且研究到后面,就可能遗忘了前面的。但大数据挖掘+医生的模式则很容易在短时间内学习相关病例。使用辅助诊疗软件,放射科医生可以根据计算机输出的结果、结合经验对病人的病情进行判断,不仅可以提高诊断效率,也能够提高诊断的正确率。

临床决策支持系统(Clinical Decision Support System,CDSS)是协助医护人员进行医疗决策的交互式专家系统,是人工智能理论在医疗领域的主要实践,目前主流的 CDSS 的工作定义是由 Robert Hayward 提出的:"连接临床观察与临床知识,影响临床决策,改善临床结果"。CDSS 被设计成一种可以让医生在床旁操作的系统,医生输入患者的资料后 CDSS 将生成针对个体情况的定制建议,再由医生选取有用的信息和删除错误的建议,并在整个治疗和处理过程中测试初步的临床决策,防止医疗过错的发生,或者在错误发生之后及时制止。未来普通疾病的诊治将完全托付给 CDSS 执行。按系统结构划分 CDSS 可以分为基于知识库的结构和非基于知识库的结构;按使用时点分可以分为:诊断前帮助医生作诊断准备、诊断中帮助医生分析候选的诊断、诊断后在患者的病史与临床研究资料中进行数据挖掘,从而预测预后。大部分 CDSS 属于基于知识库的结构,由知识库、推理机和通讯模块三大模块组成。知识库存储着编译好的医学知识,推理机则根据知识库里的规则以及患者的资料进行自动分析。分析的结果通过通讯模块反馈给用户。用户也可通过通信模块更新或自定义新的规则,以适应医学的发展。而非基于知识库的 CDSS,通过机器学习从已有的经验中自动攫取规则。CDSS 关键环节如图 7.2 所示。

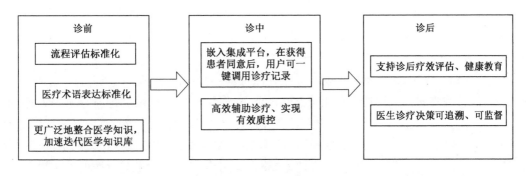

诊前	诊中	诊后
流程评估标准化	嵌入集成平台,在获得患者同意后,用户可一键调用诊疗记录	支持诊后疗效评估、健康教育
医疗术语表达标准化		
更广泛地整合医学知识,加速迭代医学知识库	高效辅助诊疗、实现有效质控	医生诊疗决策可追溯、可监督

图 7.2 CDSS 关键环节

临床辅助诊断类的各系统是健康医疗大数据、人工智能与临床诊疗的结合,是信息科学技术和医疗数据的结合。一般而言,临床诊断辅助系统包括数据层、技术层和应用层。数据层为健康医疗大数据层,涵盖多维度多层面数据资源:一是包括医院信息系统在内的所有医疗业务数据,如电子病历、医嘱系统、护理系统、手术麻醉信息系统、实验室管理信息系统等;二是个体穿戴设备记录的个体化数据;三是基因、病理检测机构的报告结果等,以及其他与健康医疗相关的各类型数据。技术层包括通用技术、算法、框架和模型,完成健康医疗大数据的储存、清洗、处理、分析、检索等。应用层则是基于数据层和技术层所搭建起的疾病诊断模型,可作为临床诊断辅助系统的实践应用。

临床诊断辅助系统的搭建需要以下几项条件:

(1)需要健康医疗大数据作为数据基础。

(2)足够的存储空间及计算机计算能力。

(3)需要大量健康医疗数据进行模型训练和优化。

(4)需要信息检索、自然语言处理、机器学习等技术提供支持。

(5)需要机器学习、深度学习等各种算法。

(6)需要 Tensorlow、Caffe 等深度学习框架。

辅助诊断从实际应用领域来看,可大体分为影像辅助诊断、病理辅助诊断、全科辅助决策、智能基因检测等。

一、影像和病理辅助诊断

医学影像是指为了医疗或医学研究,取得人体内部组织影像的技术与处理过程。一般情况下,医学影像数据指放射影像数据、超声影像数据、内镜影像数据、医学显微镜影像数据等。医学影像大数据,是由 DR、CTMR、超声、医学内镜、医学病理设备等医学影像设备产生并存储在 PACS 系统内的大规模、高增速、多结构、高价值和真实准确的影像数据集合。从目前的应用情况来看,影像和病理辅助诊断得益于人工智能中深度学习算法的发展,在深度卷积神经网络的训练学习下,诊断准确率大多已经超过了 90%,取得了不俗的成绩,许多相关的产品即将或正在医疗卫生机构落地。医学影像分析价值在于从更精确、更客观、更微观的角度,为医生提供影像或病理图像中病灶性状的描述,甚至通过机器学习发现一些肉眼无法辨别的细微病灶变化,为疾病的发生发展提供更多更丰富的细节信息,如在短时间内监测患者的肿瘤变化,以便医生及时观察患者的病情进展情况,精准定位病灶,降低漏检风险,为诊断提供辅助支持,此外还可以提供影像识别服务,提高影像读取效率,减轻医生看片负担,自动生成报告,替代医生的重复性工作,提高基层医生诊疗能力。

从技术角度来看,医学影像诊断主要依托图像识别和深度学习这两项技术。依据临床诊断路径,首先将图像识别技术应用于感知环节,对非结构化影像数据进行分析与处理,提取有用信息;其次,利用深度学习技术,将大量临床影像数据和诊断经验输入人工智能模型,使神经元网络进行深度学习训练;最后,基于经过不断验证与打磨的算法模型,进行影像诊断智能推理,输出个性化的诊疗判断结果。

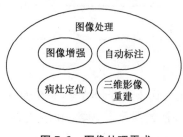

图 7.3 图像处理需求

依托于图像识别和深度学习的人工智能和医学影像的结合,至少能够解决如图 7.3 所示的以下几种需求:病灶识别与标注、靶区自动勾画与自适应放疗、影像三维重建。

IBM Watson Health 结合 MedyMatch Technology 将影像和病理辅助诊断带到急诊

室,将 AI 技术与患者健康医疗大数据和临床见解相结合,在 IBM Watson Health 提供的 CT 图片的基础上,应用大数据技术、深度学习和计算机视觉技术,使 AI 能够主动突出显示患者大脑中可能脑出血的区域。这种对问题区域的自动识别的技术,帮助医生大大改善了患者的治疗过程和结果。其他典型的应用还包括使用了 AlexNet 和 GoogleNet 这两种模型的人工智能在经过 1 007 张 X 线胸片的训练后,联合应用这两种模型,可判断 X 线胸片是否有肺结核的影像特征,对肺结核的诊断准确率可达 99%,现已在偏远地区被用来帮助检测结核病。又例如,斯坦福吴恩达领头的研究团队用 4 万张人体上肢端的 X 线片的数据集训练 CNN 寻找并定位 X 线片的异常部分。最后训练的结果是,该模型在手指和手腕 X 线片中的诊断表现比放射科医生要好些。2017 年 8 月初,腾讯发布了一款 AI 医学影像产品——腾讯觅影,该产品是首款 AI 食管癌筛查系统,准确率超过 90%;在肺结节方面,觅影可以检测出 3 mm 及以上的微小结节,检测准确率超过 95%。贝斯以色列女执事医疗中心 (BIDMC)与哈佛医学院合作研发的人工智能系统,对乳腺癌病理图片中癌细胞的识别准确率能达到 92%。美国企业 Enlitic 将深度学习运用到癌症等恶性肿瘤的检测中,该公司开发的系统的癌症检出率超越了 4 位顶级的放射科医生,诊断出了人类医生无法诊断出的 7% 的癌症。

二、全科辅助决策

临床中遇到的疑难杂症,有时即便是专家也缺乏经验,做出正确的诊断和治疗也就更加困难。临床辅助决策系统实际上是一个大的医学知识库,是一个基于人机交互的医疗信息技术应用系统,可以通过学习海量文献和不断修正错误,给出最适宜的诊断和最佳的治疗,可以采用多种不同的方法来构建和实现临床辅助决策系统功能模块,旨在为医生和其他卫生从业人员提供临床决策支持,使他们能通过数据、模型等辅助完成临床决策。在实际的临床场景中,临床辅助决策系统就是将医生记不住的知识通过计算机界面呈现出来,从而帮助医生看好病。现行的临床辅助决策系统建模过程,一般采用如下基本方法:贝叶斯网络、人工神经网络、遗传算法、产生式规则系统、逻辑条件、因果概率网络。

将健康医疗大数据技术用于临床辅助诊断中,即为让计算机"学习"专家医生的医疗知识,模拟医生的思维和诊断推理,从而给出可靠诊断和治疗方案。医疗辅助诊断经历了两代的发展,1977 年前为第一代,其特点是做单科病的诊治,典型系统有 CASNET(用于青光眼)、MYCIN(用于传染病)、INTERNIST(用于内科病)和 PIP(用于肾脏病)。1977 年至今为第二代,其特点是用于多科病的诊治,典型系统有 EXPERT、EMYCIN 和 AGE 等。现阶段,全科辅助决策准确率可以达到 85% 左右,仍有较大提升空间。针对三甲医院,辅助诊断将为医生提供更多的信息,以便医生制定最佳的治疗方案,同时可以帮助大型三甲医院实现快速分诊,提升效率;针对基层医疗机构,系统将直接给出结果,快速有效地进行肿瘤的初筛,提高基层医生的诊疗效率及质量,释放医疗资源。

美国 IBM Watson 是目前最成熟的案例,以 IBM Watson 为代表的临床辅助决策系统在开发之初只是用来进行分诊的工作。而如今,通过建立医疗文献及专家数据库,Watson 已经可以依据与疗效相关的临床、病理及基因等特征,为医生提出规范化临床路径及个体化治疗建议,不仅可以提高工作效率和诊疗质量,也可以减少不良反应和治疗差错。IBM

Watson 可以在 17 s 内阅读 3469 本医学专著、248 000 篇论文、69 种治疗方案、61 540 次试验数据、106 000 份临床报告。IBM Watson 通过和纪念斯隆-凯特琳癌症中心（Memorial Sloan Kettering Cancer Center）进行合作，共同训练 IBM Watson 肿瘤解决方案（Watson for Oncology）。癌症专家将纪念斯隆-凯特琳癌症中心的大量病历研究信息输入 IBM Watson 进行训练。数千份患者的病历、1 500 万页的医学文献、近 500 份医学期刊和教科书，将 Watson 训练成了一位杰出的"肿瘤医学专家"。训练完成后，IBM Watson 肿瘤解决方案被 Watson Health 部署到了许多顶尖的医疗机构，如 MD 安德森癌症中心和克利夫兰诊所，作为提供基于证据的医疗决策系统。2012 年 Watson 通过了美国职业医师资格考试，并部署在美国多家医院提供辅助诊疗的服务。目前 Watson 提供诊治服务的病种包括乳腺癌、肺癌、结肠癌、前列腺癌、膀胱癌、卵巢癌、子宫癌等多种癌症。Watson 实质是融合了自然语言处理、认知技术、自动推理、机器学习、信息检索等技术，并给予假设认知和大规模的证据搜集、分析、评价的人工智能系统。

随着健康医疗大数据技术和人工智能技术的逐渐成熟，IBM Watson 作为该领域中的佼佼者，落户中国帮助医生建立个性化循证癌症诊疗方案。IBM 与杭州认知网络科技有限公司（以下简称"杭州认知"）共同宣布，在华已有 21 家医院计划使用经由纪念斯隆-凯特琳癌症中心训练的 IBM Watson 肿瘤解决方案，此次合作旨在通过认知计算平台助力中国医生获得个性化的循证癌症治疗方案。2016 年 12 月，IBM"沃森联合会诊中心"在浙江省中医院落地。浙江省中医院联合思创医惠、杭州认知三方共同宣布成立沃森联合会诊中心，三方将合作开展 IBM Watson 肿瘤解决方案服务内容的长期合作，这是自 IBM Watson 肿瘤解决方案引入中国以来，首家正式宣布对外提供服务的 Watson 联合会诊中心，这意味着中国医疗行业将开启一个新型人工智能辅助诊疗时代。2017 年，Watson 提供咨询服务的癌种从肺癌、乳腺癌、胃癌、宫颈癌、结肠癌和直肠癌 6 种癌症扩展到 8～12 个癌种。在医生输入癌症类型、病人年龄、性别、体重、疾病特征和治疗情况等信息后，IBM Watson 可以在几秒钟内反馈多条治疗建议，这得益于其强大的健康医疗大数据储备和学习能力。

健康医疗大数据技术和人工智能技术催生了许多辅助决策类企业，他们采用的技术多为认知计算、深度学习、计算机视觉、自然语言处理。针对科室或疾病领域的不同，各企业涉及领域也不同，包括影像辅助诊断、病理辅助诊断及全科辅助决策等。其中全科辅助决策准确率为 85% 左右，仍有较大提升空间；影像和病理辅助诊断的准确率超过 90%，其产品正在落地中。现阶段，各企业主认为辅助诊断的价值在于为医生提供病灶性状描述、自动生成报告、精准定位病灶，降低漏检风险。

（1）针对三甲医院医生，辅助诊断将替代医生重复性工作，为其提供更多的信息，以便医生制定最佳的治疗方案；或者在短时间内监测患者的肿瘤变化，以便医生及时观察患者术后恢复情况。该类解决方案单价较高，从几十万元到上百万元均有。

（2）针对基层医疗机构，系统将直接给出结果，快速有效地进行肿瘤的初筛，提高基层医生的诊疗效率及质量，释放医疗资源。针对基层医疗机构的解决方案价格相对低一些，未来可能以按次收费为主。

（3）全科辅助决策，将帮助大型三级医院或在线医疗公司实现快速分诊，提升效率。其价格将在几万元到几十万元之间。

第二节　临床诊疗数据与精准医疗辅助

一、精准医疗的定义

精准医疗(precision medicine)是一种将个人基因、环境与生活习惯差异考虑在内的疾病预防与处置的新兴方法。其本质是通过基因组、蛋白质组等组学技术和医学前沿技术，对大样本人群与特定疾病类型进行生物标记物的分析与鉴定、验证与应用，从而精确寻找到疾病的原因和治疗的靶点，并对一种疾病不同状态和发展过程进行精确分类，最终实现对疾病和特定患者进行个性化精准治疗的目的，提高疾病诊治与预防的效益。

需要指出的是，精准医疗所指示的方向和大数据技术所提供的工具是未来医疗的一个重要特征，但并不是说组学就是精准医学的全部。如果把疾病比作河流，健康比作堤坝，不仅要研究水分子和泥沙的结构与特性，还要分析上游水土如何流失，气候变迁、水量增减因素、河道及堤坝的结构等综合因素也应考虑其中。疾病是复杂的微观世界和宏观世界交互作用涉及无数非线性过程的生命现象，有一些关乎基因，有一些主要关乎基因或未必关乎基因，而是以外界环境因素为主。精准医疗是人类医学发展史长河中无数次激情澎湃中的又一次，当然不是要解决全部问题，更不是无所不能，只是指出了一个方向。在医学的发展史上，精准医疗不过是又一次站在科技发展的基础上再次借力推进医学的发展而已。现代医学自诞生起，就与自然科学和技术的关系十分密切。精准医学其实就像16世纪的解剖学、17世纪的生理学、18世纪的病理解剖学、19世纪的细胞学与细菌学对医学的推动一样，这一次不过是借助以基因组学为核心的多组学技术和大数据技术再次充实自身而已。

二、精准医疗与健康医疗大数据

一般来说，精准医疗主要包括精准预防、精准诊断、精准治疗和精准用药等服务类型。精准医疗作为数据驱动的新型个体化医疗模式，对健康医疗大数据及其处理的依赖不言而喻。精准医疗与健康医疗大数据的关系如图7.4所示。对于精准医疗应用链，上游是临床诊疗、基因组学、人群队列、环境因素、公共卫生等多源异构数据，需要统一标准的规范化数据采集、清洗与融合、存储、管理和分析等处理；而下游是精准诊断、精准治疗、个体化用药、精准健康管理等精准医疗各类服务。通过对健康医疗大数据进行整合与分析，可定位病变组织靶点、敏感性生物标志物和药物效用靶标，为临床医护人员提供辅助诊断决策支持、靶向治疗、个体化用药指导、精细化健康管理等服务。在大数据处理与精准医疗应用过程中，需要大数据平台、数据治理、大数据处理架构、大数据分析建模和质量控制等的支撑与保障。

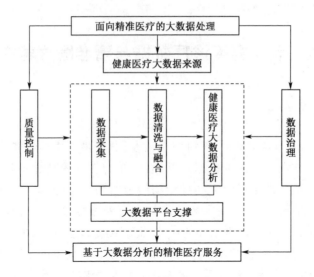

图 7.4　健康医疗大数据处理与精准医疗的关系

三、基于临床大数据的精准预防

在疾病预防方面，通过挖掘临床大数据，可识别特定个体或人群的健康风险因子，进而针对目标风险因素或行为采取干预措施，有助于制定、评价和完善疾病的预防策略。大数据集成分析与挖掘有助于发现新机制、新途径，从而制定和调整疾病预防策略。大数据也将有助于评估当前预防措施的实施效果，以进一步予以完善。例如，根据汇总的包括温度计、流感症状、肌肉疼痛、胸闷等用户搜索的流感关键词数据，谷歌研发了流感趋势预警系统。只要用户输入流感关键词，系统就会展开跟踪分析，进而创建地区流感图表和流感地图，近乎实时地对全球当前的流感疫情进行估测，并为评价和完善当前的疫情预防与控制措施提供借鉴。

四、基于临床大数据的精准诊断

目前精准诊断主要是指分子诊断。精准诊断数据来源于生物样本库数据以及电子病历临床数据。首先，医院通过电子病历等系统完整收集患者临床信息记录，利用生物样本库等完整采集患者生物样本信息；其次，通过基因测序平台采集患者分子层面以及 DNA 片段信息；最后，利用基于大数据的生物信息学分析工具对所有信息整合分析对比，形成患者的精准诊断报告。

智能基因检测是精准诊断的典型应用。基因检测是通过血液、其他体液或细胞对 DNA 进行检测的技术，例如，取被检测者脱落的口腔黏膜细胞或其他组织细胞，扩增其基因信息后，通过特定设备对被检测者细胞中的 DNA 分子信息做检测，分析它所含有的各种基因情况，从而使人们能了解自己的基因信息，预知身体患疾病的风险，达到通过改善自己的生活环境和生活习惯而避免或延缓疾病发生的目的。

基因数据包括外显子、全基因等，基因检测可以为疾病诊断提供信息支撑，也可以用于疾病风险的预测，还可以为药物治疗提供指导。目前对基因检测应用最广泛的是新生儿遗传性疾病的检测、遗传疾病的诊断和某些常见病的辅助诊断。目前有 1 000 多种遗传性疾病可以通过基因检测技术做出诊断。

随着现代生命科学快速发展，以及生物技术与信息、材料、能源等技术的加速融合，高通量测序、基因组编辑和生物信息分析等现代生物技术的突破与产业化快速演进，生物经济正加速成为继信息经济后的新的经济形态，对人类生产生活产生深远影响。靶向药物、细胞治疗、基因检测、智能型医疗器械、可穿戴即时监测设备、远程医疗、健康大数据等被加速普及应用，智慧医疗、精准医疗正在改变着传统的疾病预防、检测、治疗模式，为提高人民群众健康质量提供了新的手段。《"十三五"生物产业发展规划》中定出发展目标，指出要将应用空间不断拓展，使社会效益加快显现。生物产业的发展，使基因检测能力（含孕前、产前、新生儿基因检测）能覆盖出生人口 50% 以上，社会化检测服务受众大幅增加。这一政策举措，使得临床级别的基因测序产品和服务逐步走向规范化。

基因检测作为精准医疗的基础，大大地推动着肿瘤治疗、免疫治疗的发展。医学的发展本身就是一个对疾病的诊断和治疗越来越精准的过程，随着基因检测技术的迅猛发展，我们距离真正的精准医学将会越来越近。随着基因检测技术的发展，愈来愈多的人对基因检测有了更科学更深入的理解，也愈发愿意接受基因检测，以此对自身机体情况更为了解，预估自身潜在的患病可能性及其风险值，并根据基因检测结果来决定是否接受相关的诊治活动。2013 年 5 月，著名的好莱坞影星安吉丽娜·朱莉为了降低罹患癌症的风险，自曝已经接受了预防性的双侧乳腺切除术，而进行这项手术的原因是她具有乳腺癌家族史，因此接受了相关的基因检测。检测结果显示安吉丽娜·朱莉携带有 BRCA1 基因，这一基因缺陷的存在会大幅度增加她罹患乳腺癌和卵巢癌的风险。根据医生预测，安吉丽娜·朱莉患乳腺癌的风险为 87%，而患卵巢癌的风险为 50%。这一新闻的传播将基因检测在医学的典型应用推到世人面前，许多人因此对基因检测有了更多更深入的认识。

基因检测与疾病的关联性研究还有许多，如酒精敏感度基因检测：ALDH2 是乙醇代谢途径中最重要的酶之一，ALDH2 * 1/1 显示正常的酶活性，ALDH2 * 1/2 只有大约其正常活性的 6%，ALDH2 * 2/2 对于乙醛降解基本上不具备酶活性。有学者研究发现，突变型基因 ALDH2 * 2 与过度饮酒导致的酒精依赖、酒精性中毒、酒精性肝病、消化道癌症等疾病之间存在密切联系。

现阶段，精准医疗强调全程管理，即在整个治疗过程中有效运用包括经典化疗、靶向治疗、免疫治疗在内的多种手段。下一阶段，精准医疗的目标就会是以个体化医疗为基础，通过基因组测序技术等的交叉应用，精确找到疾病的病因和相应的治疗靶点，并且针对疾病的不同状态进行精确分类，从而实现对患者的个性化精准治疗，提高疾病预防与诊治的效益。其过程如图 7.5 所示。

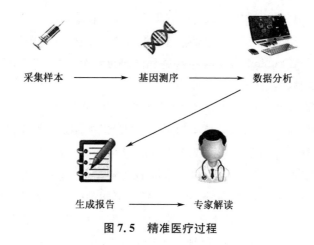

采集样本   →   基因测序   →   数据分析

生成报告   →   专家解读

图 7.5   精准医疗过程

五、基于临床大数据的精准治疗与精准用药

精准治疗指医生在对患者做出精准诊断的前提下,找到病因和治疗靶点,为临床决策提供精确的支持和依据。对患者来说,精准治疗则指患者将获得精确的关于最佳药物及用药效率、无效药物及副作用等的信息。

目前,利用已有的精准医疗大数据服务于药物的研发已卓有成效。最好的例子可以在肿瘤学领域看到。当下,抗癌药物的上市速度远超从前,主要是因为通过对精准医疗大数据的挖掘,可以了解癌症的驱动基因,并系统收集基因突变形式,模拟出这一突变基因转录、翻译的蛋白质结构,因此可以精准地设计抑制这一靶点的药物。其中一个巨大的进展是转移性黑色素瘤的治疗,在 2011 年之前转移性黑色素瘤被认为是一种快速致命的疾病,转移后的 10 年生存率低于 10%。黑色素瘤生物学和免疫学研究表明,BRAF 基因在中国人非肢端皮肤黑色素瘤中突变率较高,且以该基因第 15 外显子 V600E 点突变为主。多种黑色素瘤靶向抑制剂如威罗菲尼、达拉菲尼等已在临床试验中显示了较高的效率,虽然这些药物在体内产生的效果短暂且具有毒副作用,大多数患者一年内就会产生耐药性,但这种基于精准医学的治疗方法对黑色素瘤的治疗具有重要的研究意义。我国在治疗癌症方面采用高通量基因测序、全部外显子组基因等技术,破解疾病的基因启动密码,并针对这种特定基因密码研制细胞靶向药物,成为精准抗癌新方法。

精准医疗大数据库的应用不仅可以让肿瘤得到早预防、早发现、早治疗,也可以让药物研发和临床试验的设计更精准。精准医疗大数据收集各患者的人口学特征、基因、蛋白质数据。例如,对于肺癌患者,在开始治疗前会检测 EGFR、ALK、RET、MET 等 30 多个癌症相关基因,在治疗耐药过程中会进一步检测靶点的基因突变,这些突变检测结果有利于药物的研发。

由此可见,利用精准医疗大数据可以使得药物的研发更具有针对性,临床试验更具有靶向性。从肿瘤发生、发展、治疗、耐药一系列的大数据中挖掘有利于临床试验的人群,将大大提高临床试验的高效性、成药性。

第三节 临床诊疗数据与诊疗过程优化

一、临床大数据助力探索新诊疗方法

(一)患者自我检测

医疗活动正在经历一种文化变迁,之前根深蒂固的家长式医患关系在逐渐改变,医生的诊疗建议和治疗过程需要患者更积极地参与和配合,患者也逐渐有了自己的选择。与此同时,现代技术的发展,使患者几乎可以无限制地访问自己的诊疗信息和数据,这更进一步支持患者获取了更大的自主权。

尽管如此,患者仍然很少直接输入或编辑自己的健康数据。目前,患者的病史信息都存在于由医生或医疗机构控制的电子健康记录(EHR)中。在最常见的 EHR 中,患者最多可以查看他们的健康数据,但没有权力添加或编辑他们的记录。随着患者越来越多地参与他们自己的医疗活动,自我治疗成为一种可行性选择。

自我治疗的典型应用为其在慢性病管理中的应用。目前已有相应的解决方案支持患者直接在家中记录服药日志、血糖血压自测结果、饮食记录、运动记录等信息,并通过互联网传输等技术,输入到患者的电子健康记录中,提供医生调阅。虽然患者缺乏定期测量等意识而导致数据利用率不高,但这种方法依然是患者自我治疗技术的一大进步。

(二)远程就医

医生每天都花费大量的时间在患者诊疗、阅读及书写病历等工作中,导致和患者之间很少进行健康等方面的讨论。由于医生和患者缺乏了解和沟通,医疗支持服务不到位,以及患者很少进行治疗后的反馈,导致很多治疗方案不能有效实施。

Ginger.IO 健康分析公司的设计理念是在大数据时代搭建一个平台,将专业的医疗团队和普通人群联系起来,平台多用于为糖尿病、抑郁症和精神分裂症患者提供服务。如对于抑郁症或精神分裂患者,它允许用户通过文本或现场视频会话与一个专业执业医师进行交流。该应用程序通过定期情绪调查主动收集数据,通过自动上传地理位置等手段被动收集数据。通过主动和被动的数据,生成管理情绪变化个性化的报告,可以共享给患者的医生,使得医护人员可以及时地发现患者出现的问题,并提供医疗服务。

二、临床大数据助力改善治疗方案

利用大数据可以改变临床医生将研究结果应用于临床的方式。传统上,临床研究依赖于费时的数据采集和手工分析来进行,即使这样,也仅能利用到公布数据的一小部分。此外,临床研究结果通过期刊被发表,往往需要数周乃至数月才能传播到临床医生处。但未来,依托大数据技术,将临床研究结果与数据库相连,智能匹配患者的临床情况,筛选相应

的研究结果,推送给医生,能显著缩短临床研究结果应用于临床的时间,加快临床治疗方案改善的进程。

与此同时,医生将越来越多地依赖于大数据分析技术来辅助他们做临床决策。临床数据集日益增大,单个患者的基因测序结果集已达到 20 GB 左右,传统的人工分析方法明显已不再适用。IBM 的 Watson 是一个强大的决策支持系统,其推出的 Watson for Oncology 与 Watson for Clinical Trial Matching 等系统可有效辅助医生进行临床决策。Watson 可帮助医生处理肿瘤患者的基因测序数据、临床信息数据等,自动匹配世界顶级肿瘤治疗方案。

在日常的临床诊疗活动中,经常会遇到一些对科研、教学有特殊意义的病例,这些病例被称为"自然实验"。它可能是应用新型药物、新型治疗方法对某种特殊疾病的成功治疗经验,这种疾病可能是非常少见的,对其他患有此疾病的患者治疗有重要的指导作用。但是,医生在遇到此类患者时,想要找到类似的病例可并非易事。在未来,依托大数据技术在临床上的应用,使用机器学习等算法,有望实现根据患者特征自动匹配相似病例并将其提供给临床医生以作参考。

1. 大数据与诊疗过程优化

目前各个医疗机构使用的信息系统种类繁多,且大多数由第三方单位设计维护。随着医疗体制改革的不断加深和信息化水平的提升,当前各大医疗机构在信息建设方面出现了众多问题,例如信息服务系统管理混乱,技术水平参差不齐,医疗信息化相关规定制度的不完善,患者信息安全难以得到保障,以及医疗机构执行过程中的操作不规范等。在不断完善相关制度的同时,应促进医疗基本保障建设,建立区域医疗一体化管理机制。区域医疗一体化的核心是构建区域医疗卫生信息平台,该平台将各级医疗机构和相关行政管理部门连接在一起,实现区域内各信息化系统之间的信息共享,为区域内居民建立个人医疗健康档案。区域医疗信息平台的建立首先需要设立数据中心,将原本各个医疗机构形成的信息孤岛中的数据实现互联互通。通过建立全民健康档案的方式,将区域内居民从出生至死亡的全部医疗档案整理共享。这些数据不仅有利于患者个人的治疗,同时为国家卫生部门提供了详尽的国民健康数据便于监测传染病的暴发,为医疗制度的制定提供有效证据。其次区域医疗信息平台的建设可以对区域内医疗资源进行调配,提升居民就诊效率,将慢性病的常规治疗下放到社区医院和乡镇医院,不仅可以降低患者的就诊费用,同时缓解了大城市大医院人满为患、床位紧张的矛盾。在区域医疗一体化背景下,基于信息平台共享的大量患者诊疗信息数据不断优化调整临床路径和标准诊疗方案,优化后临床路径的推广应用不仅更加贴合区域居民的身体情况,同时提升了社区医院和乡镇医院的医疗水平。例如糖尿病和高血压等慢性病的常规治疗方式多为静脉注射和口服药品,低级别的医疗机构就能满足相应治疗条件。所以区域医疗一体化实行过程中临床诊疗优化的推广不可或缺。

2. 基于大数据的临床诊疗过程优化的应用

(1)基于大数据技术的可视化远程会诊服务。通过信息化手段,远程会诊实现了上下级医疗机构及医疗人员之间的信息共享,而信息共享的本质是知识的转移,可见知识在医疗健康领域中是一个至关重要的资源。上级医生的诊疗技术、已固化的经验等转移给下级医生,下级医生则把基层病人和医疗实际情况传递给上级医生,这是一个典型的非均衡的知识转移过程。有效的知识转移可带来基层医疗技能的提升和上级优质医疗资源的下沉,进而推动远程会诊的发展,同时提高基层医院的服务水平。一个完整的远程会诊通常包括:基层医院申请远程会诊、上传电子病历,中心医院远程工作人员收到信息并根据需求匹配专家、安排会诊,随后专家进行会诊、探讨病例、做出诊断,形成远程会诊流程(图7.6)。

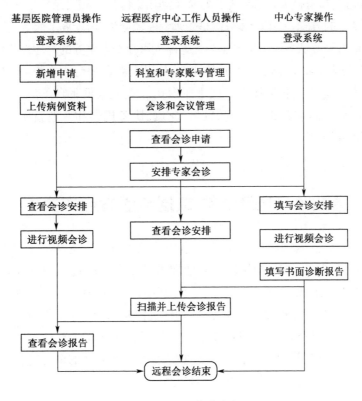

图7.6　远程会诊流程

(2)基于大数据技术的家庭医生签约服务。高血压、糖尿病等慢病患者向来是家庭医生签约服务的重点人群,但传统的慢病签约管理存在患者管理成本高、疾病风险管理效果差、患者依从性低、签约服务绩效考核难等问题,新一代信息技术的引入为提升慢病签约管理效能提供了新契机。《国务院办公厅关于促进"互联网+医疗健康"发展的意见》(国办发〔2018〕26号)、《关于深入开展"互联网+医疗健康"便民惠民活动的通知》(国卫规划发〔2018〕22号)、《国家卫生健康委办公厅关于做好2019年家庭医生签约服务工作的通知》(国卫办基层函〔2019〕388号)、《关于做好2020年基本公共卫生服务项目工作的通知》(国卫基层发〔2020〕9号)等政策文件,均对信息化助力慢病签约管理作出了指引并提出了要求。各地积极落实政策,探索实践,在家庭医生签约服务的各个环节引入信息化手段,不断改进慢病签约服务效率、服务质量,提升签约对象感受度。通过基于大数据的慢病风险预警、人工智能和远程诊疗规范慢病鉴别诊断,实时将患者诊疗和用药记录归集至电子健康档案,通过智能工具包助力随访服务,提供便捷的线上药品服务等,使家庭医生团队的慢病管理能力得以提升。一方面,通过在线预约诊疗、智能双向转诊,提高了慢病签约患者利用健康管理服务的效率;另一方面,通过健康数据共享、信息互联互通以及智能化绩效考核,提高了家庭医生团队提供健康管理服务的效率。

(3) 基于大数据技术的医养结合创新养老服务。以医疗数据信息为支撑,将线上和线下的医疗养老信息进行一体化融合。进一步扩展当代老年人的医疗养老服务空间,同时以大数据为依托深化个性化服务内容。为老年人群体构建出集医疗、养老、保险为一体的信息化服务模式,通过双线结合的方式,老年群体可以享受远程专家会诊、居家养老服务、特殊医疗监护等服务,一体化的信息服务从整体上提升了当代老年人医疗养老服务的舒适性与便捷性。

基于大数据技术的社区居家养老服务体系,是以大数据平台为支撑,构建的"线上平台+线下实体"相结合的新型服务体系。线上平台由养老大数据平台、养老综合服务平台和智能分析监管平台构成,它将推动政府、社区、家庭、服务机构和专业技术人员等线下实体有机联动、协调运作。

第四节　临床诊疗数据与患者自主择医

在医院数量不多、互联网尚未普及的年代,患者就医或简单选择离家最近的医院,或选择亲朋好友推荐的医院。现在,中国医疗事业取得了不俗的成就,据统计,截至 2021 年 11 月底,全国医疗卫生机构数达到 104.362 万个,其中医院 3.645 万个,基层医疗卫生机构 98.965 万个,专业公共卫生机构 1.414 万个,其他机构 0.338 万个。与前一年同期比较,全国医疗卫生机构增加 12 180 个。同时,交通的便利扩大了患者的就医地域范围,患者甚至可以在全国乃至全世界范围内选择医院与医生。面对越来越多的就医选择,患者往往会感到困惑,下面讨论在就医选择中遇到的大数据应用。

一、优质医疗服务的定义

患者总是希望到最好的医院由最好的医生进行治疗,20 世纪 70 年代中期,K. Balint 博士提出"以患者为中心"(patient centered medicine)的医疗服务模式,患者更加关注医院或者医生是否是最好的或者最适合自己的。然而,选择医生和医院并不仅基于他们提供的医疗服务水平,地理距离、医疗保险制度、医院的口碑等因素也发挥着重要作用。患者往往会基于主观和非标准度量化的指标来选择医院和医生。此时,用科学的方法定义优质医疗服务,挑战不仅在于对医疗服务水平的量化,还在于使患者信息透明化。如图 7.7 所示,优质服务、医疗专业、作业流程

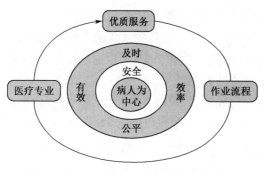

图 7.7　全方位优质医疗服务

组成了优质医疗铁三角。

评价一个医疗服务质量数据科学解决方案的优劣主要依据两个标准。首先,解决方案必须对来自多个来源的大量数据进行分析;其次,分析的结果必须以可访问的、可解释的以及可用的方式呈现。然而,由于许多因素的影响,量化医疗服务水平是极具挑战性的。要考虑的因素包括患者的评价、预约就诊的可用性、治疗的成功率和并发症的发生率等。得益于大数据在临床方面的应用,患者可以通过一些大数据平台来比较医生和医院的医疗服务水平。

二、临床大数据助力患者选择医院

在患者择医过程中,往往最先考虑的是医院。评价医院质量的指标比较多,最直观的就是医院等级,这也是患者选择医院时最常用的指标。

在我国,医院等级划分标准是依据医院功能、设施、技术力量等对医院资质进行评定,此标准全国统一,不分医院背景、所有制性质等。按照《医院分级管理标准》,医院分为三级,每级再划分为甲、乙、丙三等,其中三级医院增设特等,共三级十等。评审对根据医院的不同功能、等级、任务、规模、技术设施条件、医疗质量和管理水平,将医院分为不同的级别和等次,医院等级是表现医院综合实力的重要指标。随着医院信息化的建设,临床信息系统在医院中得到逐步推广,指标的统计不再像以前那样通过手工进行统计,基于临床数据的医疗质量等指标均可在系统中直接统计得出。数据来源于院内各个临床信息系统,综合分析患者用药信息、诊断信息、手术信息、医院感染信息等,可以得出医院重点病种、重点手术、医院感染、患者再住院等相关指标,对比标准指标数据,最终把医院划分为对应的级别与等次,呈现给患者。

我国的医院分级管理制度和评审工作是由行政管理部门统一制订和组织的,对医院具有强制性和一定的法律效应,其存在一定不足:

(1) 医院具体评审指标对患者不透明,患者只能获取到医院的级别和等次,无法获取具体指标值。

(2) 缺乏第三方评价,属于行业内部评价,其科学性和客观性易遭质疑。

三、临床大数据助力患者选择医生

在线医疗社区(Online Healthcare Communities,OHCs)作为在线医疗服务的典型模式,在社区内部汇集了海量的优质医疗服务资源,医疗资源的优化配置使原本稀缺的优质医疗服务资源实现了价值最大化,众多高水平医生通过在线医疗社区向全国患者提供线上问诊、诊后随访、团队诊疗等优质的医疗服务,在线医疗社区推动了"医疗公平"目标的实现。在线医疗社区的核心功能是为患者提供在线轻问诊服务,将医患之间传统的面对面诊疗模式转变为突破时空限制的线上轻问诊,在医生和患者之间建立可靠的线上沟通渠道。这种以提供医疗健康服务为核心的虚拟社区,不仅给予患者平等享受高质量医疗健康服务的机会,由其催生出的在线医疗健康市场还为医生创造了额外的经济效益,患者、医生和平台等利益相关主体实现了医疗健康生态系统的价值共创。

自在线医疗出现以来,国内外众多学者已从多个角度对在线医疗社区患者择医行为展开了研究。研究大致可以分为以下三类:①分析在线医疗社区中患者生成信息对患者择医行为的影响。患者生成信息指的是曾进行在线咨询服务的患者生成的信息,如反馈、评论和评分。此类研究主要探讨了医生在线声誉对患者择医行为的影响。②分析在线医疗社区中系统生成信息对患者择医行为的影响。系统生成信息是指在线医疗社区网站生成的信息,揭示服务提供者的行为,如贡献、等级、知名度等。③综合分析患者生成信息与系统生成信息对患者择医行为的影响。此类研究同时考虑了患者生成的信息、系统生成的信息对患者决策的影响。

在"互联网+医疗"模式发展成熟之前,患者主要通过口口相传或熟人推荐的方式选择医生,而在线医疗社区的出现使得患者能够像在线购物一样,可以基于各类信息对医生能力做出综合评判,拥有了更高的就医决策自主权。在线医疗社区中,反映医生专业能力的数据一方面来自医生和平台提供的较为权威的信息,另一方面也体现在过往患者做出的诊后评价和反馈中,这些数据组成了医生线上口碑的不同维度。医生公开真实的个人信息,例如职称、学历、擅长领域等,展示出个人的专业能力,帮助自身建立和维护线上口碑,以得到患者的信任和选择。此外,在线医疗社区的高度互动性为医疗信息的高效交流和共享提供可能,患者不仅可以向医生发送感谢信以表达谢意,而且还可以通过打分、发表评论等形式对医生的医疗水平和服务态度进行评价。

本章小结

临床诊疗数据是国家战略资源和支撑医学技术不断发展的数据宝库,临床诊疗数据的应用可产生很高的卫生经济价值,如何有效地存储并利用临床诊疗数据,使之为全人类的健康服务,是一项重要的科学课题。

本章在介绍临床诊疗数据后,分别介绍了其在临床辅助诊断、精准医疗辅助、诊疗过程优化和患者自主择医这四方面的应用。

首先,本章介绍了临床辅助诊断,辅助诊断是大数据在临床应用中最重要的应用之一,该部分也是本章的重点内容。辅助诊断从实际应用领域来看,可大体分为影像辅助诊断、病理辅助诊断、全科辅助决策、智能基因检测等。

其次,本章介绍了精准医疗的定义,并从精准预防、精准诊断、精准治疗和精准用药这四个环节依次阐释临床诊疗数据在其中的作用,并运用智能基因检测这一实例让读者更能深入理解。

最后,本章还补充了临床诊疗数据与诊疗过程优化和患者自主择医。以此激发读者思考,未来将临床诊疗数据应用于更广泛的地方。

▶ 本章思考题

1. 简述精准医疗主要包括哪些部分。
2. 简述临床诊疗数据的作用。
3. 除了上述内容,你认为临床诊疗数据还可以运用于哪些方面? 谈谈你的思考。

◢ 案例分析

健康医疗大数据与罕见病的精准用药

罕见病,又称为"孤儿病",是指发病率低、患病人数相对较少的疾病。目前尚无对罕见病的确切定义,不同国家或组织对其定义不同。世界卫生组织(WHO)将罕见病定义为患病人数占总人口 $0.065\% \sim 0.1\%$ 的疾病或者病变。欧盟健康与消费者保护总司(DG SANCO)认为患病人数占总人口 0.05% 的疾病或者病变即为罕见病。2002 年,美国《罕见病法案》(*Rare Diseases Act of 2002*)将罕见病定义为每年患病人数少于 20 万人的疾病。尽管单个病种罕见病发病率低,但由于全世界罕见病大约有 7 000 多种,因此全世界罕见病患者人数可达 3.5 亿~4 亿。所以说,罕见病是一类严重危害公众健康的疾病。

健康医疗大数据包含基因组、暴露组、电子病历等临床数据以及个人生活习惯和地理位置等信息,可帮助临床医生理解疾病的发生发展过程,使得数据驱动的用药决策成为可能。对于罕见病而言,健康医疗大数据能够有效地弥补罕见病样本量较少的缺点,有效地整合各种信息,从中挖掘出各种相关关系,进而对罕见病患者个体进行用药指导。

一、健康医疗大数据指导罕见病用药

药物治疗是罕见病治疗的主要方式,据统计,目前仅 1%的罕见病能够得到有效的药物治疗。用于罕见病的药物(又称"孤儿药")在开发和上市的过程中面临着受众小、科研投入可能无法收回、基础研究落后等重重困难,这些使得"孤儿药"研发进度缓慢。不同来源的基因组、转录组等组学数据与临床表型数据融合起来形成的"健康医疗大数据"使得信息获取更加容易,对于罕见病而言,更利于将小规模的临床试验等数据集中起来进行分析,进而指导用药。

二、利用大数据分析药物不良反应实现精准化治疗

罕见病的治疗手段有限,并且部分药物的常规方案不良反应显著而无法用于临床,导致可供罕见病患者选择的治疗方案少之又少。这种对药物不良反应"一刀切"的方式无疑会给需要这种治疗方式的罕见病患者带来不便。融合了基因组、环境、生活习惯等多个维度信息的健康医疗大数据能够系统地获得大量的个案报告,通过对大量数据的分析可以得到特定罕见病治疗药物的有效及安全数据,从而提供适合罕见病患者的精准治疗方式。治疗癫痫的药物丙戊酸钠的使用就是这样一个例子。丙戊酸钠是一种有效的抗癫痫药物,尤其是对青少年肌阵挛癫痫非常有效,但因其不良反应而仅作为治疗癫痫的三线或者四线药

物。2015 年 Baker G A 等人在 Neurology 发表的 *IQ at 6 years after in uteroexposure to antiepileptic drugs A controlled cohort study* 一文使用前瞻性队列研究发现当患有癫痫的孕妇服用高剂量丙戊酸钠(每日剂量＞800 mg)时,所产婴儿的认知能力较服用拉莫三嗪和卡马西平的癫痫孕妇所产婴儿弱,但是当患有癫痫的孕妇服用低剂量丙戊酸钠(每日剂量＜800 mg)时,对婴儿认知能力的影响则不显著。将这个研究结果与先前的认知结合起来,对多个研究结果组成的大数据进行分析,提示对青少年肌阵挛癫痫患者可使用低剂量的丙戊酸钠(＜800 mg)进行治疗。这一发现大大改善了青少年肌阵挛癫痫患者的预后和生活质量。利用健康医疗大数据,可实现对治疗方案进行精准亚分类,更加精准地对罕见病进行治疗。

三、结论

大数据及大数据技术的出现,使得各行各业面临着新的变革,健康医疗大数据的发展使重大疾病及罕见病的诊疗逐渐抛弃传统的方式。通过积累的药物信息、治疗方案、病例信息等数据,逐步实现得到一个完全个性化的诊断结果以及理想的治疗方案。罕见病的研究也将推动精准医学的发展,疾病谱的细分也对新治疗方法的探索有帮助。目前罕见病的主要问题包括能否被明确诊断,大部分疾病尚缺乏针对性治疗,部分疾病的治疗也主要是长期服药、特殊饮食及生活干预,门诊依然是罕见病的主要医疗方式。而健康医疗大数据的发展对罕见病的用药指导也有革命性的推动作用。多组学融合及分析、基于真实世界的知识提取等技术的突破和进步,必将推进健康医疗大数据应用于实际。在健康医疗大数据的指导下,罕见病的诊断、治疗和用药等都将获得更精准的方案。

〔案例来源:武志慧,王飞,姜召芸,等.健康医疗大数据与罕见病的精准用药[J].科技导报,2017,35(16):20-25.〕

【思考题】

1. 需要使用哪些技术才能使大数据在罕见病的诊疗中得到最大应用?
2. 健康医疗大数据最能有效地弥补罕见病治疗中的什么缺点?

第八章

大数据与药物研发

在生物医药领域,各种平台的数字化、企业营销 PR、无数的数码传感器,时时刻刻都在产生着大量数据。我们已经进入了具备相当深度和广度的生物医药大数据时代。生物医药大数据具有种类多、维度高、数据量大、增长速度快等特点,包含组学大数据、药物研发大数据、药物生产大数据、医疗器械大数据、科学文献大数据等。生物医药行业数据量呈现爆炸性增长,数据包罗信息多、价值大,但存在碎片化、利用率低的问题。我国海量生物医药大数据亟待挖掘、整合与利用。本章以生物医药大数据在临床试验设计、药物效用分析、药物不良反应监测以及老药创新应用为例,说明生物医药大数据技术在药物研发领域的创新与潜力。

▶ 引导案例

华为云"神农项目"

化学信息学领域国际顶级期刊 *Journal of Chemical Information and Modeling*(《化学信息与建模》)出版了 2020 年 12 月新冠特刊,封面为中国古代传说中神农辨药尝百草的画面(图 8.1)。该期封面刊出的正是华为云 EI 医疗智能体团队主导的抗疫课题——"神农项目"前期成果:新冠病毒药物虚拟筛选在线交互 Web 服务。"神农项目"也是迄今为止全球最大的完全免费公开的新冠药物虚拟筛选数据库。

新型冠状病毒在全球范围影响了人类健康,寻找有效治愈新冠病毒感染的治疗方式是临床医生和药物研发人员最紧迫的工作。计算机辅助药物筛选根据病毒靶点和小分子药物的 3D 结构,计算病毒蛋白与药物之间的结合能量,实现从成千上万的小分子库中筛选出与病毒结合最紧密的候选药物,从而快速为药物研究和临床试验提供方向。

为了全面、系统地评估药物与新冠病毒所有靶点蛋白的结合情况,2020 年 2 月,华为云 EI 医疗智能体团队与华中科

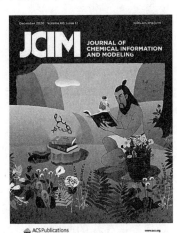

图 8.1　JCIM 封面

技大学同济医学院基础医学院、华中科技大学同济医学院附属武汉儿童医院、西安交通大学第一附属医院、中科院北京基因组研究所迅速成立联合团队,从新冠病毒蛋白序列开始,针对所有21个靶点蛋白进行同源建模、分子动力学模拟优化,获取靶点蛋白的3D结构,对超过8 500个已上市、进入临床的小分子药物进行了约18万种药物-靶点配对情况的计算评估,让研究人员可以同时从21个靶点蛋白的角度,综合、无偏地评估药物效果,从而为后续的药物机制研究、临床试验提供线索。

此次大规模计算机辅助药物筛选,基于华为云EI医疗智能体平台(EI Health)进行。该平台基于华为云AI昇腾集群服务、一站式AI开发平台ModelArts的强大AI能力,集成了医药领域众多算法、工具、AI模型和自动化流水线,可以短时间内完成上千万次的模拟计算,让以往耗时数月的计算机辅助药物筛选在数小时内完成。

2020年4月起,"神农项目"所有筛选结果均已陆续在在线平台(https://shennong-project.ai/)公开,药物研发人员可在多个终端浏览器查看靶蛋白和药物的3D结合结构以及计算评分,无需安装任何专业的结构生物学软件。"神农项目"发表的公开数据得到了中外广泛的关注,同时项目团队也收到了大量的咨询邮件。该数据平台为多款临床正在使用、临床测试的中西药的分子作用机理提供了理论基础。

2021年6月,国际权威机构IDC发布报告《IDC PeerScape:中国新药研发中新兴信息化技术应用实践与案例》(IDC♯CHC47231821,2021年6月),其中华为云联合多家高校及科研机构针对新冠病毒进行计算机辅助药物研发的案例,被列为新药研发机构与专业的生物计算技术企业合作开展新药研发的最佳实践之一,可以供新药研发机构和生物计算技术企业参考。IDC报告称,华为云联合多家高校及科研机构开发和利用专业的生物计算算法,采用专业的云计算算力资源,为新药研发提供动力。

IDC中国Health Insights行业研究与咨询服务部高级研究经理肖宏亮表示:新兴信息化技术尤其是大数据和人工智能技术以及作为底层技术的云计算技术,已经成为加速新药研发和降低研发成本的重要技术推动力,生物技术与大数据算法与算力技术的结合正在发展成为精准医疗的基本技术。信息化技术在新药研发规划、新药设计、药物临床试验等新药研发环节中发挥着重要作用。如何更好地对信息化技术充分应用于新药研发中,成为新药研发竞争的关键要素。

(资料来源:读创、搜狐网)

第一节　生物医药大数据与临床试验设计优化

一、药物研发概述

药物的发现和筛选经历了以下三个阶段。

第1个阶段是随机筛选药物阶段,主要在1930—1960年。这是一个偶然发现的时代,随机筛选药物的典型代表就是利用细菌培养法从自然资源中筛选抗菌素。

第2个阶段是高通量靶向筛选,主要在1970—2000年。这个时代技术更加先进,可以使用高吞吐量的靶向筛选对大型化学库进行筛选。组合化学的出现改变了人类获取新化合物的方式,人们可以通过较少的步骤在短时间内同时合成大量化合物,在这样的背景下高通量筛选的技术应运而生。高通量筛选技术可以在短时间内完成对大量候选化合物的筛选,经过发展,已经成为比较成熟的技术,不仅仅应用于对组合化学库的化合物筛选,还更多地应用于对现有化合物库的筛选,如降低胆固醇的他汀类药物,就是这样被发现的。

现在是第 3 个阶段,即虚拟药物筛选阶段。科研工作者将药物筛选的过程在计算机上模拟,对化合物可能的活性做出预测,进而对比较有可能成为药物的化合物进行有针对性的实体筛选,从而可以极大地减少药物开发成本。

虽然药物研发方法已经经历了几个重要的阶段,但是开发新药仍然是一项漫长而且低效率的工作。整体来说,药物研发面临严峻的挑战,成本高昂且研发周期太长。一般估计,开发一种新药平均需要 10 年时间,耗资约 15 亿美元,但随着药物开发难度的增大,目前可能一种新药的研发会耗资 40 亿～120 亿美元,还不能保证成功。如图 8.2 所示,新药研发除了要求药品的疗效外,还需要保证其安全性,必须经过动物实验和Ⅰ、Ⅱ、Ⅲ期临床试验。而即便Ⅲ期临床试验后新药被批准上市,还有Ⅳ期临床研究,即新药上市后的再评价。数据显示,从 5 000 多个化合物中筛选出疗效好、毒性低的化合物,约 10％可进入临床前试验,再经过 10～15 年的Ⅰ、Ⅱ、Ⅲ期临床试验验证药物的有效性和安全性,3～5 个化合物可成为药物上市。

肿瘤药物的研发更为复杂,首先肿瘤是多基因疾病,针对一个靶点是否足够抑制肿瘤生长仍受到质疑;药物需要针对多靶点,选择单一靶点可能忽略其他靶点的抗肿瘤活性;很难确定患者的靶点为肿瘤生长的驱动基因;肿瘤的异质性、易变性等都会导致抗癌药物临床试验的不可预知性。如何筛选到针对某个靶点的化合物,如何定位适合药物的受试者,从而提高临床试验的效率,加快临床试验的进度一直是药物研发整个链条的研究人员所要解决的问题。

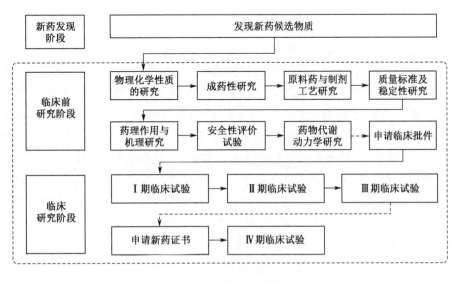

图 8.2　新药开发流程图

二、基于大数据的药物临床试验设计

随着生物分析技术的不断演进,生物医学领域产生了大量的数据,而 21 世纪初开始推广的高通量测序、高分辨率色谱联用等技术,则把数据量的增速推向新的高峰。世界各国纷纷建立面向生物医学健康领域的大数据中心。国外在大数据开发方面已取得成效,有生物医学大数据的基础平台、面向生物医学大数据的存储系统,实现了生物医学大数据处理算法的并行化、生物医学大数据的分析与挖掘。Cloud BioLinux 实际上是一款能够使研究人员在云平台上快速部署一套生物医学大数据处理环境的虚拟机,其内部预装了 135 种与生物医学相关的软件包,涵盖的功能包括序列对齐、聚类、可视化等。

生物医药大数据的应用不仅可以让肿瘤得到早预防、早发现、早治疗,也可以让药物研发和临床试验的设计更精准、更优化。

知识链接 >>>>>>

生物医学健康领域大数据中心

欧洲早在 1987 年就成立了欧洲生物信息学研究所,该机构建立了包括核酸和蛋白质序列、基因和基因表达、蛋白质结构、小分子代谢、本体等方面的几个权威数据库,其中的核酸序列数据库目前已有约 37 亿条记录,包含约 7 700 亿个碱基数据,所有数据库的数据总量超过 20 PB。相应地,美国也在 1988 年成立了美国国家生物技术信息中心(NCBI)。目前,该中心已建有包括 PubMed、RefSeq、SequenceRead Archive 等在内的近 40 个数据库,总共包含约 69 亿条记录。

〔资料来源:张路霞,段会龙,曾强,等.健康医疗大数据的管理与应用[M].上海:上海交通大学出版社,2020.〕

利用所建立的生物医药大数据服务于药物的研发已卓有成效。当下,抗癌药物的上市速度远超从前,主要是因为对生物医药大数据的挖掘,可以了解癌症驱动基因,并系统收集基因突变形式,模拟出这一突变基因转录、翻译的蛋白质结构,因此可以精准地设计抑制这一靶点的药物。例如,奥西替尼是抑制 EGFR T790 突变的第三代抗 EGFR 药物,EGFR20 是外显子突变使用第一代 EGFR 抑制剂(如吉非替尼)耐药后,精准分析发现 40%~50% 的患者有 T790M 突变,针对此基因突变设计奥西替尼,明确药物研发目的,减少了化合物筛选过程。另一方面又非常清晰地知道如何筛选合适的入组患者,在 I 期临床研究中发现 EGFR T790M 突变受试者的客观疗效远远高于 T790 阴性患者,从而在后续的临床试验中将 T790M 突变作为入选人群,以加快奥西替尼临床试验进程,该药仅用 2.5 年时间就获得美国 FDA 的批准,成为美国有史以来上市最快的抗癌药。在药物设计时有必要研究生物医学大数据,尽量避免药物作用于其他靶点导致毒性不可耐受。例如,研发团队发现 T790M 突变和胰岛素样生长因子受体的突变位置几乎一样,必须设计出一个对 EGFR 野生型、胰岛素生长因子受体无效,但对 T790M 有效的化合物,如同一时间的竞争药物 Rociletinib,专门作用于 EGFRT790M 突变,显示出较好的疗效,但这一药物同时作用于胰岛素受体,因此诱发了很多副作用,如诱发高血糖、心脏毒性,因此公司停止了对该药物的研发。

小分子靶点药物对肿瘤的治疗很容易产生耐药性。例如在非小细胞肺癌中,根据一些基因变异采用各自的靶向药物,尽管它们的效果也非常好,但现有的临床试验数据显示,肿瘤无进展时间一般都在 1 年左右,因此非常有必要利用生物医药大数据研发后续针对基因突变的药物。例如,艾乐替尼是二代间变性淋巴瘤激酶(ALK)靶向药物,对于 ALK 融合突变阳性晚期非小细胞肺癌(Non-Small Cell Lung Cancer, NSCLC)初治患者采用艾乐替尼治疗后,肿瘤无进展生存期(Progress Free Survival, PFS)可达 25.7 个月,相比一代 ALK 靶向药物克唑替尼,肿瘤无进展生存期足足延长了 15 个月,客观缓解率约为 83%,肿瘤进展风险降低了 53%,颅内缓解率为 81%,12 个月颅内进展比例仅为 9.4%,这一临床数据再一次打破了非小细胞肺癌的治疗格局,刷新了肺癌治疗记录。

在临床试验过程中利用医疗大数据确定某一基因突变的人群,有针对性地实施临床试验,将加快药物的上市。例如,携带有害的 BRCA 胚系突变的乳腺癌患者的乳腺癌治疗十分困难,且该病往往发生于年轻女性,PARP 抑制剂奥拉帕尼与标准化疗随机对照研究治疗此类患者,结果发现,29% 接受标准化疗的患者出现肿瘤缩小,60% 接受奥拉帕尼治疗的患者肿瘤缩小。肿瘤进展后,观察两组患者肿瘤再次恶化的时长,奥拉帕尼治疗组的患者的时长更长,表明奥拉帕尼不再起效时,肿瘤并不会变得更具有侵袭性,进展的风险降低了 42%。

因此,利用生物医药大数据可以使得药物的研发更具有针对性,临床试验更具有靶向性,临床试验设计更优化。从肿瘤发生、发展、治疗、耐药一系列的大数据中挖掘有利于临床试验的人群,将大大提高临床试验的高效性、成药性。

知识链接 >>>>>>

人工智能＋疾病模型

胃癌作为一种胃黏膜上皮的恶性肿瘤,是死亡率极高的三大癌症之一。全球胃癌患者五年存活率小于 10%,每年约有 78 万人死于胃癌。其中,发病数量约占胃癌 1/3 的弥漫性胃癌属于基因组稳定型癌症,但传统的靶向 HER2、EGFR 等靶点的药物并不适宜用于弥漫性胃癌患者的治疗。同时,弥漫性胃癌患者对于化疗、放疗等传统疗法也往往不敏感,临床上迫切需要针对弥漫性胃癌的有效靶向药物。为了弥补这一领域的空白,2021 年 AI 药物研发公司晶泰科技(XtalPi)与希格生科(Signet Therapeutics)合作的弥漫性胃癌项目建立"AI＋疾病模型"模式,以此推进胃癌新靶标的研发。

在该弥漫性胃癌靶标项目的具体研发过程中,晶泰科技首先利用自主研发的人工智能药物发现平台(ID4 平台)生成百万量级的化合物分子,并通过 AI 技术以及高精度计算化学工具,对生成的分子的各种性质(如活性、选择性、类药性、新颖性、可合成性等)进行计算评估,将百万量级分子快速收敛到近百个分子。之后,再由药物化学家对近百个分子进行筛选和评估,从中挑选出 10～20 个分子用于合成与测试,并将实验结果反馈给 ID4 平台,由其完成迭代,进行新一轮的分子生成。每一轮分子生成仅耗时 2 周左右。希格生科充分展示了功能生物学平台的评估优势,为项目建立专属疾病模型,更加快速高效率地评估候选设计化合物。同时,通过希格生科反馈的在真实项目中产生的实验数据,晶泰科技 AI 模型预测的准确度也得以迅速提升,促成了项目的快速推进。除了现有的合作管线之外,希格生科在功能生物学平台数据的积累,如类器官数据、PDO 以及 PDX 等将会大大提高晶泰科技AI 模型在"分子水平之后,IND 之前"对于药物功能水平的预测精准性,拓展晶泰科技 AI的可操作空间。

人工智能和高精度计算化学的方法不仅能够显著提升药物研发效率,还能突破现有的药物小分子库多样性的限制,得到全新(de novo)的药物分子骨架,这对现有的药物研发具有非常重要的意义。目前,这种"AI+疾病模型"模式已被广泛应用于临床结果预测,为临床试验设计提供信息、优化药品剂量、预测产品安全性以及评估潜在不良事件等方面。

(资料来源:动脉网)

第二节　生物医药大数据与辅助药物效用分析

一、基于大数据的临床用药效用分析

临床用药记录等大数据分析可以提供诸如患者人群特征、疾病流行特征、区域用药特征、疾病流行特征等信息。另外,比较相同疾病或者病症的不同药物治疗方案下患者的治疗效果,可以发现某个治疗措施最优或者具有最佳成本效益;通过比较发病因素、症状、疗程等数据,可以建立反映治疗有效性的分析方法。因此,美国联合医疗保健集团(United HealthCare)分析了机构内的医疗数据,开发了临床应用系统,该系统可给出医生实践行为模式,并与其他医生及常规的治疗方法进行比较挖掘最优治疗措施。蓝十字保险公司(Blue Cross)利用数据挖掘技术成果,通过分析急诊和住院申请数据、用药记录、医生诊察记录发现隐性哮喘,适时提醒医生采取适当干预措施,改善疾病管理,提高药物效益、降低医疗支出。

1999 年佛罗里达医院(Florida Hospital)启动了临床最佳实践活动,发起了在所有住院、门诊机构中建立临床诊疗标准路径的活动,在日常医疗活动中应用数据挖掘技术提高临床实践效果。

中国台湾云林科技大学的工作者通过分析用药记录、生化检验数据并挖掘病案记录中潜在信息,发现病情变化迹象,及时提醒医生。该团队以就诊某医院长期接受药物治疗的慢性心血管疾病患者为研究对象,根据临床客观数据描述病情趋势以及做治疗有效性评估。该研究以自组织映射神经网络(Self-Organizing Map,SOM,或称无监督式神经网络)和粗集理论(Rough Set Theory,RST,或称约略集合理论)的联合应用为基础建立模型,如对某教学医院医学数据库中病例的检验结果、治疗药物和给药频率数据进行挖掘。数据集包括患者生日、性别、生化检验值(高、低密度脂蛋白,三酰甘油,血糖,糖化血红蛋白)、药物以及给药频率,通过数据挖掘有效地检测出研究期间病情发生变化的患者,及时提醒医生重新评估患者健康状况,制订治疗方案。在交叉对比试验中,系统自动提醒的准确率约为 98%。

精准癌症医学的目标是通过为个体患者定制治疗方法来优化临床疗效,源自患者肿瘤基因组谱的疗法就是这样一种方法。机器学习算法已成为实现这一目标的有用工具,但单模型方法的预测性能仍然不足。例如美国卵巢癌研究所(Ovarian Cancer Institute)和佐治亚理工学院的研究人员使用基于集成的机器学习算法(ELAFT),能以高精度预测患者对抗癌药物的反应。如图 8.3 所示,研究人员使用来自国家癌症研究所提供的 499 个独立细胞系的数据,为 15 种不同的癌症类型开发了基于机器学习的预测模型。然后用包含 7 种化疗药物的临床数据集对这些模型进行了验证,这些药物可以单独或联合给药,被用于 23 名卵巢癌患者。研究人员发现整体预测准确率为 91%,精度为 89%,召回率为 100%。该团队使用的大数据算法有支持向量机(SVM)、随机森林分类器(RF)、K-最近邻分类器(KNN)和逻辑回归分类器(LR)。

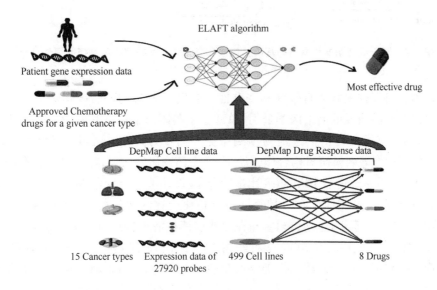

图 8.3　ELAFT 算法及其如何实现个性化癌症医学

〔图片来自 Lanka J,Housley S N,Benigno B B,et al. ELAFT:An Ensemble-based Machine-learning Algorithm that Predicts Anti-cancer Drug Responses with High Accuracy[J]. Journal of Oncology Research,2021,4(1):1-11.〕

二、基于大数据的临床前药物反应预测

在新药研发的临床前实验阶段,对目标疾病的药物反应进行准确预测是最重要、也最具挑战的任务,尤其是在癌症治疗领域。临床前的实验主要涉及使用计算模型和相关细胞组织在实验室环境下进行各项分析测试,为后续的人体临床试验垫定基础。近年来基于细胞系的癌症药物反应研究快速发展,但传统计算模型仍不能有效抓取药物的化学结构特征,并充分整合多种组学信息,这限制了药物反应预测准确率的进一步提升。商汤智慧健康团队提出一种全新的混合图卷积网络模型 DeepCDR(图 8.4),可自动挖掘和建立药物化学结构特征,并高效处理细胞系里的基因组学、转录组学、表观基因组学等多元组学数据,实现对抗癌药物反应的精准预测。在覆盖 238 种药物和 561 种细胞系的公开数据集上,该模型将预测精度指标(皮尔森相关系数)从 0.780 提升到了 0.923,为抗癌

药物临床前的实验室环境下测试药物敏感性以及寻找肿瘤中调节药物反应的新基因等提供更加精准高效的研究工具。

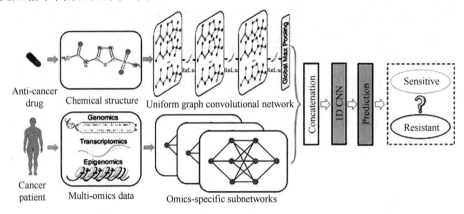

图 8.4 基于混合图卷积网络的基因多组学和药物化合物在癌症药物疗效评估分析
〔图片来自 http://baijiahao.baidu.com〕

基于数据还可以预测新药有效性和安全性。成立于 2012 年的 Atomwise 是一家利用超级计算机进行药品研发的前沿医学公司,总部位于美国旧金山。其商业模式是为制药公司、创业公司和研究机构提供候选药物预测服务。迄今为止,Atomwise 已经与斯坦福大学、Scripps 研究所等著名科研机构合作开展了 27 个药物研发项目,与默沙东也有药物研发合作项目。Atomwise 通过与 IBM 超级计算机合作,设计了一套名为 AtomNet 的系统。该系统通过分析数据库,并用深度学习神经网络分析化合物的构效关系,于药物研发早期评估新药风险。早在 2015 年,这家公司宣布在寻找埃博拉病毒治疗方案方面有一些进展,在不到 24 h 的时间内就成功地对 7 000 多种药物进行了分析测试,在为时一周的时间内,又从已有的药物中找到两种或许能用来抗击埃博拉病毒的药物。Atomwise 还发起了人工智能分子筛选奖励计划,向多达 100 个大学研究实验室免费提供 72 种潜在的治疗化合物。Atomwise 使用 AtomNet 平台筛选 1 000 万个分子,并为每个实验室提供 72 个靶向该实验选择的靶标的化合物。

第三节 生物医药大数据与药物不良反应监测

一、药物不良反应监测概述

药品在诊断、治疗和预防疾病以及调节生理功能过程中给人们带来了巨大的益处,如患者在服药后疾病症状减轻,疾病得到控制,治愈了疾病,或者通过改变疾病的进程延长了生命等。但药品的使用也存在潜在风险,包括用药错误、不合理用药,以及合格药品在正常用法用量下产生的药品不良反应(Adverse Drug Reaction,ADR)等。药品安全日趋成为威胁人类生命和健康的严重公共卫生问题,预防和控制药源性损害刻不容缓。

药品安全监管的主要任务是利用所有的手段和方法,将药品带给患者的风险降到最低,保证药品的效益大于风险。新药在上市前往往要进行严格的动物实验和临床试验。由于人类和动物之间的种属差异(即便使用灵长类动物进行实验也有种属差异),人和动物对药物的反应不尽相同,因此动物实验的结果不足以预测此药用于人类的安全性。临床试验是新药上市前进行的人体试验。参加新药临床试验的受试者都是经过严格筛选的,人数通常在数百到数千人。由于病例数量少、试验对象选择范围狭窄、受试对象控制较严和研究目的单纯等局限性,对人体可能产生的不良反应的认识只能局限于受试者群体,无法代表所有用药人群,同时也无法观察到罕见的不良反应。而药物进入市场后,服药人群将达到上百万甚至上千万人,这些人的身体状况、用药情况等千差万别。服药后的各种不良反应以及药物之间的相互作用纷至沓来,情况严重的甚至可能危及生命。另外,由于临床试验的观察时间有限,也无法观察到迟发(如用药后几年内发生)的不良反应。因此在药品上市后对其安全性进行密切监测,尤其是对药品不良反应进行监测,是各国药品监督管理部门的重要职责,更是确保药品安全、保障公众健康的主要手段。

当前,医疗信息化的迅猛发展为生物医药大数据的快速积累奠定了基础,并已经在药品上市后的安全性监测实践中得到推广和应用,极大地弥补了传统的药品上市后安全性监测工作的局限,提高了药品安全监管工作的效率。

长期以来,美国食品药品监督管理局(FDA)、中国及其他国家的药品监管部门主要依靠自发呈报系统被动监测药品上市后的安全性。自发呈报系统基本涵盖以下主要内容:患者的基本信息;引起不良反应药品的信息;药品不良反应的表现、临床检查;药品与不良反应之间因果关系的分析判断。自发呈报系统可以及早发现潜在的药品不良反应问题的信号,从而形成假说,使得药品不良反应得到早期警告。

自发呈报系统的优势在于,可以快速对药物不良反应进行追踪,研究工作的持续时间和地点不受限制;操作简便且费用不高,覆盖范围广。追踪的范围理论上包括了所有的医师和药师、所有的药品、所有的不良反应、暴露于药品的整个人群(包括临床试验中所排除的老年人、儿童、孕妇等);药品上市后自然地被加入被监测系统,使人们可以得到药物不良反应的早期警告。

然而自发呈报系统也存在一定的局限性。该系统对于任何一份报告,并不能直接说明药品与不良反应间存在确定的因果关系。药品不良反应可能是由疾病本身、联合用药或是服药时的偶然条件引起。由于实际用药人群数量未知,缺乏整体用药人群基数,即只有分子,没有分母,不能计算出不良反应发生率,只能计算各种不良事件的构成比,因而无法衡量发生风险、分析相应的危险因素等。该系统完全依赖患者、医生或药品制造商向政府药监部门报告在用药过程中观察到的不良事件,由于报告为自愿而并非强制,报告数远远小于实际发生数,且容易出现错报。不是所有的不良反应都会被报告到相关部门,这种"低报"现象的存在导致该系统灵敏度下降。此外,自发呈报系统还存在报告率变化较大的问题。自发报告数量一般受以下因素影响:药品固有的急性毒理、药物的用法、药物已经上市的年数、是否有公开发布的药品不良反应信息。

药物不良反应的主动监测可以弥补自发呈报系统的上述不足,主动监测主要包括处方事件监测、重点医院监测、记录联结系统和流行病学专题调查等,其中流行病学专题调查又可以分为队列研究、病例-对照研究、病例系列分析等。然而,这类主动监测方法也存在瓶颈。首先,任何一个流行病学专题调查从设计到实施,包括研究对象的募集、随访,资料的收集和整理分析等环节,都需要较长的时间,研究时效性较差,因此研究结果较为滞后;其次,开展相关监测工作通常需要消耗较多的人力、物力,因而研究花费也较高,很难被广泛推广使用。

二、基于大数据的药物不良反应主动监测

电子病历可以将临床数据转化为群体水平的药品不良反应监测数据。包括中国在内的各个国家积累了海量日常临床诊疗数据,记录了患者的诊断、处方、症状、体征和实验室检查结果等信息,具有良好的代表性。以电子病历为代表的电子医疗数据已逐渐成为药品上市后安全性研究的重要资源,可广泛应用于药品监测、疗效比较等领域。20 世纪 80 年代开始,英国综合医疗研究数据库(General Pactice Research Database,GPRD)的电子病历数据用于药品上市后的安全性研究。但直到近 10 年,随着医疗记录电子化的不断进步、数据库系统的不断完善、大数据挖掘技术的不断提高,基于大规模现有真实世界数据(如电子病历数据等)开展药品不良反应的主动监测才成为可能。

1. 哨点系统

2007 年美国国会通过了《美国食品药品监督管理局 2007 年修正法案》(*Food and Drug Administration Amendments Act of* 2007,FDAAA 2007),授权 FDA 与公众、学术界和私营实体合作,以建立上市后药品安全性主动监测系统。法案要求截至 2012 年该系统必须至少覆盖 1 亿人。包括电子医疗数据在内的多种自动医疗数据源,以及该系统建立的分布式网络链接数据源是这个风险识别和分析系统的重要特征,不仅有助于描述已知不良反应的特性、监测可预防的药品不良反应,还可以加深对上市后可能出现的药品安全问题的认识。针对该法案,FDA 在 2008 年宣布了哨点计划(Sentinel Initiative),旨在建立一个可扩展的、高效的、可持续的监测系统,利用多种来源的电子医疗数据进行药品和医疗器械产品的主动安全监测,对已有的大规模上市后被动安全性监测系统进行有效补充。2009 年,FDA 与哈佛朝圣者医疗保健院(Harvard Pilgrim Health Care,HPHC)签订了为期五年的"迷你哨点(Mini-Sentinel)计划"项目。该项目由哈佛大学主导,联合多样化的合作伙伴,旨在研发和测试各种工具和方法,从而为完善整个哨点计划的结构和实施奠定基础。到 2011 年,迷你哨点计划已经建成了一个覆盖 1.26 亿人,拥有 30 亿条处方记录、24 亿条就诊记录、4 000 万条急性住院记录的分布式数据网络。覆盖人群平均观察时间为 2.7 年,2 700 万人有超过 3 年的医疗数据,其中 1 300 万人有实验室检验结果的数据。从 2014 年 9 月开始,迷你哨点计划开始向完整版的哨点系统过渡。2016 年 2 月,FDA 宣布全面启动哨点系统,并将其作为医疗产品安全性评价工作的主要组成部分。

哨点计划有两个主要特点:第一个特点是采用哨点分布式数据库(Sentinel Distributed Database,SDD)。哨点计划采用多方合作的机制,即数据合作方由协调中心(即哈佛朝圣者医疗保健院)、数据提供方(数据合作伙伴)和学术研究机构(学术合作伙伴)共同组成。不同的数据合作伙伴仍享有数据的所有权,无需将数据传送到一个数据中心进行统一保存和管理,保证了数据合作伙伴对数据的操作权。使用分布式网络的好处显而易见。首先,它

能够满足 FDA 建立非集中式数据库的要求,因为建立集中式数据库会引起对医疗数据隐私保密的顾虑。这种分散式的设计可以避免集中式数据仓的建库、维护、获得数据等一系列工作,降低了系统运行和维护的成本。同时,也可以减少数据传输中潜在的数据窃取、数据丢失等安全隐患,避免数据合作伙伴对个体保密信息泄露和数据专属权丧失的担忧。其次,可以发挥数据合作伙伴对各自的数据内容及其用途了解的优势,更加有效地处理和更新数据,保证对数据的正确使用和合理阐释。第二个特点是采用了通用数据模型。通用数据模型是药物流行病学专家根据不同数据库的特点以及药物流行病学研究的需求,通过反复论证,研究和设计的标准数据结构。数据合作伙伴根据通用数据模型的要求在本地对其数据进行转换,将不同数据源的数据转换为统一的数据结构,使得每个数据合作伙伴能够运行相同的标准化计算机程序。由不同的数据合作伙伴使用标准化计算机程序自行分别完成数据分析,一方面可以极大地降低数据分析程序的开发成本,仅需开发通用的程序代码,而无须针对每个数据合作伙伴的数据特性进行定向开发;另一方面还可以通过各个数据合作伙伴各自同时独立运行分析程序,减少运行时间,提高分析效率。通用数据模型的建立需要确定两方面内容,一是确定数据项目,包括登记信息、基本信息、就诊、处方信息、诊断、手术、检验和体征 8 个方面的内容,如基本信息中包括患者 ID、性别、出生日期、种族、邮政编码等项目;二是确定每个数据项的标准格式,如基本信息中性别一项的标准格式字符包括 F、M、N,分别对应女、男和不详。通用数据模型随着主动监测系统的不断发展也在不断调整和完善,目前最新版本为 CDM v6,包括 13 个表,包含了哨点系统所需的全部数据元素,不同表之间通过唯一的人员标识符(PatID)关联。

　　FDA 已经利用哨点系统开展了以下应用研究:①通过系统综述获得识别关注结局的算法,如通过管理数据确定胰腺炎、通过管理数据和医保数据库确定与输血相关的败血症等;②查询关注问题,如了解活产孕妇中使用 5-羟色胺再摄取抑制剂(SSRI)的情况,哮喘药物使用模式的变化等;③评价安全问题,如评价戒烟用药和心脏病结局的关系,评价新药沙格列汀、西他列汀和其他降血糖药引起患者住院心力衰竭的风险等;④方法学探索或比较,如探索控制混杂因素的方法,比较不同方法确认急性心肌梗死患者的能力等。

　　哨点系统最著名的应用实例是评价比较达比加群和华法林引起的颅内出血和胃肠道出血事件。达比加群于 2010 年 10 月由 FDA 批准用于房颤患者的卒中预防,长期抗凝治疗的随机对照试验(RE-LY)已表明此药可能引起出血,因此建立了出血事件的报告制度。在达比加群上市后几年内,不良事件报告系统收到该药引起的严重出血和致死性出血的报告数量远大于华法林(在达比加群被批准前一直使用的抗凝药),美国消费者因达比加群严重出血的不良反应对药品生产商提起诉讼。FDA 需要确认上市后达比加群与华法林相比其出血性风险是否增加,考虑到可能存在报告偏倚,FDA 利用哨点计划快速查询了达比加群上市日期 2010 年 10 月 19 日至 2011 年 12 月 31 日期间使用达比加群或华法林的颅内出血和胃肠道出血的住院患者的记录,评估了药物使用情况和出血事件的关联,结果显示达比加群使用者的出血发生率并没有高于华法林使用者。基于此结果,FDA 没有更改其关于达比加群的推荐意见。

2. 观测医疗结果的合作项目

　　观测医疗结果的合作项目(Observational Medical Outcomes Partnership,OMOP)是一

个由 FDA、学术界、数据公司、制药企业等参与的公共和私营部门的合作项目。该项目由美国国立卫生研究院基金会（Foundation for the National Institutes of Health，FNIH）管理，旨在帮助改善上市后药品安全监测。自 2008 年建立以来，OMOP 一直致力于主动监测方法、数据资源和结构的可行性和实用性研究。OMOP 的目标就是，为了完善现有观测医疗数据的使用，发展必需的技术和方法，进而最大限度地提高药品的效益，减少药品的风险。

OMOP 由多个机构多个数据源组成，其数据组织结构如下：①一个研究核心，负责监督 OMOP 计划的实施、制订，以及执行研究协议，针对研究方法开发源代码。②一个研究实验室，负责提供对 5 个中央数据库构成的集中式模型的访问，以及用以测试 OMOP 的研发方法，其数据来源包括 4 个保险索赔数据库、1 个电子健康记录数据库。③由若干数据持有者作为研究合作伙伴构成分布式网络，他们的数据类型、数据源和覆盖人群各不相同，如 Humana、Regenstrief、VA Center for Medication Safety、SDI Health、Partners HealthCare 等。这些数据拥有者均由 OMOP 资助并利用自有的数据源进行有关方法的测试。④提供财力资助以及方法学研究的合作者。⑤由来自学术界、制药企业和政府部门人士自愿参与组成的扩展联盟。例如，辉瑞制药公司参与 OMOP 扩展联盟，自愿承担了将一个英国电子医疗健康数据库——健康改进网络（The Health Improvement Network，THIN），转换成 OMOP 所使用的通用数据模型结构的试验。与哨点系统相似，OMOP 也具有两个明显的特征：一是使用通用数据模型；二是使用分布式网络。

OMOP 于 2013 年 6 月结束了在 FNIH 的试点工作，其研究实验室转入 Reagan-Udall 基金会（由美国国会根据 FDAAA 建立的一个私有且独立的非营利组织）的医学证据开发和监测创新计划（Innovation in Medical Evidence Development and Surveillance，IMEDS）。IMEDS 由公私合作，其主要目标是促进科学发展、开发必要的工具和方法以提高产品安全性监测和评价的精度和效率，并促进强大的电子医疗保健数据平台的应用，加强上市后的产品监管。而 OMOP 原有的全部研究团队加入了一个名为观察性健康医疗数据科学与信息学（Observational Health Data Sciences and Informatics，OHDSI）的项目，该项目将基于 OMOP 的方法学研究，不断更迭 OMOP 的通用数据模型，并且将继续方法开发并将其应用在观察性数据中，以回答真实世界的临床问题。

3. 其他国家和地区的主动监测项目

2008 年，在欧盟委员会第七研发框架计划（7th Framework Programme of the European Community for Research，FP7）的资助下，欧洲药品管理局（European Medicines Agency，EMA）启动了探索与理解药品不良反应（Exploring and Understanding Adverse Drug Reactions，EU-ADR）项目，希望通过该项目能够利用计算机系统处理电子健康数据，从而能够在早期更全面地主动监测药品不良反应事件。共有 18 个来自学术界、医疗界、卫生服务管理系统以及制药业的机构参与了这个合作项目。EU-ADR 项目也开发了通用数据模型来提取和聚集欧盟不同国家的数据，同时开发了数据分析方法、建立了开放的综合分析网络平台。该项目拥有 8 个电子医疗健康数据库，覆盖 4 个欧洲国家（意大利、荷兰、丹麦和英国）逾 3 000 万患者。EU-ADR 项目已于 2012 年 9 月终止。2014 年，EU-ADR Alliance 项目作为一个长期的联合协作项目接力 EU-ADR。同时，FP7 在 2013 年底结束，新的研究与创新框架计划——"地平线 2020"（Horizon 2020）于次年正式启动，为期 7 年（2014—2020 年），并由 EU-ADR Alliance 项目提供资金支持。

除 EU-ADR 项目之外，全球还有不少利用大数据建立的药品安全主动监测系统，包括：欧盟协会关于各个治疗领域药品不良反应的药物流行病学研究系统（Pharmacoepidemiologic Research on Outcomes of Therapeutics by a European Consortium，PROTECT）和疫苗不良事件监测与沟通系统（Vaccine Adverse Event Surveillance and Communication，VAESCO）；加拿大的药效研究观察网络（Canadian Network for Observational Drug Effect Studies，CNODES）、药品安全性和有效性网络（Drug Safety and Effectiveness Network，DSEN）和安大略省疫苗和免疫监测系统（Vaccine and Immunization Surveillance in Ontario，VISION）；英国的药物警戒与风险管理系统（Vigilance and Risk Management of Medicines，VRMM）和药品安全性研究系统（Division and the Drug Safety Research Unit，DSRU）；亚洲的药物流行病学网络（Asian Pharmacoepidemiology Network，AsPEN）。

4. 我国基于大数据的药品上市后主动监测系统

随着医疗信息化建设的迅速发展、药品安全相关政策和管理规定的不断完善，以及我国在药品上市后安全性研究领域学术水平的不断提升，我国也已经具备了开展基于大数据药品安全主动监测的条件。

2015 年国务院印发了《关于积极推进"互联网＋"行动的指导意见》和《促进大数据发展行动纲要》，大力推动健康医疗大数据应用的发展。在 2017 年 2 月国务院印发的《"十三五"国家药品安全规划》中，明确提出"利用医疗机构电子数据，建立药品医疗器械安全性主动监测与评价系统。"同时，要求在综合医院设立 300 个药品不良反应和医疗器械不良事件监测哨点，在精神疾病专科医院及综合医院设立 100 个药物滥用监测哨点。

我国的科研工作者也已开始对大数据在药品上市后安全性主动监测方面应用的模式进行探索。北京大学公共卫生学院的研究团队引入处方序列对称分析方法，尝试根据我国医保数据库的实际情况选择合适的标签药物和洗脱期时长来进行药品安全性评价，该方法取得了良好结果；该团队还在 2015 年开始尝试基于通用数据模型研究耐多药肺结核治疗中的不良反应，初步构建了我国耐多药肺结核的通用数据模型，并将继续研究不良反应信号监测、混杂因素控制等方法在我国电子病历数据中的应用。这些尝试为今后利用大数据开展药物不良反应分析和利用积累了经验。我国将大数据应用于药物不良反应监测的实例还有很多，比如深圳市南山区慢性病防治用收集到的结核病患者的各项数据，建立了南山区结核病患者信息库，利用大数据思维构建药物性肝损伤预警模型，并嵌入区域卫生信息平台，对患者即将发生的肝损伤进行提前预警，供临床医生借鉴以便预先采取处理措施，降低不良反应发生率。

药品安全关系到公众生命健康权益的维护和保障，关系到经济健康发展和社会和谐稳定，关系到全面建设小康社会宏伟目标的实现。当前我国正处在食品药品安全矛盾凸显期，保障用药安全是重大的民生问题。医疗机构记录和存储了实际医疗行为中产生的大量数据，如不同来源的人群的信息、各种疾病治疗措施、药品间组合治疗方法、不同健康结局以及发生了安全性风险的各种数据，均具有大数据特征和潜在价值。在逐步建立区域卫生信息平台、电子病历和健康档案的过程中，同时引入云计算、数据仓库、数据挖掘等信息技术,改善现有数据应用的碎片化状态,充分合理地对海量的观察性医疗数据进行二次开发利用,可以有效地控制用药风险,为临床决策提供即时的科学依据,充分发挥药品在医疗行为中的最大作用。

第四节　生物医药大数据与老药创新应用探究

一、药物重定位概述

药物重定位,也称为旧药新用,是指对已有的药物进行重新筛选、组合或改造从而发现其未知新用途的过程,旧药新用长久以来都是一个不可或缺的药物开发方式。药物作用于人体有一系列复杂的药理和代谢过程,现代制药过程并未发现已有药物治疗疾病的所有的可能性,有很多已经投入临床使用的老药,后续被逐渐发现对其他疾病也有治疗或缓解的作用。这一发现已有药物的其他治疗作用的过程,开始只是一种完全随机的偶然事件。直到近几十年,随着大量基因数据、药物化学结构数据、小分子结构数据以及电子病历数据的迅速积累,科研人员逐渐加源了对药物治疗过程的理解,从而发现了一系列药物重定向的系统化研究方法。此外,传统制药方式的开发成本逐渐提高,开发周期也不断增加,药物研发的成功率却在降低。在美国,平均一种新药的研发成本往往高达几十亿美元,研发周期长达 9～12 年。因此,研究人员逐渐将药物研发方向转向从已经投入临床使用的老药中找到新的治疗作用。

相比于从零开始的新药研发,药物重定位基于已有药物的重新开发能够节省大量前期研发投入(如药靶发现、化合物筛选、安全性测试等),可进一步扩大一个药物的适应证范围和销售市场。同时,相对于传统的新药发现,药物重定位能够把药物的研发周期从 10～17 年缩短到最快几个月,因此该方法越来越受到政府部门、制药企业、学术机构等各方面的关注。比如,美国国立卫生院(NIH)近期发起大规模的药物重定位项目,鼓励各机构开放所拥有的候选化合物的部分知识产权,并加强多机构的交叉合作,以发现旧化合物的潜在新疗效。包括葛兰素史克、辉瑞、阿斯利康和罗氏等在内的各大制药公司纷纷为 NIH 项目贡献化合物。据咨询公司 BioVista 统计,世界前 20 大制药企业的利润已有至少 30% 来自药物重定位。

与常规药物开发相比,利用药物重定位方法开发具有新适应证的药物在研发周期和研发流程方面有较大幅度的缩短和精简,人工智能技术的参与将进一步缩短研发周期,降低研发成本(图 8.5)。通常药物重定位主要包含以下步骤:①候选化合物识别和确证;②临床前研究;③Ⅱ期和Ⅲ期临床试验疗效和安全性评估;④药品注册和上市。其中确定具有合适适应证的候选化合物至关重要。与常规药物开发不同,药物重定位并不是从无到有的过程,而是建立在以往的各种研究基础之上,甚至包含着一定的偶然机遇。人们利用偶然发现或者已有数据资料提出假设并进一步研究,这种"假设-验证"的过程促进了现代药物研发之路的新发展。

在进行候选化合物识别和确证的过程中,人们往往会对具有相似性质的药物或疾病产生兴趣,认为拥有相似化学结构的药物可能具有相似的药理作用,拥有相似病理特征的疾病或许可以使用同一药物进行治疗,这种建立在相似性方面的假设为正确筛选化合物提供了一定的理论基础,也成为药物重定位的重要研究策略。目前,药物重定位主要基于两个方向进行:①基于药物的相似性,即通过药物的分子活性相似性、化学结构相似性或不良反应相似性进行特征匹配,寻找合适的药物-靶标并模拟分子对接,预测药物的新适应证;②基于疾病的相似性,即通过疾病的病理学特征、临床特征、疾病表型特征等构建疾病相似性网络,并与药物治疗谱和疾病基因谱共同创建药物—疾病—基因网络,推测和寻找可能具有新适应证的药物。

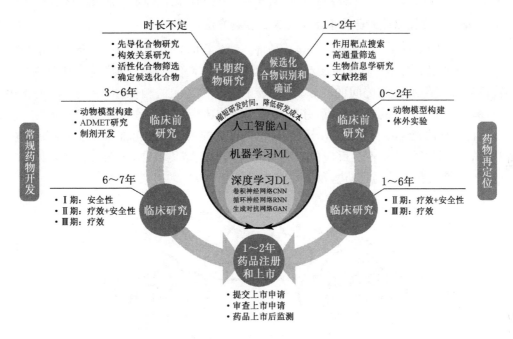

图 8.5　常规药物开发与药物重定位的研发流程
〔图片来自参考文献[100]〕

近年来,随着生物医药大数据和人工智能的发展,越来越多的研究开始追求证据的有效性、真实性和可溯源性,真实世界研究(Real World Study,RWS)这一概念应运而生。真实世界研究是通过收集真实世界环境中与患者有关的数据——真实世界数据(Real World Data,RWD),通过分析获得医疗产品的使用价值及潜在获益或风险的临床证据(真实世界证据)。真实世界数据来源广泛,包括大规模的临床试验数据、电子健康记录数据、药品上市后监测数据、疾病注册登记数据、医疗索赔数据等多样化数据,提供了许多药物—药物或药物—疾病之间关系的相关信息。研究人员可以利用人工智能框架对真实世界数据进行回顾性分析并构建模型,寻找和测试候选药物并将其用于药物重定位。可见,基于药物和疾病的相似性假设和大数据分析进行的人工智能辅助药物重定位研究,进一步明确了药物—疾病—基因之间的关联,有助于药物潜在新适应证的发现,将给药物研发带来重要的帮助和影响。

二、基于大数据的药物重定位研究

药物重定位需要从以往的研究中发现新的规律和性质。这些研究产生了大量与药物和疾病相关的数据,人工智能可以借助这些数据驱动算法,从而完成模型构建,进行候选药物的快速筛选(图 8.6)。在人工智能的辅助下,基于药物相似性进行特征匹配和分子对接,可以进一步了解药物-靶标的相互作用,寻找具有脱靶效应的药物;基于疾病基因和疾病病理搭建关联性网络,进行疾病相似性研究,可以帮助寻找具有相似治疗效果的药物;基于临床或药物上市后产生的真实世界数据进行大数据分析,为药物再定位探索了新的证据来源。

1. 基于药物相似性的药物重定位与人工智能方法

(1) 特征匹配(signature matching):是将一种药物的独特特征与另一种药物的特征进行比较。药物特征可以来源于分子活性、化学结构或不良反应等。通常分子活性或化学结构特征可用于药物-药物之间的比较,即比较不同药物之间的相似性,寻找共同的作用机制,帮助识别现有药物的替代靶点,并揭示可用于临床应用的潜在脱靶效应。不良反应特征是药物具有代表性的一种表型,导致相同不良反应的两种药物可能作用于共同的靶标或有相似的作用途径,特定不良反应的表型可能与疾病表型相似,这表明药物潜在的表达途径或人体生理系统可能受到药物和疾病的共同作用。

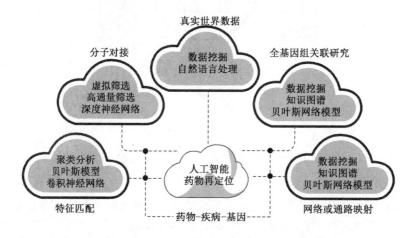

图 8.6 大数据、人工智能与药物重定位结合研究方法

雷诺现象(Raynaud's phenomenon,RP)是血管对寒冷、潮湿或情绪压力的过度反应,通常表现为手指末端皮肤颜色的突然变化,即端缺血现象。RP 一线治疗常使用钙通道阻滞剂或磷酸二酯酶-5 抑制剂等血管扩张剂,但疗效并不理想。研究人员利用 WHO 药物警戒数据库中的药品不良反应信息进行特征匹配,寻找可能对继发于系统性硬化症的 RP 有治疗效果的药物,即对现有无治疗 RP 适应证的药物进行药物重定位,寻找潜在的候选药物,发现使用血管扩张剂可能会诱发红斑性肢痛这一不良反应,这与 RP 的病理机制相反,因此对数据库中存在这一不良反应的药物进行筛选和提取,最后进行聚类分析,结果表明阿仑单抗和富马酸可能具有治疗 RP 的潜在功能。

(2) 分子对接(molecular docking):是一种基于结构的计算策略,用于在分子水平上预测配体-靶标的相互作用。如果知道某一疾病涉及的受体靶标，那么可以针对该靶标寻找多种化合物配体；相反，分子对接也可以应用于反向筛选，根据结构互补性识别已知配体的新型靶标。研究人员使用了虚拟筛选、高通量筛选、深度神经网络等人工智能方法。

2. 基于疾病相似性的药物重定位与人工智能方法

（1）网络或通路映射：基于网络或通路映射的方法被广泛用于识别可能具有重定位潜力的药物或药物靶点，该方法将基因组信息、病理生理学信息、蛋白质相互作用信息等数据构建为大型网络，从不同路径的大型网络中，可以识别由几个特定目标组成的特定网络，还可以利用通路提供相关靶标上游或下游基因的信息，帮助识别用于重定位的候选药物。使用的大数据与人工智能方法主要有数据挖掘、知识图谱、贝叶斯网络模型等。

（2）全基因组关联研究（Genome-Wide Association Studies，GWAS）旨在识别与常见疾病相关的遗传变异，从而获得对疾病生物学的解释，获得的数据也可能有助于确定新的目标，其中一些数据可以在药物治疗的疾病和 GWAS 研究的疾病表型之间共享，从而有助于药物重定位。在人工智能发展时代，机器学习和深度学习的使用正在改变遗传分析、药物开发和重定位的生物网络构建，基于机器学习和深度学习的多基因风险评分和生物文献的自然语言处理分析还进行疾病风险预测。

（3）基于 RWD 的药物再定位与人工智能方法：使用人工智能进行药物重定位的另一个重要方面是充分利用 RWD 来寻找有效的候选化合物。与随机对照试验这类具有严格筛选条件和标准干预措施的"金标准"不同，通过 RWS 得到的 RWD 样本量大、研究环境更真实、人群更为多样化，能够为治疗开发、结果研究、患者护理、医疗保健系统研究、质量改进、安全监测和控制良好的有效性研究等提供相关信息。电子健康记录是 RWD 中具有代表性的一类数据，它是以数字化形式存储的患者临床数据，包含大量结构化和非结构化数据，例如人口统计学信息、疾病诊断信息、药物处方信息、实验室检查结果、患者症状和体征的临床描述以及成像数据等，可用于药物发现、药物重定位和药物不良事件预测。

目前通过药物重定位的方式越来越多的化合物确定了新的适应证，这得益于大数据和人工智能的蓬勃发展。生物信息数据的爆炸式增长为药物重定位带来了更多的机遇，面对海量数据，研究人员利用人工智能进行大数据分析，可以发现某一疾病的治疗药物之间的分子相似性，并构建模型来预测哪些化合物拥有这种相似性；可以通过药物靶点相互作用分析药物的潜在靶点活性；可以利用高通量筛选技术快速测试药理活性。人工智能技术的应用加快了药物重定位的速度，研究人员不必再被动等待偶然机遇的出现，而是可以主动利用现有临床数据和生物信息数据等资源进行筛选和分析，为药物研发注入新的活力。药物重定位作为常规药物开发的一种有效补充，在降低研发成本和加速药物研发方面已经展现出了明显的优势，人工智能的参与可以最大限度减少研发的失败率，进一步巩固药物重定位的优势。

▌本章小结

生物医药大数据已被广泛应用于新药发现、临床结果预测、为临床试验设计提供信息、优化药物剂量、预测产品安全性、监测药物不良反应以及老药新用等方面，它的使用显著提升了我国的药物研发效率。为适应生物医药研究进入数据密集型范式的时代需求要以"整合、交互与先进 IT 技术"为导向,对生物医药大数据进行有效挖掘、实现高层次的汇交共享和分析挖掘,未来大数据与人工智能技术将从根本上提升我国药物研发领域的影响力。

▶ 本章思考题

1. 简述生物医药大数据有哪些。
2. 药物研发为何如此艰难?
3. 简述生物医药大数据在药物研发领域的主要应用。

▼ 案例分析

斯微生物与百度研究院合作开发 mRNA 药物

人工智能(AI)、生物计算技术正赋能生命科学领域的研究,加速新药研发的进程。mRNA 平台技术在新冠疫苗的研发中脱颖而出,两款新冠 mRNA 疫苗的上市也预示着这项前沿技术将对生物医药行业产生颠覆性影响。随着人工智能技术与生物、医药等行业深度融合,mRNA 技术在 AI 赋能下将迎来更加蓬勃的发展。

百度研究院与斯微(上海)生物科技股份有限责任公司(以下简称斯微生物)就新冠 mRNA 疫苗的开发展开了 AI 序列优化算法的合作,开发了专门用于设计优化 mRNA 序列的高效算法。该算法将自然语言处理领域中的"word lattice parsing"概念拓展到计算生物领域,能够迅速设计出更稳定更有效的新冠疫苗序列。

斯微生物完成了这种高效算法在新冠病毒 mRNA 疫苗分子设计上的生物学验证。结果显示,在稳定性、蛋白质表达水平以及免疫原性等多个衡量疫苗的重要指标上,通过这种算法设计的新冠疫苗序列优于传统方法设计的基准序列;疫苗序列中和抗体滴度(疫苗最重要的指标之一)是传统基准序列的 20 倍。除了新冠 mRNA 疫苗之外,该算法适用于包括传染病、肿瘤以及罕见病在内的各种 mRNA 疫苗或药物序列的优化设计。

斯微生物与百度研究院再度携手,双方将在现有算法基础上进一步提升,除了扩大线性 mRNA 算法优化研究,双方将尝试开展环状 RNA 等序列设计迭代技术的开发,通过提升 mRNA 的稳定性和翻译效率来提高抗原蛋白的表达量及持续时间,有望更加充分地体现 mRNA 的优势,即提高效率,提升安全性,降低生产成本。

斯微生物创始人兼 CEO 李航文博士表示,将 AI 技术应用于生物制药领域有利于打造交叉学科的药物研发平台,有利于源头创新。以 AI 进行 mRNA 序列优化能够帮助 mRNA 更稳定地表达出更多的蛋白。针对新冠病毒 mRNA 疫苗,采用相关算法只需 10 分钟就设计出既稳定蛋白质表达水平又高的疫苗分子,从而有效解决了 mRNA 疫苗研发中稳定性不足这一难题,加快了疫苗研发速度。与百度 AI 算法的联合也将为我们在研管线和 RNA 平台带来更大的提升,有望推出更多 Best-in-class 的产品。此次斯微生物携手百度研究院把研究领域拓展到环状 RNA 研究,将在增加 mRNA 的稳定性和翻译效率的同时,增加药物和疫苗的安全性。据悉,环状 mRNA 研究是 RNA 研究最热、最前沿的领域。双方的合作开辟了新领域,是创新的尝试。李航文博士认为,相比线性 mRNA,环状 mRNA 更稳定,在体内持续作用时间大大加长,以环状 mRNA 技术研发的药物性能将更为优越,用药周期将被延长,有利于提升患者接受规范治疗的依从性和方便性,药物未来应用前景广阔。

美国罗切斯特大学 David Mathews 教授评价,相关算法设计了一组结构更稳定的序列,并使用优化的密码子。此算法高速的运行速度是优化序列设计的关键,可以通过实验检验这些序列作为疫苗和药物的效果。

mRNA 疫苗的研发和生产涉及多项"卡脖子"技术,斯微在每个技术平台上都进行自研或与国内外顶尖机构进行合作。此次与百度的合作,具有引领国内 mRNA 技术赶超世界水平的重要战略意义。作为头部 mRNA 疫苗及药物研发企业,两家企业的强强合作能够带动 mRNA 疫苗及药物的研发与整体产业的发展。

(资料来源:转化医学网)

【思考题】

1. 案例中大数据技术解决了哪些关键问题,对 mRNA 疫苗及药物研发有何作用?
2. 药物是抗击新冠病毒感染的重要武器,有哪些方法可以加速新药研发的进程?

第九章

大数据与公共卫生监测与管理

▶ 引导案例

时空轨迹分析在新冠疫情防控中的应用

从 2021 年 10 月开始,在新冠疫情防控的过程中出现了一个新名词"时空伴随者",于是有不少地区都有市民收到了下面这样的短信。

温馨提示:您好,近期我市出现新冠肺炎本土病例,经流调发现您为风险人群时空伴随者,可能存在感染风险。为了您和家人的身体健康,请您戴好口罩,立即到就近的核酸检测机构接受检测,途中请勿乘坐公共交通工具。请于接到信息后 3 天内进行 2 次核酸检测(间隔 24 小时),获得阴性结果前请居家,勿外出。如您已经接到疾控或社区通知,请配合做好疫情防控工作。感谢您对全市疫情防控工作的支持!

××市公安局××市疾控中心

根据相关的防疫规定时空伴随者的健康码要被赋红码或者黄码,当该人员被赋了红码或者黄码之后,要及时向当前所在的社区或者是疾控中心进行相应的报备,疾控中心要对红、黄码人员进行流行病学调查,确定是不是符合相应的防疫规定,再进行相应的解码操作。

随着大数据技术的发展,我国在新冠疫情防控中越来越多地采用大数据技术。"时空伴随者"筛查就是大数据技术在疫情防控中的典型应用。时空伴随者是指某人与确诊人在同一时空网格(范围是 800 m×800 m)共同停留超过 10 分钟,且最近 14 天任一方累计停留时长超过 30 小时以上,查出的对应的手机号码为时空伴随号码。该号码对应人的绿色健康码就会变成带有警告性质的黄色码或红色码,此人会被系统标记为"时空伴随者"。

大数据技术通过分析手机用户的时空数据,反推用户的出行轨迹,精准掌握感染病例活动情况,能够相对准确地记录人们之间的交叉流动的时空轨迹,从而可以精确定位出感染者的时空伴随者。这项应用有助于相关部门精准开展密切接触者追踪管理,及时采取防控措施,为有效控制疫情,及时高效切断疫情传播链条发挥巨大的作用。

时空轨迹的挖掘是大数据挖掘中一个重要的分支,有着举足轻重的地位。时空轨迹是移动对象的位置和时间的记录序列。作为一种重要的时空对象数据类型,时空轨迹的应用覆盖了人类行为、交通物流等诸多方面;通过对各种时空轨迹数据进行分析,可以得到时空轨迹数据中的相似性异常特征,有助于发现其中有意义的轨迹模式。伴随模式是时空轨迹模式中的一种,在公共管理、交通管理、资源分配等领域都有着重要的应用。

(案例来源:由本章编者根据新闻资料整理而成)

大数据技术的发展,使公共卫生管理领域可以融合多源数据并对其实时动态分析,大大提高了公共卫生管理的效率和效果,大数据在区域卫生信息管理、传染病监测及突发公共卫生事件处理等领域中发挥着巨大的作用。

第一节 公共卫生大数据概念

一、公共卫生及其监测

(一)公共卫生的内涵

20世纪20年代,公共卫生的先驱温斯洛(Charles-Edward A. Winslow)综合了卫生和公共健康两个方面,提出公共卫生是通过有组织的社会共同努力改善环境卫生,从而预防疾病,延长寿命,促进身体健康,提高工作效率,控制社区传染病的流行,教育个人形成良好的卫生习惯,组织医护人员对疾病进行早期的诊断和预防性的治疗。

公共卫生工作包含的内容有:

(1)预防性卫生服务:包括计划生育、妇幼卫生、免疫接种、老年卫生及慢性病预防等;

(2)预防疾病,保护健康:包括传染病和地方病的控制及监测、环境中有害因素的控制、职业安全与卫生管理、意外伤害预防等;

(3)健康促进:通过健康教育,改变个人不良卫生行为,人人实行自我保健,做到控烟控酒、杜绝吸毒、杜绝药物滥用、合理营养、增强体育锻炼、生活规律合理、减少精神紧张等;

(4)卫生服务研究:包括卫生统计资料的收集和分析,卫生机构管理研究以及医学教育改革和人员培训等。

(二)公共卫生监测

公共卫生监测是指长期、连续、系统地收集有关健康事件、卫生问题的数据,经过科学分析和解释后获得重要的公共卫生信息,并及时反馈给需要这些信息的人或机构,用以指导制定、完善和评价公共卫生干预措施与策略的过程。监测内容一般包括疾病(传染病、慢性非传染性疾病)、死因、行为危险因素、环境因素、预防接种副作用及药物不良反应等。

公共卫生监测是公共卫生工作的基础,是公共卫生实践的重要组成部分,是预防疾病发生的保障措施,是公共卫生体系决策的支撑,也是有效管理应急事件的基础。人类发展史也是一部同传染性疾病不断抗争的历史。随着社会发展和科技进步,公共卫生监测不断演化,从早期对公共卫生监测的无意识,采取简单的隔离措施,到后来的数据统计,再到现代国家综合监控体系的形成,公共卫生监测经历了深刻的演变,自始至终最为核心的一个要素就是数据信息,它是进行疾病预防,做出公共卫生行动决策和资源分配的基础因素。

公共卫生监测是一个数据处理的循环过程,分为三个阶段:一是建立数据收集的框架,收集的信息包括数据的类型、范围、来源渠道和手段等;二是基于第一阶段收集的信息,对数据分析、加工处理和解释的过程;三是分析结果的发布和应用。

在传统方式下,卫生监测建立在强制报告制度的基础之上,将来自基层社区卫生机构和实验室的信息逐级向上汇总。然而向上汇总的过程和进行鉴定的过程均具有延迟,信息传递比较慢,另外在疾病暴发时,基层卫生机构的负担加重,信息上报必然会进一步延迟,非常不利于疾病的及时上报和处理。随着计算机和信息技术的发展,IT 和大数据技术在公共卫生体系中的应用越来越多,为疾病监测和防控提供了更加综合和多元化的手段。

二、公共卫生大数据

在世界各国与新型冠状病毒感染斗争中,大数据均发挥了重要的作用,将大数据纳入公共卫生系统已得到全球共识,大数据及其支持技术作为一种新兴实践,可以帮助实现精准公共卫生,更精细地预测和了解公共卫生风险,并制定相应的策略和治疗方案。

公共卫生大数据通常包括:①可用于公共卫生监测的病例数据、医药数据、个人电子健康档案数据等;②直接数据,来自电子设备的记录数据(例如来自电话、监控录像和卫星遥感技术的数据),这些数据直接记录个人活动等信息;③自动生成数据,个人在使用移动手机时,浏览、搜索网页时,信用卡交易或柜台消费时,可自动生成一些电子数据;④自愿性数据,通过社交媒体和 App 应用等公共平台,个人可主动提供信息,这些信息也可能成为"被动"的信息收集对象,例如社交媒体发布的帖子,以及来自社交网、旅行方式、疫苗接种和食品选择等方面的非健康类数据等。

公共卫生大数据受到越来越多的重视,在区域卫生信息监测、传染病动态监测、突发公共卫生事件以及健康危害因素监测与管理中得到了越来越多的应用,应用场景也从点到面,范围变得更广,实现了与技术的更深入的融合。

第二节　公共卫生大数据与区域卫生信息管理

公共卫生大数据的应用促进了区域卫生信息管理水平的提高,区域卫生信息平台的建设使各个医疗机构及公共管理信息互联互通的同时,提升了公共卫生服务提供的质量和效率,对公共卫生管理效率的提升也发挥着巨大的作用。

一、区域卫生信息平台及其发展历程

(一) 区域卫生信息平台

区域卫生信息平台是连接规划区域内各机构(医疗卫生机构、行政业务管理单位及各相关卫生机构)的基本业务信息系统的数据交换和共享平台,是区域内各信息化系统之间进行有效的信息整合的基础和载体,是多元化子系统整合的一个综合业务平台。从业务角度看,区域卫生信息平台可支撑多种业务,而非仅服务于特定应用层面的系统平台。该平台通过卫生信息共享来提高医疗服务效率、服务质量、服务可及性以及降低医疗成本、医疗风险的作用已经得到充分验证。

区域卫生信息平台包括以下几类用户:居民个人;医疗卫生服务提供机构,如医院、社区卫生服务中心、妇幼保健院、专科医院等;公共卫生专业机构,如疾病预防控制中心、卫生监督所等;卫生行政部门,如卫生局、卫生厅、卫生部等;相关部门,如保险、药监、计生、公安、民政等相关部门。

不同用户对基于健康档案的区域卫生信息平台需求有不同的关注点,具体如下:

(1) 居民个人:主要关注的是如何能获得可及的、优质的卫生服务;如何获取连续的健康信息、全程的健康管理等方面。

(2) 医疗卫生服务提供机构:主要关注的是如何保证服务质量、提高服务效率;如何保证针对性的服务的开展、健康管理的系统化等方面。

(3) 公共卫生专业机构:主要关注的是如何加强疾病管理、卫生管理、应急管理、健康教育等方面。

(4) 卫生行政部门:主要关注的是如何提高卫生服务质量、强化绩效考核、提高监督管理能力、化解疾病风险等方面。

(5) 相关部门:主要关注的是风险管理、业务协同等方面。

(二) 区域医疗信息平台发展历程

区域化是医疗信息化的高级阶段,根据国际统一的医疗系统信息化水平划分,大致分为三个阶段:医院管理信息化阶段、医院临床医疗管理信息化阶段和区域医疗卫生服务阶段。目前,我国医疗信息化以临床医疗管理信息化为主,正在向区域医疗信息化阶段演进,见图9.1。

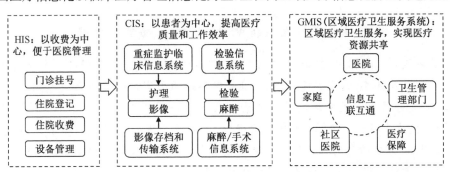

图 9.1　医疗信息化发展阶段

自 2009 年医改以来,我国政府颁布了一系列医疗体制改革的政策和文件,尤其是2009—2013 年间的政策文件很多涉及区域卫生信息化建设。这些政策集中反映了我国政府进行区域卫生信息化建设的目标、方向、建设内容以及在建设中的要求。

2010 年底,原卫生部完成了"十二五"卫生信息化建设工程规划编制工作,初步确定了我国卫生信息化建设路线图,简称"3521-2"工程,即建设国家级、省级和地市级 3 级卫生信息平台,加强公共卫生、医疗服务、新农合、基本药物制度、综合管理等 5 项业务应用,建设健康档案和电子病历 2 个基础数据库和 1 个专用网络建设,进行医疗卫生信息标准化体系和安全保障体系 2 个体系建设。2013 年 11 月,卫生部和计生委合并后,信息化建设工程规划的顶层设计规划又调整为"4631-2"工程,其中,"4"代表 4 级卫生信息平台,分别是国家级人口健康管理平台、省级人口健康信息平台、地市级人口健康区域信息平台及区县级人口健康区域信息平台;"6"代表 6 项业务应用,分别是:公共卫生、医疗服务、医疗保障、药品管理、计划生育、综合管理;"3"代表 3 个基础数据库,分别是:电子健康档案数据库、电子病历数据库和全员人口个案数据库;"1"代表 1 个融合网络,即人口健康统一网络;最后一个"2"是人口健康信息标准体系和信息安全防护体系。"十二五"期间,我国区域医疗信息平台在国家政策支持下迅速发展。全国多数省份已建成省级人口健康信息平台,实现部分人口健康信息实时采集与共享交换、支持跨区域业务协同、服务综合管理与科学决策。

从 2015 年开始,随着分级诊疗作为医改任务重点推进,原有的传统数据集成技术难以支撑新业务要求,以大数据、云计算技术架构为基础开发新型区域医疗信息系统成为区域医疗信息化建设的新路线。2016 年 6 月,国务院办公厅印发了《关于促进和规范健康医疗大数据应用发展的指导意见》,将健康医疗大数据应用发展纳入国家大数据战略布局,提出到 2020 年,建成国家医疗卫生信息分级开放应用平台,实现基础数据资源跨部门、跨区域共享的目标。

健康医疗大数据是国家重要的基础性战略资源。在国家卫健委指导下,组建以国有资本为主体的三大健康医疗大数据集团公司,承担国家健康医疗大数据中心、区域中心、应用发展中心和产业园建设等国家试点工程任务。任务包括建设 1 个国家数据中心,7 个区域中心,并结合各地实际情况,建设若干个应用发展中心,也就是实施"1+7+X"健康医疗大数据应用发展的总体规划。

知识链接 >>>>>>

国家健康医疗大数据中心(北方)的功能及优势

国家健康医疗大数据中心(北方)(以下简称"北方中心")作为全国第一个通过国家卫健委试点评估并获得委(国家卫建委)、省、市共建签约的国家级健康医疗大数据中心,是服务国家战略、支持医养健康发展的重要平台。在当前我国以大数据和人工智能为代表的"新基建"和"要素市场化配置"战略推行过程中,国家健康医疗大数据战略意义愈发重要。2020 年 12 月,北方中心作为国内医疗领域规模最大的数据中心正式运营,已具备试点健康医疗大数据要素赋能保险业的数据优势和技术优势。

北方中心的功能规划包括以下几个方面。

数据服务高地——汇集人口学、生理学、生物学、环境学等方面数据,建立标准化、全方位、多维度个人生命体征和健康信息库;制定分类、分级、分域健康医疗大数据开放应用政策规范,实现跨部门、跨层级、跨区域、跨领域的数据共享共用新格局;率先实现政府数据与社会、行业、企业及互联网数据的开放融合,打造北方健康医疗数据富饶区和数据挖掘应用活跃区。

智慧医疗发展高地——助力智慧医疗建设、培育医疗服务新模式。实现智能化医疗临床辅助、临床成本效益分析、智能诊疗方案分析、疗效评估临床质量分析。集成数据资源,推动精准医疗、个性化医疗,提升危急重症、疑难病症诊疗服务能力,建设国家级区域医疗中心和临床医学数据示范中心。通过健康评估预警、健康自我管理、康复跟踪等,逐步实现智能化、个性化健康管理。

医教研用协同高地——完善大数据研究团队和协同创新运行机制,推动比较效果研究、疾病模式分析、合理用药分析、传染病预警、慢性病发病趋势研究,支撑全周期个性化精准性预防保健和医疗技术发展。创新专业人才教育培训形式,完善多层次、多类型人才培养体系,便捷医务人员终身教育。

创新创业孵化高地——围绕促进和规范健康医疗大数据收集、传输、计算、存储、挖掘,可视化数据处理和管理,数据分析、应用和服务等多个环节,构建数创公社、创客空间等孵化平台,打造健康医疗创业创新首选地。

产业发展集聚高地——推动健康养老产业、健康管理服务产业、医疗产业、保健品产业、健身休闲产业、医药产业等大健康产业发展,打造以大健康理论体系、大健康品牌体系、大健康产品体系、大健康运营体系、大健康服务平台、大健康数据平台为整体构建体系支撑的知名品牌和产业集群。

北方中心具有两大优势,优势一是基础设施优势。北方中心拥有的主数据中心总体设计容量为2万机柜,大规模采用蓝光存储、运维保障机器人,智能AR运维技术,高效节能减排技术,是目前国内医疗信息化领域容量大、更节能、更智能的数据中心。北方中心在主数据中心基础上构建了"同城双活、异地灾备"的"两地三中心"基础设施架构。双活副中心(济南孙村)已经投入使用,正在支撑北方中心大数据平台和数据汇聚等工作。异地灾备中心在青岛红岛,在主中心300千米半径外。优势二是大数据平台建设优势。大数据平台建设方面构建了"一湖三台"的核心技术体系架构,即健康医疗大数据湖、数据中台、业务中台和开放平台,有效支撑健康医疗大数据汇聚、治理、存储、开放、应用等。

〔资料来源:国家健康医疗大数据中心(北方中心)官网〕

二、区域卫生信息平台功能及架构

(一)区域卫生信息平台的功能

区域卫生信息平台的应用需要满足各级业务管理功能:平台涵盖规范化的居民电子健康档案,标准化、结构化的电子病历;整合公共卫生管理、医疗服务管理、新农合管理、基本药物药品管理和卫生行政综合管理等管理功能,通过预约挂号、双向转诊等应用功能,实现平台的健康档案及电子病历信息在联网的各级卫生机构间重复利用和共享,便于医疗监管;支持各类信息汇总、清洗、分析挖掘和决策支持。

为了更好地满足区域内城乡居民的医疗健康管理需求,在区域卫生信息平台同时建立健康管理信息服务平台,实现与居民互动,提供权限范围内的面向公众的健康信息采集、健康管理信息查询、医疗信息公示、疾病预防信息公示、健康咨询服务、健康知识学习、预约挂号服务等,加强社会对卫生业务部门的激励和监督。

(二)区域卫生信息平台的架构

区域卫生信息平台通过对区域卫生信息数据的采集、传输、清洗、汇总,将区域内卫生医疗机构相关系统的各种数据资源快捷、准确地通过广域传输模式,汇集到区域卫生资源综合数据中心,经过中间信息交换层处理后,传输统一的区域卫生信息资源综合 WEB 平台上,并根据卫生行政管理部门业务决策的需要建立统计分析模型。基于该模型库和数据仓库,运用大数据挖掘技术,产生决策支持信息,以最直观的电子地图显示方式,为各级卫生主管部门领导提供符合决策支持要求的综合数据查询分析功能,辅助领导和上级卫生管理部门进行科学决策。区域卫生信息平台架构见图9.2。该系统的应用可以加强对医疗机构的业务监督,加强卫生资源的宏观管理和合理配置,提高对整个医疗卫生行业的宏观规划与管理水平。

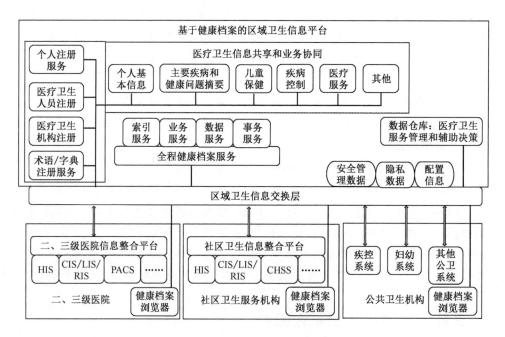

图 9.2　区域卫生信息平台架构

三、区域卫生信息大数据应用

为了满足全方位、全周期的健康医疗需求,加强区域协同、促进信息共享、推进智慧医疗,区域卫生信息数据集成平台得到越来越多的重视和发展,大数据、人工智能、云计算、物联网、5G 等信息技术的发展,为平台智能化奠定了基础,为健康医疗数据、跨行业数据融合与数据联动赋予了新动能,使医疗卫生服务整个环节得以实现协同和整合,推动了各医疗机构医患资源的灵活流动和结构优化,促进了区域卫生信息监测与管理工作的持续深化,不断满足更多的智能化决策需求。同时,区域卫生信息大数据还满足了重大疫情防控需要,为健康事业发挥更大作用。区域卫生大数据分析的作用和价值见图 9.3。

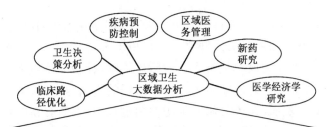

图 9.3　区域卫生大数据分析的作用和价值

大数据在区域医疗中的应用主要在以下三个系统中体现出来,具体如下:

(1)信息管理系统。该系统是以电子病历为核心构建而成的标准化、规范化系统,可在诊疗过程中为医务人员、患者提供丰富的服务,如提供住院、门诊、病程记录等等。同时区域医疗信息化可促进医疗资源整合与共享,挖掘医院潜力,使服务效率得到显著提升;提高现有资源的使用效率,使区域医疗资源辐射能力得以提升,避免出现过度医疗,使医疗费用得到有效控制;使区域内居民档案数据库实现同步、互联的目标;使医疗行为更加规范,执行效率得到显著提升。

(2)卫生管理系统。该系统主要作用于区域医疗活动,促使各地医疗机构与相关部门之间建立合作关系,实现区域医疗的协同管理。该系统可实现医疗结算、服务监测、疾病动态监测等功能,使医疗行为更加系统化;对服务流程进行优化,使医疗服务更具合理性,提升医疗管理水平;为区域内就医结算提供便利。该系统依靠现代化信息技术使整体区域服务质量与效率得到显著提升,另外还可以为医学研究提供更多参考,减少医学决策失误。

(3)运营管理系统。该系统可对医疗系统中的卫生财务、人力资源、流动资源等信息进行管理。我国各地的公共卫生资源投入力度差距较大,医疗物资等战略储备相对不足,各地区单位人口拥有的医护人员数量存在较大差异。大数据技术的应用可以直观地识别各地区医疗资源的配置情况,明确哪些地区的资源紧张,哪些地区的资源可以进行对口调配。并且,大数据技术的实时特征,使其能够快速精准地掌握各地区资源的实时流动情况,从而有利于实现医疗资源在地区间的合理、快速流动,促进公共卫生资源的优化配置。同时大数据技术将查询、统计与分析等融为一体,为区域医疗决策与相关医学研究提供充足的数据支持,通过对区域医疗卫生信息进行挖掘与深入分析,结合当前区域卫生实际情况对日后发展趋势进行研判,为卫生管理等相关部门提供有力的决策支持。

第三节　公共卫生大数据与传染病动态监测与管理

人类与传染病的斗争贯穿于整个人类社会历史,即使在当今科技比较发达的时代,传染病仍然是人类健康和生命的最大威胁之一。历史上天花、鼠疫、霍乱等的流行都曾给人类造成巨大的灾难,甚至导致局部地区人口大幅度下降,社会经济倒退。直到近一个多世纪以来,由于科技进步和人类对传染病流行规律认识的不断深入,人类才比较有效地控制了烈性传染病的流行。然而,在传染病的预防控制过程中,不断有新的亟待解决的问题和挑战出现,如新发传染病、再燃传染病的出现,影响传染病流行的因素的变化。

习近平总书记早在 2020 年中央全面深化改革委员会第十二次会议上就对疾病预防控制体系、重大疫情防控救治体系做出了重要部署,并明确指出要"鼓励运用大数据、人工智能、云计算等数字技术,在疫情监测分析、病毒溯源、防控救治、资源调配等方面更好发挥支撑作用"。充分运用大数据技术和方法,对于加快健全与完善我国公共卫生体系意义深远。

一、传染病监测的内容和方式

疾病监测是一种长期、系统地收集某些疾病在人群中的发生情况和各种影响因素的方法。传染病监测是对传染病在人群中发生、发展、分布规律,以及传染病变动趋势及有关因素进行连续、系统、准确地收集、整理和分析,通过分析疾病的动态分布和变动趋势,预测未来疾病发生的水平和规模,为控制和消灭传染病防治对策的制定提供依据。

目前世界上许多国家都十分注重传染性疾病的监测,除国际共同监测的传染病病种外,各国在这方面有自己规定的监测病种。世界卫生组织规定的国际共同监测的传染病,主要有疟疾、流行性感冒、脊髓灰质炎、流行性斑疹伤寒、回归热等五种疾病。我国根据国内的发病特点,又增加了登革热病作为同步监测的对象。为防止艾滋病的传入和蔓延,我国卫生部门又把艾滋病列为国境检疫需监测的传染病,2003 年我国又把传染性非典型肺炎列为法定传染病进行监测,2020 年 1 月将新型冠状病毒感染的肺炎纳入法定传染病乙类管理,2023 年 1 月 8 日起新冠病毒感染由"乙类甲管"调整为"乙类乙管"。到目前为止,我国法定传染病分为甲、乙、丙三类共 46 种。

(一)传染病监测的内容

通过定期、定点的系统监测,掌握传染病的发生、发展规律,以及与其相关的社会、自然因素,为制定防治对策、开展防治工作、评价效果提供科学依据。监测具体内容包括:

(1)监测人群的基本情况:即了解人口出生、死亡、生活习惯、经济状况、教育水准、居住条件,以及人群流动的情况。估计人群中传染病发生的频率与其在人、时、地方面的动态分布。

（2）动态监测传染病的发展趋势，开展病因学和流行规律的研究。

（3）从长期监测的资料分析，通过人群中、的变化，评价干预措施的效果。

（4）监测人群对传染病的易感性，找出某种疾病的高危人群组和低危人群组，为制定合理的干预措施提供依据。

（5）估计传染病蔓延的危险因素，监测传染病、宿主、昆虫媒介及传染来源，监测病原体的型别、毒力及耐药情况。

（6）传染病流行预测，验证传染病预测结果与实际情况的偏差，以便更准确地预测。

（7）评价防疫措施的效果，为制定控制策略确定突破点。

（8）充分地为社会服务，制定合理的干预措施和为社会服务机构提供信息。

（二）传染病监测的传统方式

在传染病监测中，有以下几种传统监测方式：

（1）被动监测与主动监测。被动监测与主动监测的划分依据是上级单位接受检测报告的方式。下级单位按常规向上级机构报告监测数据和资料，而上级单位被动接受，称为被动监测。各国的常规法定传染病监测属于被动监测。如我国传染病防治法中规定的监测方式即属此类。根据特殊需要，上级单位亲自调查收集资料，或者要求下级单位尽力去收集某方面的资料，称为主动监测。我国卫生防疫单位开展传染病漏报调查，以及按照统一要求对某些传染病和非传染病进行重点监测，努力提高传染病报告率和报告质量，均属主动监测。如SARS流行期间建立发热门诊对人群进行的监测。

（2）常规报告系统与哨点监测系统。常规报告系统，诸如我国的法定传染病报告系统，是由传染病义务报告人上报传染病病例的系统。哨点监测系统则用于抽查。如：我国在全国13个重点省市建立的艾滋病哨点监测系统，选择某些大城市或者开放城市中的一些区域，抽样检查人群的HIV感染情况。

（3）静态人群监测和动态人群监测。监测过程中无人口迁出、迁入的人群称静态人群。如果一个地区人口有少量出生、死亡、迁出和迁入变化时，该地区人群仍可视为静态人群。计算各种数率时可采用观察期的平均人口数做分母。如果研究过程中人口频繁地迁出、迁入，则该人群为动态人群。涉及动态人群的计算需要采用人时（人年或人月）计算法。

（4）实际病例监测与监测病例的监测。疾病与健康之间往往没有严格的界限，存在着诊断标准如何确定的问题。一般来说，病原学和血清学检验是较为可靠的传染病诊断方法。但是对发病率比较高，又缺乏特异症状的传染病，不可能对每一个病例都作病原学或血清学诊断。按照一定的临床诊断标准来诊断又会忽略一部分实际病例。因此在传染病监测中，确定一种稳定的临床诊断标准，来观察疾病的动态变化，以这种方式确定的病例称为监测病例。我国很多种传染病监测上报的病例均属于监测病例。

（5）直接指标的监测与间接指标的监测。监测病例的统计数字，如发病数、死亡数、发病率、死亡率等称为监测的直接指标。有时监测的直接指标不易获得，如流行性感冒（流感）死亡与肺炎死亡有时难以分清，则可用"流感和肺炎的死亡数"作为监测流感疫情的间接指标。

二、传染病动态监测数据

(一)我国传染病动态监测网络的构建

我国传染病监测网络始建于20世纪50年代,经历了漫长的发展历程,最初采用手工上报监测模式,2003年传染性非典型性肺炎事件后,传染病监测的信息化建设步伐得到加快。传染病网络直报系统是我国最重要的传染病监测体系,也是全球规模最大的监测系统,对传染病控制发挥着重要作用。随着互联网和信息技术的发展,国家建立了全面完善的传染病疫情监测系统,为我们提供了全面的疾病流行特征和发病信息,利用大数据对传染病监测成为一个重要发展学科。

监测系统覆盖国家、省、市、县、乡五级卫生行政部门和医疗卫生机构的"五级网络"以及覆盖国家、省和市三级的"三级平台",构成了国家公共卫生信息系统基础网络、传染病与突发公共卫生事件网络直报信息系统。该系统实现了传染病个案报告卡的网络实时直报、查询和分析,提高了我国传染病报告系统中疾病监测信息的敏感性和时效性,提升了我国传染病疫情监测的质量,杜绝了漏报、瞒报或谎报,保证了传染病疫情数据的完整性、准确性和一致性,为传染病预警提供了基础数据源。系统同时开发并实施了国家传染病自动预警系统,实现了系统中多个模块的大数据的互联互通。庞大的卫生监测信息系统,再加上互联网和信息化技术,为我国实时监测传染病、及时快速应对传染病提供了强大的数据支持。

(二)数据来源

传染病动态监测数据主要以法定传染病为基本单位进行监测和管理,要求有很高的时效性。根据《传染病防治法》要求,相关责任单位(例如医疗机构、卫生防疫机构等)在发现法定传染病或疑似传染病时,必须在规定时限内向当地卫生防疫机构报告。传染病动态监测数据包含传染病网络直报、传染病专报、传染病实验室监测数据等。

1. 传染病网络直报数据

传染病网络直报数据来源于法定传染病监测信息网络直报系统,包括了法定甲、乙、丙三类共46种传染病和按照法定传染病管理和监测的其他传染病。此外,传染病网络直报系统也会对不明原因疾病与危险因素进行监测。传染病网络直报数据包含个案报告以及基于个案报告的动态监测数据。

2. 传染病专报数据

除网络直报系统数据外,传染病动态监测数据还包括对特定病种的专报数据,包括结核病、艾滋病、鼠疫、流感与人禽流感、甲型H1N1流感等专报数据。

3. 传染病实验室监测预警数据

传染病实验室监测预警数据包括来源于传染病监测、综合征病原体监测、舆情监测与危险因素监测等的数据,如发热伴呼吸道症状、发热伴出疹症状、发热伴出血症状、脑炎脑膜炎症状、腹泻五个综合征的实验室监测数据。该类数据还包括基于监测数据和监测预警技术形成的疾病负担、时空变化规律、基本流行病学参数和危险因素等信息,如手足口病的疾病负担、严重性和季节性变化规律、A 型和 B 型流感季节变化规律、禽流感 H7N9 和甲型 H1N1 流感的潜伏期、系列间隔和有效复制指数等基本流行病学参数。

三、大数据技术在传染病动态监测中的应用

疾病预防控制体系是我国公共卫生体系改革的重要内容。尤其对于传染病的防治而言,监测能力的提升可以将预防关口前移,有效维护人民生命健康安全,避免小病酿成大疫。运用大数据技术和方法,能够提升对传染病监测数据的快速处理和深度挖掘能力,提高传染病的预测预警和处理能力。

(一)传染病大数据预警

传染病的大数据预警是指以传染病实时监测的信息为依据,以历史传染病疫情大数据为基础,建立科学实用、敏感的数据分析体系,根据分析结果建立传染病的暴发和预警体系,减少传染病流行对人群健康和社会造成的影响。另外,通过搜索引擎大数据,运用数据挖掘、文本分析方法等技术也可以对网络舆情中的相关信息进行有效提取,以此预测和判断相关疾病的发生概率及发展趋势,为卫生部门决策提供借鉴和依据。

构建集传染病预警、健康管理于一体的数据平台,包括"数据层—模型层—应用层"(图 9.4)。其中,数据层包括各监测点异常病例发生情况的收集汇总,相关数据被录入社区健康服务信息系统中。模型层主要指对一般人群和重点人群进行多维度的观察和研究,从时间、空间和人群三维角度入手对全人群的高危特征、危险因素等重要信息进行识别,实现对居民健康数据的深度挖掘。在时间维度上,采用数学建模方法、机器学习方法和可视化方法,预测疾病随时间发生发展的规律和趋势,对疾病暴发、流行的时间特征进行监测;在空间维度上,对疾病流行地理分布情况进行展示和分析,并结合时间变化规律,动态、综合地描绘疾病谱的变化,突显重点防治区域,为相关部门提供决策支持;在人群维度上,分析掌握疾病在人群中的分布及变化规律,为公共卫生政策的施行提供依据,并根据疾病发展

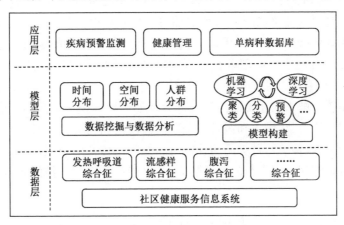

图 9.4　集传染病预警、健康管理于一体的数据平台架构图

周期,对患者病程进展情况进行监测和预警,适时提供干预意见,完善社区重大传染病的预警模型创建和防控策略制定,为突发公共卫生事件监测预警提供新模式。分析层通过收集并定期整理分析数据,构建疾病预警模型、单病种数据库、健康管理平台,实现传染病早期预警、应对突发公共卫生事件、防治传染性疾病,做到早识别、早防控,为降低患病率和死亡率奠定基础。

例如,广东省新冠病毒感染时空分析及预测预警系统就是围绕疫情实际防控需求,基于多源数据和数学模型开发的系统平台。该平台融合病例监测数据、人口流动数据、社会环境、地理信息等数据,运用地理信息处理技术、时间序列分析、贝叶斯模型、SIR 模型、广义相加模型、控制图法等技术实现疫情的预测和评估。该系统核心模块包括时空分析、预测预警和风险评估,从 2000 年 1 月底开始对广东省疫情进行时空分析,开展短期和中期预测预警,进行风险评估及风险分级。其结果提交相关部门作为决策参考,为疫情防控决策提供了技术支持。

(二)传染病大数据追踪和控制

对病源的及时准确追踪是应对与控制传染病的关键问题,只有及时控制住传染病源,才能有效遏制病毒的快速扩散,这对于疫情防控工作至关重要。大数据技术和方法,能够增强对病源的跟踪与追溯能力,为有针对性地开展疫情防控提供技术支撑。一方面,借助全球定位系统、遥感技术等可以准确掌握人员流向,精准确定病毒潜在的扩散范围,进而为有针对性地实施区域管控、网格化管理提供数据基础。另一方面,基于电子病历和电子健康档案的数据筛选与分析,能够有效识别传染源的共性特征,洞察病毒的种类、特征、发病规律、传播途径与潜在威胁,为进一步确定病毒来源与加强卫生防控提供重要依据。

大多数传染病在与人类密切接触时表现出传染性。因此,传染病的暴发和传播在很大程度上依赖于当地以及国际人口的流动。信息通信技术的最新进展以及智能设备的广泛采用使人们能够获得丰富的人类移动数据。有研究者利用大规模的人类移动数据,构建了描述美国大都市统计区(Metropolitan Statistical Areas,美国人口密度较高的核心都市中,区域人口超过 5 万的地理区域,由美国人口普查局和其他联邦政府机构出于统计目的而定义,无相应法律地位)内部及之间的人类活动时序(每日的)层次网络。他们研究了这些时序网络上的渗流效应(percolation effect),发现了具有高移动阈值的功能子单元的存在。这些数据驱动的见解有助于我们理解在出行限制和非药物干预(Non-Pharmaceutical Interventions,NPIs)期间移动网络的时序社群结构。丹麦的 Laura Alessandretti 和她的同事们通过使用非负矩阵分解来描述不同的出行行为是如何导致疫情传播的。他们发现,可将丹麦人的移动模式按工作日、周末和假日三个不同时段的出行分为三种模式。他们计算了城市之间的有效距离,以检验每种类型的移动对新冠疫情传播的贡献度。这些研究结果揭示了出行限制对疫情期间人们出行的各种影响,并可能为传染病防控的有效政策的制定提供信息。

(三)传染病监测中的大数据技术的研究动态

大数据和数据科学方法对于有效控制传染病不可或缺。传染病产生了大量关于人类行为的数据,包括人类移动、接触者追踪、临床记录、病毒学、药学、科学文献等数据。随着数据变得极易获得,以及数据驱动抗疫需求激增,数据科学方法现已被广泛用于了解和应对传染病监测。

人群易感性和接触强度的异质性迫切反映了考虑新冠疫情年龄特异性严重程度的必要性。Alex Arenas 和他的同事发现,在八个国家或地区,当传染病患病率较低时,老年人感染的比例非常小,而在患病率较高时,老年人感染的比例有所增加。他们通过解释新冠疫情的年龄特异性严重程度,对该现象提出了一种机制解释,并通过易感—感染—清除(Susceptible-Infectious-Removed,SIR)传播模型中的两策略博弈,对实施异质性非药物干预进行了动力学建模。他们的研究结果为理解不同年龄组的随时间变化的病例分布提供了深刻的见解,并且对最小模型如何在实际数据中展现复杂现象有重要的启示。研究结果表明,在实践中需要考虑到由于高危人群感染率较低,导致的对医疗保健系统未来压力的低估。异质性还体现在地理尺度上疾病的增长率上。Kristina Lerman 及其同事通过分析美国多个地理尺度上确认的感染人数和死亡人数,解决了这一关键问题。他们发现新冠疫情的影响在不同地区之间存在很大的差异。为此,他们应用 Reed-Hughes 式机制对该效应建模。研究结果强调了通过空间聚集来权衡噪音降低和偏差增加,他们呼吁公共决策者注意在估计新冠疫情增长率时,考虑这种聚集扭曲的偏差。

大多数新冠疫情传播模型都基于标准 SIR 分区模型或其变体。James Gleeson 和他的同事报告了以人口为基础的 SEIR(E 表示 Exposed)模型,该模型为爱尔兰政府提供了疫情防控的建议。为了刻画非药物干预的影响,他们在模型中引入了随时间变化的有效接触率,提出了一种利用观测数据进行鲁棒校正的新型算法。他们的校正算法可应用于其他场景(例如疫苗接种)的建模,算法以较低的复杂性实现了良好的准确性。Nicholas A. Christakis 和同事在洪都拉斯收集了详细的纵向社交中心演变数据,并创建了一个社交网络驱动的传播模型,以识别人口中的超级传播者和易感个体。他们通过主体建模,预测腹泻和呼吸道疾病的暴发,使用人口水平调查来验证、预测和确定超级传播者和易感个体。与回溯接触者追踪的方法不同,他们的模型通过模拟来主动识别超级传播者,该模型可以应用于其他依赖接触传播的传染病,研究结果说明有必要在疾病传播模型中考虑社交互动。

社交媒体发布内容已被公认为监测传染病和公共卫生事件的主要数据源。Wei Wang 和他的同事开发了新冠疫情监测系统,这是一个基于网络的新冠疫情监测系统。新冠疫情监测者采用了动态图神经网络模型,通过分析推特的流数据来预测趋势,并识别新冠疫情的高风险事件。

大数据在传染病监测和管理领域有着广阔的应用前景,但是目前我们通过监测所获得的数据,大多还没有转化成能够直接提供的信息服务。要面向公众服务,就意味着需要搭建更大的平台,对这些多源异构的海量数据构建合适的信息模型,进行更多的跨领域合作研究。

第四节　公共卫生大数据与突发公共卫生事件监测与管理

一、突发公共卫生事件的分级及特点

(一) 突发公共卫生事件定义

突发公共卫生事件,是指突然发生,造成或者可能造成社会公众健康严重损害的重大传染病疫情、群体性不明原因疾病、重大食物和职业中毒以及其他严重影响公众健康的事件。

根据突发公共卫生事件性质、危害程度、涉及范围,突发公共卫生事件可划分为特别重大(Ⅰ级)、重大(Ⅱ级)、较大(Ⅲ级)和一般(Ⅳ级)四级。

其中,特别重大突发公共卫生事件主要包括:

(1) 肺鼠疫、肺炭疽在大、中城市发生并有扩散趋势,或肺鼠疫、肺炭疽疫情波及 2 个以上的省份,并有进一步扩散趋势。

(2) 发生传染性非典型肺炎、人感染高致病性禽流感,并有扩散趋势。

(3) 涉及多个省份的群体性不明原因疾病,并有扩散趋势。

(4) 发生新传染病或我国尚未发现的传染病的发生或传入,并有扩散趋势,或发现中国已消灭的传染病重新流行。

(5) 发生烈性病菌株、毒株、致病因子等丢失事件。

(6) 周边以及与中国通航的国家和地区发生特大传染病疫情,并出现输入性病例,严重危及我国公共卫生安全的事件。

(7) 国务院卫生行政部门认定的其他特别重大突发公共卫生事件。

(二)突发公共卫生事件的特点

突发公共卫生事件成因多样、分布差异性强、具有传播的广泛性和危害的复杂性等特点,且新发事件不断产生,这些都对治理提出了更高的要求。

(1) 成因的多样性。引起公共卫生事件的因素多种多样,比如生物因素、自然灾害、食品药品安全事件、各种事故灾难等。比如,2008 年发生的汶川大地震,最重要的就是地震以后会不会引起新的、大的疫情,要做到大灾之后无大疫是很艰难的,所以党中央也高度重视地震是否会引起新的疫情,各级政府部门对此非常关注,从而避免了大灾之后必然有大疫的情况。公共卫生事件与事故灾害也密切相关,比如环境污染、生态破坏、交通事故等灾害。社会安全事件也是形成公共卫生事件的一个重要原因,如生物恐怖袭击事件等。另外,还有动物疫情、致病微生物、药品危险、食物中毒、职业危害等也是引发公共事件的因素。

(2) 分布的差异性。表现在时间分布差异上,不同的季节,传染病的发病率也会不同,比如 SARS 往往发生在冬、春季节,肠道传染病则多发生在夏季。分布差异性还表现在空间分布差异上,传染病的区域分布不一样,像我们国家南方和北方的传染病就不一样,此外还有人群的分布差异等。

（3）传播的广泛性。当前我们正处在全球化的时代，某一种疾病可以通过现代交通工具实现跨国的流动，而一旦造成传播，就会成为全球性的传播。另外，传染病一旦具备了三个基本流通要素，即传染源、传播途径以及易感人群，它就可能出现无国界传播。

（4）危害的复杂性。重大的卫生事件不但对人的健康有影响，而且对环境、经济乃至政治都有很大的影响。比如2003年SARS的流行，尽管患病的人数不是很多，但对我们国家造成的经济损失确实很大。

新发的事件不断产生。比如1985年以来，艾滋病的发病率不断增加，严重危害着人们的健康；2003年，SARS疫情引起了人们的恐慌；近年来，人禽流感疫情使人们谈禽色变；人感染猪链球菌病、手足口病，以及近几年的新型冠状病毒感染等都威胁着人们的健康。

（5）突发公共卫生事件的治理不仅涉及单个部门的工作，更需要部门间的共同合作，甚至是全社会乃至全世界的共同努力。只有通过综合的治理，才能使突发公共卫生事件得到很好的解决。

二、大数据技术在突发公共卫生事件的监测与管理中的运用

突发公共卫生事件由于其多样性、复杂性、传播的广泛性等特点，已成为威胁人们身体健康和生命安全的重要因素。同时对传统治理模式提出了严峻挑战，亟需人们利用大数据技术重构突发公共卫生事件的监测与管理体系，提高综合治理能力。

以新冠病毒感染疫情为例，我国为开展新冠疫情防控监测，在国务院应对新冠疫情联防联控工作机制的指导下，专门设立大数据专题组，设立的科研攻关组成立了信息化专班，综合全国关于确诊患者、疑似病例、密切接触者、外来流入人口、地理空间、遥感监测等由多个部委提供的数据，开展病毒溯源、传播链分析、疫情监测和风险评估。为了统一各地健康信息码，全国一体化政务服务平台推出"防疫健康码"，截至2020年12月，不到一年时间，"防疫健康码"累计被申领近9亿次，使用次数超过400亿次。

为促进科研攻关和成果共享，科学技术部、国家卫生健康委员会联合中华医学会，建立防控COVID-19科研成果的专业性交流平台，集成共享COVID-19科研应急攻关项目的科研成果、实验数据、临床病例数据、重要进展等。国家人口健康科学数据中心及时发布"新型冠状病毒肺炎术语集"，构建了"新型冠状病毒肺炎数据共享系统"，提供科学数据、研究文献、疫情报告、防疫指南、防护知识等信息服务。为促进SARS-CoV-2基因组数据共享应用，国家生物信息中心（CNCB）、国家基因组科学数据中心（NGDC）及时开发并维护2019新型冠状病毒信息库（2019nCoVR），整合来自全球共享流感病毒数据库（GISAID）、美国国家生物技术信息中心（NCBI）、深圳国家基因库（CNGB）、国家微生物科学数据中心（NMDC）、国家生物信息中心（CNCB）、国家基因组科学数据中心（NGDC）等机构公开发布的SARS-CoV-2核苷酸和蛋白质序列数据等信息。NMDC建立了全球冠状病毒组学数据共享与分析系统，与国家病原微生物资源库（NPRC）等单位联合建设"新型冠状病毒国家科技资源服务系统"，有力支撑了我国乃至全球冠状病毒数据汇集和共享分析。

知识链接>>>>>>

关于政协十三届全国委员会第三次会议
第4601号（医疗体育类667号）提案答复的函

委员您好：

您提出的《关于建立国家传染病大数据研究中心的提案》收悉，经商工业和信息化部，现答复如下：

一、工作现状和进展情况

国家高度重视健康医疗大数据应用发展工作，2015年印发了《促进大数据发展行动纲要》，明确提出推进数据汇聚和发掘，深化大数据在各行业创新应用。我委深入贯彻落实国务院办公厅《关于促进和规范健康医疗大数据应用发展的指导意见》（国办发〔2016〕47号）精神，以提高人民群众获得感、深化医改新动力、助推经济发展新动能为目标，制定印发了《国家健康医疗大数据标准、安全和服务管理办法（试行）》等文件，明确了健康医疗大数据的定义、内涵和外延，厘清了健康医疗大数据应用管理过程中的边界权责。同时，统筹推进健康医疗大数据中心及产业园建设国家试点工作，通过深化健康医疗大数据在行业治理、临床科研、公共卫生等方面的应用，推进突发公共事件卫生应急指挥系统建设，开发了应急值守、监测预警、能力建设、事件管理等功能，进一步提升突发公共卫生事件处置和紧急医学救援的效率和水平。在新冠肺炎疫情防控期间，国务院联防联控机制疫情防控组专门成立大数据分析工作专题组，运用大数据等数字技术，依托汇聚的多源数据，切实加强监测预警和趋势研判，为疫情精准防控奠定坚实基础。

二、关于所提建议的答复

（一）关于建立国家传染病大数据研究中心，防范出现全国性突发性公共卫生事件。习近平总书记多次强调，要运用大数据等手段，加强疫情溯源和监测。各级政府持续投入，加强疾病预防控制中心建设，改善基础设施和工作条件，极大提高了疫情监测报告的及时性和准确性。我委通过实施全民健康信息化保障疾病预防控制信息系统的建设，以人为核心的疾病监测信息系统进一步得到整合，传染病网络直报信息系统在本次新冠肺炎疫情应对中发挥了应有的作用。另外，我委不断完善国家级全民健康信息平台功能，在健全居民电子健康档案、电子病历、全员人口等数据库的基础上，强化依托健康医疗大数据在公共卫生和社会管理等方面的研究，切实提升健康医疗大数据在传染病防治、突发公共卫生事件处置等领域融合和发展水平。

（二）关于加强法制保障和信息化支撑。中央网信办将推动《数据安全法》等数据安全立法项目纳入十三届全国人大常委会立法规划和2019年、2020年立法工作计划，配合各有关部门开展立法调研起草和提请审议工作。我委持续推进健康医疗大数据安全规范和法规的建设，制定印发了《关于落实卫生健康行业网络信息与数据安全责任的通知》，明确网络信息与数据安全责任，不断提高安全防护能力，落实公安部网络安全执法检查，在全行业开展网络安全检查、重要数据和个人信息保护专项行动。

（三）关于支持各级区域全民健康信息平台、专业公共卫生机构信息化建设和传染病监测信息系统建设。我委会同国家发展改革委、工业和信息化部等部门将持续推动省统筹区域全民健康信息平台建设，在实现国家、省、市、县四级平台初步联通全覆盖基础上，积极推进各级各类医疗卫生机构接入相应区域全民健康信息平台。同时，将以推进全民健康保障信息化建设一期工程为载体，重点推进突发公共卫生事件应急指挥子系统项目建设，实现突发公共卫生事件应急处置、突发事件紧急医学救援的信息化辅助指挥决策以及卫生应急日常信息化管理等功能整合互通。工业和信息化部将推动建设通信大数据综合分析平台，具备全国人员流动统计分析、重点人群分布、疫情发展态势预测等功能，为传染病监测信息系统提供数据支撑。

三、下一步工作目标和计划

一方面，我委将加快推进统一权威、互联互通的全民健康信息平台建设，健全"互联网＋医疗健康"服务体系，推动健康医疗大数据互联共享。加快制定健康医疗大数据应用中心评估标准，总结完善健康医疗大数据中心及产业园建设国家试点经验，推动健康医疗大数据规范应用发展，加快构建健康医疗大数据产业链，促进健康医疗智能装备产业升级，不断提升我国健康医疗大数据应用水平。另一方面，将进一步研究和推进大数据在传染病防治、突发公共卫生事件处置和紧急医学救援等领域的融合和发展，推动传染病大数据领域的法律法规建设，切实提升各级各类医疗机构、疾病预防控制机构的传染病、突发公共卫生事件等监测预警和处置能力，助推疾病预防控制机构与大数据、互联网＋、人工智能等新兴数字技术的高度融合发展。

感谢您对卫生健康工作的关心和支持。

国家卫生健康委

2020 年 9 月 15 日

〔资料来源：国家卫生健康委员会官方网站（http://www.nhc.gov.cn/）〕

第五节　公共卫生大数据与健康危害因素监测与管理

一、健康危害因素及其监测

（一）健康危害因素的含义

健康的定义是指个体的身体、心理和社会适应能力处于完好状态，而不仅仅是没有疾病或不虚弱。健康危险因素是指能使疾病或死亡发生的可能性增加的因素，或者是能使健康不良后果发生概率增加的因素。

健康危险因素有很多，主要包括环境因素、生物遗传因素、医疗卫生服务因素、行为生活方式因素等。世界卫生组织经研究提示影响个人健康和寿命的有四大因素：生物学因素（占 15％）、环境因素（占 17％）、卫生服务因素（占 8％）和行为与生活方式因素（占 60％）。

1. 生物学因素

包括遗传和心理因素,遗传是不可改的因素,但心理因素可以修改,保持一个积极心理状态是保持和增进健康的必要条件。影响健康的生物学因素包括由病原微生物引起的传染病和感染性疾病。研究证实,许多危害人类健康的常见病,其发病率与家族遗传有关,一般在青少年时期没有临床表现,而在步入中老年后就逐渐显现出来。迄今已知的各种遗传病有 4 000 多种,对人类健康的危害十分严重。

2. 环境因素

所有人类健康问题都与环境有关,包括自然环境危险因素与社会环境危险因素。自然环境危险因素包括生物性危险因素(如细菌、真菌、病毒、寄生虫等)、物理性危险因素(如噪声、振动、电离辐射等)、化学性危险因素(如毒物、农药、废气、污水等);社会环境危险因素包括政治、经济收入、文化教育、就业、居住条件、家庭关系、心理刺激、工作紧张程度及各类生活事件等。

3. 卫生服务因素

是指医疗卫生服务系统中存在的各种不利于保护和增进健康的因素,包括医疗质量低、误诊漏诊、院内交叉感染、医疗制度不完善等。卫生服务的范围、内容与质量直接关系到人的生、老、病、死及由此产生的一系列健康问题。医疗卫生服务主要取决于医疗保健制度的健全和卫生资源的利用。在一定的社会、经济、文化条件下,公民享有的医疗及卫生服务的公平性、可及性及保障水平,对健康起一定作用。

4. 行为与生活方式因素

是指由于自身行为生活方式而产生的健康危险因素。生活方式是指在一定环境条件下所形成的生活意识和生活行为习惯的统称。行为生活方式与常见的慢性病或社会病密切相关。不良的行为生活方式有吸烟、酗酒、熬夜、毒物滥用、不合理饮食、缺乏锻炼、不合理驾驶等。

(二)健康危害因素监测的内容目标

国家卫健委发布的《健康因素监测工作规范》(试行)中指出健康危害因素监测是持续系统地收集、分析与健康危害因素相关的信息,及时发现危害健康和影响生命安全的因素,为制定卫生政策、进行区域卫生规划、评价种类疾病预防控制措施等提供科学依据。

健康危害因素监测可及时发现生物、化学、物理等因素对居民健康的影响,相关信息直接反映一个地区的居民健康水平和卫生状况,同时也间接反映了社会、经济、文化等因素对居民健康的影响。通过分析因素监测资料可以获得必要的信息,动态掌握主要健康危害因素的消长和发展趋势,以此评估不同种类因素造成的社会负担,为国家制定社会经济发展的有关政策及卫生政策提供科学的依据。

健康危害因素监测工作内容及目标:

(1)了解我国青少年吸烟率等烟草流行相关数据,分析青少年烟草流行影响因素,提出建议措施,为制订控烟政策提供依据。

(2)利用《全国伤害监测报告卡》收集门急诊伤害首诊患者信息。以项目数据为基础,估算我国门急诊就诊伤害发生情况,描述我国伤害流行特征,为开展伤害防控提供证据。全面了解伤害的流行状况、评价伤害的疾病负担和各项伤害干预措施的效果。

(3)开展丰水期和枯水期水质卫生监测,系统了解饮用水卫生基本状况。开展空气污染(雾霾)对人群健康影响监测、农村环境卫生监测、公共场所健康危害因素监测、国家人体生物监测,科学评估主要环境危害因素对人群健康的风险。掌握儿童青少年近视、肥胖等主要常见病情况和影响健康的主要因素,采取针对性干预措施。

(4)开展食源性疾病监测,以及食品污染和食品有害因素监测。收集食源性疾病信息及食品污染物数据,为开展风险评估提供技术支持。依托食品安全国家标准跟踪评价及意见反馈平台广泛收集对每项标准的具体意见和建议,按照产品类别,通过量化评分,开展产品专项跟踪评价,对拟修订的标准或重点标准,统一组织意见收集工作。

(5)建立完善孕产妇死亡监测和危重孕产妇医院监测报告制度,收集数据、控制质量、分析数据。建立完善5岁以下儿童死亡监测和儿童营养与健康监测报告制度,完成数据收集、质量控制、数据分析。建立完善出生缺陷医院监测和人群监测报告制度,收集数据、控制质量、分析数据。

(三)健康危害因素监测的组织体系

健康危害因素监测工作网络由各级疾病预防控制中心与相关的部门组成,见图9.5。组织体系包括行政管理系统和技术支撑系统。卫生行政部门负责本行政区域内因素监测工作的管理,制定相关的范围、标准、计划,组织和协调有关部门共同参与监测工作,公布、发布因素监测信息。疾病预防控制机构负责本行政区域内的因素监测技术工作。

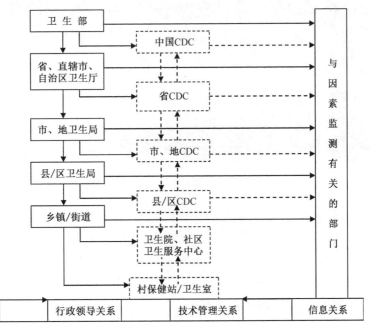

图9.5　健康危害因素监测工作网络图
图片来源:《健康因素监测工作规范(试行)》

二、大数据技术在健康危害因素监测与管理中的运用

职业病危害因素在线监测系统主要针对职业病危害涉及人群广、职业健康监管盲点多、被动报告、数据滞后、检查工作繁重等问题，充分运用移动互联网、物联网、大数据、云计算等信息技术，对职业场所中的有害因素进行实时在线监测及对相关数据进行实时存储、分析和智能预警，以提高职业病危害监管效率，及时排除隐患，预防和控制职业病的发生，切实有效地保护职工健康权益，履行企业社会责任，提升企业社会形象。

（一）浙江绍兴柯桥区的职业病危害因素在线监测项目

为推进卫生健康执法监管的数字化转型，掌握重点行业职业病危害现状，及时、准确地评估职业病危害因素对劳动者健康的影响。自 2022 年 2 月起，浙江绍兴市柯桥区启动职业病危害因素在线监测项目（图 9.6），打造职业卫生领域"互联网＋监管"模式。

柯桥区卫生健康行政执法队率先为产生粉尘、噪声的 20 家用人单位安装在线监测设备，执法人员仔细勘察企业工作场所生产工艺流程，确定职业病危害因素接触点，尤其是粉尘、化学毒物、噪声等重点危害因素相关接触点。在接触点安装在线监测设备，系统能充分运用移动互联网、物联网、大数据、云计算等信息技术，对接触点位置的有害因素进行实时在线监测及对相关数据进行实时存储、分析和智能预警。

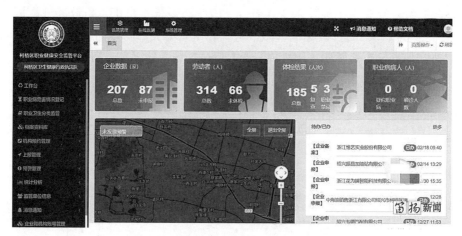

图 9.6　柯桥区职业健康安全监管平台

利用在线监测设备，卫生监督执法将化"被动"为"主动"，变"单一搜索"为"大数据统筹"，以全面、系统的方式掌握职业病危害因素动向，实现智慧监管、精准执法，同时实现用人单位与劳动者的双向良性监测。这不仅有利于加强用人单位主体责任意识，确保职业病防护设备和个人防护用品配备到位，也能提高劳动者自我保护意识，使他们及时、正确佩戴好口罩、耳塞等防护用品，确保自我防护到位。

（二）厦门职业病危害因素在线监测系统

厦门职业病危害因素在线监测系统基于无线传感网络技术、物联网智能网关、智能测

控装置、智能环境监测装置、无线传感器、环境监测传感器等,采集职业场所节点温度、湿度、明火、烟雾状态能见度、风速风向、有毒气体、可燃气体、压力(管道及容器)、粉尘传感器等的参数,然后通过无线的方式上传至智能网关,智能网关再对无线传感器节点传来的数据进行处理实现对职业环境的实时监控。该系统使生产管理人员及监控中心能及时掌握生产车间或作业环境的各类有毒有害气体的实时动态数据信息,并能统计、查询、分析历史时间段的变化动态,及时排除有可能引发危险事故的因素,第一时间控制危险警情,以实现企业生产的安全、持续、稳定进行。该方案的整体应用,为企业的安全生产提供保障,为企业生产效率的提高提供强有力的支持。

系统包括用户管理、设备管理、数据监测、日志查询、历史数据查询、视频监控、设备故障诊断、警情处置、报警信息推送、溯源与模拟等。可动态掌握各企业有毒有害气体污染源底数,熟悉主要职业卫生环境敏感区域,摸清企业职工、周围群众关注的环境问题等,将有限的监督资源用于更加明确的重点目标上,避免遗漏及无效监管。支持多种有毒有害气体检测,形成辖区有毒有害污染源在线"一张图",监管全覆盖,按权限或角色进行辖区定点范围的监管,直观展示监测站点分布、监测设备在线情况、实时监测数据(有毒有害气体浓度信息)、首要有毒有害气体、超标警告、超范围预警等信息,实现预测、预报和警示环境风险状态,便于日常环境管理以及辅助应急处置决策的确定。通过监测数据关联分析,确定异常数据对应风险单元,污染源诊断,结合 GIS 地图、3D 仿真和大气扩散模型实现突发环境事件定位、定级和实时动态模拟。在指挥调度方面实现全局资源可视化调度,直观展示平台人员位置、物质位置、事件位置、监测点、环境敏感区、影响范围等信息,实现事件信息全方位掌控,支持语音、视频、短信等多途径通信调度,高效进行指挥调度指令下达。系统同时支持有毒有害气体事故危害应急响应方案,可根据企业或监管部门要求进行应急预案编制,形成有效的监管防治体系,同时平台提供有毒有害气体监管防治培训及专业知识培训,培训内容包括有毒有害气体的毒性和分类,检测有毒有害气体的原理,检测仪器的种类。

▋本章小结

公共卫生管理领域大数据技术的运用大大提高了公共卫生管理的效率和效果,对我国大健康事业发展发挥着重大的作用。大数据在公共卫生监测中发挥着不可或缺的作用,主要表现在区域卫生信息管理、传染病动态监测、突发公共卫生事件监测以及健康危害因素监测等方面。

本章首先对公共卫生、公共卫生监测的内涵和公共卫生大数据包含的内容做了介绍,第二节到第五节分别对公共卫生大数据在区域卫生信息管理、传染病动态监测、突发公共卫生事件监测以及健康危害因素监测四个细分领域的应用进行了介绍,主要包括对应领域的基本情况、所需数据、信息的来源以及大数据技术在该领域的研究或运用现状等。

▶本章思考题

1. 公共卫生大数据包括哪些?其来源是哪里?

2. 查找资料,分析我国区域卫生信息平台建设的路径并分析大数据在区域卫生信息管理中的具体应用。

3. 传染病监测的数据来源和监测方式是什么?大数据技术如何应用到传染病监测工作中?

4. 突发公共卫生事件的预警和处理中,大数据能够发挥怎样的作用?

5. 你还了解哪些利用大数据技术进行健康危害因素监测的实际应用?

案例分析

阅读下面的案例,回答后面的问题。

通信大数据支撑疫情防控

中国移动发挥自身网络规模大、客户数量多、用户数据覆盖面广、动态更新、真实准确等优势,结合成熟的用户标签体系,加强大数据分析,开展人员流动统计及疫情朔源、监测和分析,建设了一套基于通信大数据支撑的疫情防控、精准施策的解决方案。该方案解决了传统疫情调查难,不能实时动态监测、预警的问题。该方案包括人口流动监测分析、复工复产监测分析、重点区域风险评估、特定用户溯源及时空伴随者分析、疫情态势推演预测等。

该套项目方案基于中国移动集中化大数据平台,项目的功能架构如图9.7。

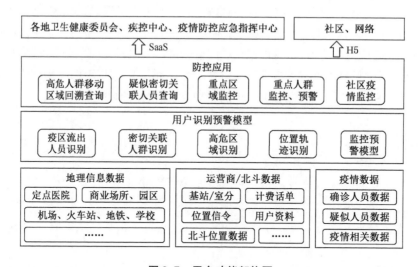

图 9.7 平台功能架构图

(1)针对客户防疫场景,通过软件及服务化产品(SaaS),为使用方提供高效便捷的大数据应用工具,使用方可以免掉平台部署的繁琐,直接通过链接和分配的独立帐号的授权,快速进行平台使用。

(2)基于成熟的大数据处理和模型算法能力,实现对人群实时感知分析和预测。

(3)通过大屏、个人计算机、H5等多元化的展示手段满足不同环境下的使用需求。

该项目方案的技术架构见图9.8。以中国移动用户话单、信令数据为数据源,基于网络位置信息、客户全息特征数据,经过数据采集、加工、处理分析等各环节,采用安全加密脱敏等技术措施,使用 AI 和数据挖掘等技术,形成对客户位置、移动区域、特征等多维度分析的能力,并进一步加工成各类标准化数据服务,面向政府、企业等业务诉求,提供嵌入式或通过 API 调用的场景化应用。

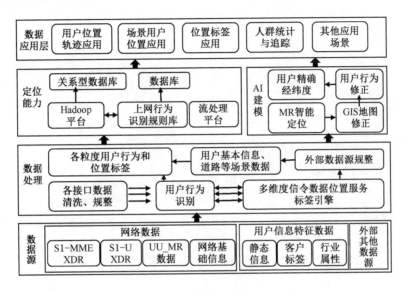

图 9.8　平台技术架构图

该项目方案主要内容:围绕核心应用场景,通过模型构建及可视化应用展现,实现人口流动实时动态监测分析、疫情风险评价模型体系多场景应用,多元化的使用工具便捷民众防控。

(1) 大数据能实时动态监测人口流动:人口大数据以丰富的用户数据为基础,以人为主体分析用户行为特征,并通过数据脱敏技术处理,基于人口统计模型算法进行多维人口特征分析,进而使人口流动趋势监测呈现直观可视化的效果。重点支撑疫情高发区用户人口流动数据监测,积极响应疫情防控工作需求,开展人口流动监控信息和各类统计报表上报。平台可分层构建全国疫情监控系统和各省市疫情监控系统。

(2) 疫情风险评价模型体系多场景应用

① 同轨、伴随模型快速发现疾控重点人群:关注疾控重点群体,开展身份查验、轨迹追踪溯源及伴随用户分析,支撑特定用户轨迹查询和身份核验等紧急需求,完成特定用户的位置核验。依据火车、汽车等同乘人员信息,开展身份核验,识别密切接触者用户号码,提交至工信部、国家卫生健康委,支撑各地联防联控机构开展疫情防控工作。建设伴随用户分析模型,输出与特定用户密切接触的用户信息,结合国家卫生健康委、公安部(同住、同户等)、铁路、公路等密切基础用户数据,对其位置轨迹进行照片,支撑政府部门开展疫情联防联控工作部署、轨迹追踪和疫情预警。

基于运营商通话信息、客户资料、位置信令、北斗位置数据构建疫区流出人群和密切关联人群识别模型,实现对疫情重点人群的识别和信息的及时更新。

同轨分析模型:通过同轨分析模型,基于人员关系、行为轨迹、交通出行与到访疫情场所数据,构建出高危、敏感人群的疫情风险图谱。由图谱可直观了解多方位的信息,可帮助政府、医疗机构等快速定位/排查可疑、敏感人员。

伴随分析模型:通过伴随分析模型,对于发现的确诊患者,结合已知的其乘坐的某班次高铁/航班信息和交通信息图谱,利用图谱关系挖掘算法快速分析出直接同行人(一度传播人群)以及潜在的二度、三度接触人群。通知同行人所在地防疫部门追踪这些高危人群后续的行为移动区域,精准联系到其密切接触的具体人员,完成接触者识别和跟踪。如图 9.9 所示。

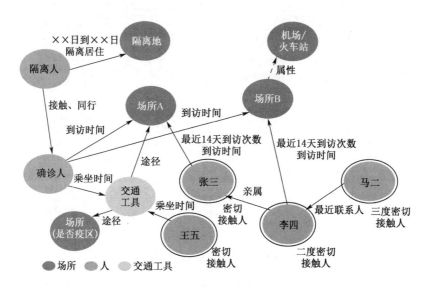

图 9.9　同行关系图谱

② 区域风险洞察、人群聚集预警和精细化网格管理

区域风险洞察:围绕疫情防治管理目标,通过对区域内高风险人群规模、结构、驻留情况、密度及画像等分析,实时对区域内高风险人群特征进行洞察,包括:人群基本构成情况、高风险人群来源情况分析、高风险人群驻留情况分析、高风险人群密度分析、高风险人群画像。

区域人员聚集预警:针对区域范围内人员激增或特定人群进入等疫情防控场景,通过对指定管辖区域的客流分析,实现对地区异常人口流动、人口聚集的及时发现和预警。核心功能包括:重点区域/关键时点人口流动实时监测、人群驻留 24 小时趋势、人群驻留时长分布、关键地区人员聚集事件通知等。

重点区域网格化精细管理:面向社区、学校、医院等重点区域实现精细化网格管理,对区域人口分布进行的网格化划分,通过对街道社区的下沉,从人员结构、驻留情况、密度及画像等维度分析,精准定位社区内重点人群。

③ 预测疫情发展趋势:建设疫情风险评价体系模型,基于运营商基站用户位置数据和特定用户信息,结合各地区经济水平、人口密度、卫生条件、管控力度、天气指数等变量因子,形成综合性评价及预测体系。该系统能结合各地差异及最新数据,通过自主学习,有效推演出未来 15~30 天的疫情发展情况。

针对个人用户,基于特定用户过去位置轨迹数据,及时了解用户本人与特殊人群的接触情况,提前做好防范工作,提出出行风险预测。针对人员流动密集型场所,为被检测人员提供精细准确的安全风险检测,有效降低潜在的二次疾病传播风险。基于全量用户信息,挖掘潜在易感染人群,高危人群,尤其要对二次传播人群进行挖掘,为各地方政府提供第一手的疫情管控信息。该体系提供各地区疫情风险指数研判,为复工、复产、复课等提供有效的数据决策依据,助力推进分级分区精准复工。该体系可基于微信、手机客户端、PC端等轻量化产品实现快速部署与落地应用,同时又能结合各类用户的实际使用数据以及社会当下最新的数据进行自我学习与迭代,有效保障各类用户使用结果的准确性。

通过对重点人群的识别,对人群流动情况进行动态跟踪分析,对居住地人员返回情况监测等,实现对重点人群回流分析及预测;通过对疫情期间的人群流动分析及回流监测,为疫情管控压力评估提供有效参考。

(3)多元化的实用工具,便捷民众防控生活

① 智能问答系统:新冠病毒感染 AI 智能问答系统功能涵盖日常生活防控注意事项、新冠病毒感染相关特征、新冠病毒传播途径、疑似病例辟谣、诊断、筛查、防疫工具等多方面自助问答及新冠病毒感染自测功能,随时随地免费为广大用户答疑解惑。系统还提供信息查询功能。

② 复工复产工具集:系统面向民众提供复工复产工具及服务,核心服务是通过大数据技术进行统计分析,提供疫情防控所需的关于人员分布流动和区域预警等方面的信息服务功能,包括疫情期间行程查询,密切接触风险查询。

③ 面向民众提供自助便民服务:流控宝是基于中国移动自身的 IT 和大数据能力为购物商场、餐饮酒店、公园景区、电影院线、运动场馆等人员密集场所量身打造的人员流量控制产品。可实现健康码生成和扫描、各类场所管理、入场人员动态监控、入场人员自助排队、短信提醒等功能,实现全程无接触、出入场无纸化登记、云端电子化管理,助力企事业单位安全高效有序复工复产。信令蓝牙 GPS 的疫情防控智慧应用 App 可实现个人行程信息追溯、确诊人员行程信息展示、密切接触用户信息收集、疫情辟谣榜等功能,助力个人用户降低疫情风险,配合各地政府精准快速高效防治疫情。

(4)助力各行各业复工复产。

① 企业复工复产数据分析报告项目:从全国整体、重点城市、重点产业园区、重点行业四方面数据统计分析复工复产情况

② 企业复工复产工具集:防疫复工工具集由中国移动自主研发,集权威与全面的疫情防范和复工辅助功能为一体,依托中国移动 IT 和大数据能力为企业提供数据查询、信息收集、风险评估、精准分析、防护保障等功能。

〔案例来源:马家奇.新冠肺炎防控大数据与人工智能应用优秀案例集[M].北京:人民卫生出版社,2020.〕

【思考题】

(1)该项目方案中的各种应用场景使用了哪些数据?

(2)该项目方案应用大数据技术解决了疫情防控中的哪些问题?是怎么解决的?

第十章

大数据与公众健康管理

▶ **引导案例**

大数据融合发展,心医国际助力贵州远程医疗"小病不出乡、大病不出县"

2018年5月26日,一年一度的国家级博览会——2018中国国际大数据产业博览会(以下简称数博会)在贵州省贵阳市开幕,国家主席习近平向会议致贺信。

这届数博会围绕大数据技术创新与最新成果,探寻大数据发展的时代变革,打造高端专业的大数据交流交易服务平台。30多位中外院士坐镇。

贵州省抢抓大数据综合试验区和远程医疗政策试点机遇,依托医疗健康大数据构建"纵向贯通、横向互通""扁平化、零距离"的远程医疗服务体系。2016年全省实现了远程医疗"县县通",2017年在全国率先实现了省、市、县、乡四级公立医疗机构远程医疗全覆盖。

通过政府采购,心医国际负责贵州远程医疗综合业务管理平台建设的技术支持,以信息化手段实现远程医疗大数据监管服务。现场展示的全省远程医疗的实时监控大屏,可以全面展示各地开展远程医疗业务的情况。平台可对超时的会诊病例自动预警,确保及时会诊,还可通过大数据分析提高管理水平和服务效率,将大数据技术应用落实到实处。来自中央网信办、全国各兄弟省市相关单位的领导参观并聆听了贵州省远程医疗建设成果,并给予了极大认可。

通过贵州远程医疗综合业务管理平台,可整合全省远程会诊、远程影像和心电诊断等多种远程医疗服务,截至目前,已累计开展远程会诊3.6万例,远程诊断近19万次,远程培训近30万人次。

作为我国首个国家级大数据综合试验区,近年来,贵州省坚定不移地实施大数据战略行动。依托大数据健康云,贵州省将公立医疗机构的远程医疗服务平台延伸到每一个乡镇,实现远程医疗服务全覆盖,越来越多的百姓在家门口就可以看病,实现了"小病不出乡、大病不出县"。据贵州卫计部门的统计显示,通过远程医疗系统,县域内就诊率已经超过82%。

〔案例来源:叶清,刘迅,周晓梅,等.健康医疗大数据应用存在的问题及对策探讨[J].中国医院管理,2022,42(1):83-85.〕

1977 年,世界卫生组织对健康概念作出定义:不仅仅是没有疾病和身体虚弱,而是身体、心理和社会适应的完满状态。20 世纪 90 年代,健康的含义被注入了环境的因素:生理、心理、社会、环境四者的和谐统一。21 世纪,出现了健、康、智、乐、美、德六个字共同组成的全面的大健康概念。

当今社会已经迈入了工业 4.0 时代,整个医疗行业也进入了以信息化、大数据为导向的健康产业 4.0 时代。所谓健康产业 4.0 时代,是指用大数据技术,将公众的各种健康数据、各种生命体征的指标数据,集合在每个人的数据库和电子健康档案中。并通过大数据的分析应用,推动覆盖全生命周期的预防、治疗、康复和健康管理的一体化健康服务。随着云计算平台、物联网、移动互联网等技术的快速发展,健康数据管理正逐渐成为现实。同时,新医改激活了长期进展缓慢的卫生信息化,引起了全国各地数字医院和区域医疗网络的建设浪潮,很多和医疗相关的 IT 新技术和新应用也随之进入医疗健康领域,智能健康管理的概念逐渐进入人们的视野。

2014 年 11 月,李克强总理提出在疾病防治、灾害预防、社会保障、电子政务等领域开展大数据应用示范。自 2015 年起,我国已连续出台了一系列政策文件:《国务院关于积极推进"互联网＋"行动的指导意见》《全国医疗卫生服务体系规划纲要(2015—2020 年)》《促进大数据发展行动纲要》、《关于促进和规范健康医疗大数据应用发展的指导意见》等,将健康医疗大数据列为国家重要的基础性战略资源,进一步规范和推动健康医疗大数据融合共享与开放应用。

大数据与公众健康管理整合了医疗与信息技术相关部门、企事业单位的资源。通过新型信息化技术及公众健康管理信息的获取、传输、处理和反馈技术,打造区域一体化协同医疗健康服务,建立高效率的健康监测、疾病防治服务体系,以及健康生活方式和健康风险评价体系,对区域内居民的健康进行健康评价、制定健康计划、实施健康干预等,从而改善区域内居民的健康状况,防止区域内居民常见和慢性疾病的发生和发展,提高区域内居民生命质量,降低医疗费用,最终实现全人全程全方位的智能健康管理。

在大数据技术的支持下,大数据分析在公众健康管理领域有广泛的应用,如:居民健康档案的管理、慢病的管理、远程医疗、疾病预测、个性化医疗及老龄化应对。在这样的场景下,大数据能够实现提前治疗的预警,提高人们对抗疾病的能力,帮助管理公众的健康。大数据的发展繁荣必将极大地增强公众获得感、帮助破解医改新难题、发展经济新功能,必将引领民生、经济和科技等取得全面突破性发展,这也是新时代赋予我们的新机遇。

第一节　公众健康大数据与慢病管理

我国慢性病发病率增速较快,居民健康面临严峻挑战。根据《中国居民营养与慢性病状况报告(2020 年)》,2019 年,我国居民因心脑血管疾病、癌症、慢性呼吸系统疾病和糖尿病等四类重大慢性病导致的过早死亡率为 16.5%。2019 年我国因慢性病导致的死亡率占总死亡率的 88.5%,其中,心脑血管病、癌症、慢性呼吸系统疾病死亡所占比例为 80.7%。慢性病已经成为危害我国居民健康的巨大隐患。慢性病的危害主要是造成脑、心、肾等重要脏器的损害,易致伤残,影响劳动能力和生活质量,且慢性病医疗费用极其昂贵,极大地增加了社会和家庭的经济负担。

慢性病的发生以及由其导致的死亡与经济、社会、人口、行为、环境等因素密切相关。随着人们生活质量和保健水平的不断提高,人均预期寿命不断增长,老年人口数量不断增加,我国慢性病患者的基数也在不断扩大。随着医疗服务与水平的提高,慢性病患者的生存期也在不断延长。个人不健康的生活方式,如吸烟、过量饮酒、身体活动不足和不健康饮食,是慢性病发生、发展的主要行为危险因素。综合考虑人口老龄化等社会因素和吸烟等危险因素的现状及变化趋势,我国慢性病的总体防控形势依然严峻,防控工作仍面临着巨大挑战。现阶段,我国医疗资源不足且分布不平衡,慢性病管理服务常常流于形式。因此积极探索新的科学、规范、高质量的慢病个体化管理策略成为亟待解决的问题。随着信息技术的迅猛发展,医疗数据呈现指数级增长,医疗卫生行业开始进入大数据时代,大数据的建设与广泛应用为慢病管理提供了新方向,大数据不仅能够改善慢病的治疗与展望,而且能将重点转向真正的预防,使"3P"医学(预测、预防、个体化)成为可能。

通常慢病的管理行为是在院外发生的,通过智能终端、数据管理系统、移动医疗设备和医疗健康应用软件,实现多项检测数据的网络接入,同时对患者的行为习惯、用药记录进行智能监护和跟踪。通过数据监控,可以了解患者当前的体征状况,了解患者是否遵医嘱按时吃药。

目前,上海、北京、湖南、四川等多个省市都启动了卫生信息化平台建设,并初步完成了基础平台建设。浙江杭州已尝试建立社区卫生服务网,该信息共享平台不仅对医务人员开放,还可对普通居民开放,使普通居民也能主动管理自身的健康。厦门市建成了全国首个区域性"健康医疗云"项目,该项目将原有的慢病一体化系统整合至云平台,执行云上糖尿病和高血压管理登记报告制度,搭建胸痛远程监控平台,实现了老年人慢性病的延续护理。上海健康信息网工程实现了市级平台、公卫平台、17个区县平台与医联平台的互联互通,工程包含健康档案数据库和电子病历数据库两个核心数据库。"上海健康云"市民端应用可以在线提供慢病风险评估、健康档案调阅、在线问诊、在线签约、预约挂号转诊、免疫规划、亲情账号等服务,引导市民开展慢病自主管理。该服务覆盖了上海全市122个社区,实现了9万余名社区居民的线上注册,由7 000余名家庭医生提供线上服务,120余万名居民还在社区卫生服务中心使用物联网检测设备测量体征。

慢病管理类型的医疗大数据企业,其数据来源包括临床医疗机构、患者所使用的可穿戴及便携式健康医疗设备、移动健康医疗 App、医护人员的远程监护和干预服务等。应用这些数据能够及早发现人们的亚健康和慢性疾病症状,跟踪患病风险因素并评估患病风险概率;而对已经诊断为某种慢性疾病的患者,则能及时提醒其定时测量与该慢性病相关联的各体征参数,根据患者的当前体征数据、行为数据,结合慢病大数据,生成随时间变化的趋势图并及时预警,从而实现对慢性疾病自我管理、家庭成员或私人看护管理、专业医护团队管理的一体化管理机制。通过对慢病患者的院外管理,可以延长患者的生命,减少并发症并提高生活质量。

下面分别以哮喘和糖尿病患者为例进行具体说明。

对于哮喘患者,尽管很难完全根治病症,但认识和查明自身哮喘发作的诱因并尽量避免和控制发病十分关键。在以前,哮喘患者缺少有效的工具和手段实时收集每次哮喘发作时的相关数据,很难获得个性化的诱因分析和及时预警。但在大数据参与的慢病管理中,患者通过应用可穿戴设备、便携式小型传感器设备和移动医疗 App,可以收集患者发病期间的体征数据以及所处环境的相关数据,例如花粉含量、污染颗粒大小和浓度、空气湿度等,利用智能分析算法建立预测模型,分析潜在的哮喘诱因和对哮喘影响的严重程度,预测未来哮喘可能发作的时间和地点,提供及时的预警,提醒患者携带吸入器并服药,从而避免哮喘再次发作。因此,大数据的应用能通过对体征和环境数据的连续收集和分析,实现对哮喘发作诱因的科学研究,产生创新的哮喘预防解决方案,显著提高哮喘患者的生活质量。

对于糖尿病患者而言,其核心需求是控制血糖,降低并发症的发生风险。在以前,糖尿病患者通常通过每年几次去医院检查或电话随访,从医生处获得血糖控制的一般性指导。但在日常生活中,只能依靠自己来控制血糖,缺少对自身健康状况进行有效管理的工具,对医嘱(包括血糖检测、运动、饮食、用药等方面的要求)的依从性不高导致了血糖控制成效欠佳。但在大数据的背景下,通过应用可穿戴运动监测设备和血糖仪、血压计等便携式设备,以及糖尿病管理应用 App,糖尿病患者可以获得丰富的血糖管理知识,还能和病友进行交流、互相激励;基于设备和 App 收集的患者血糖、血压、用药、饮食、运动、作息等信息,智能专家系统能够实时地提供个性化的提醒、行动指南,实现有效的糖尿病自我管理,促进患者按时用药、合理饮食、积极运动。同时,App 可以将患者数据共享至指定的有医护知识的家庭成员和(在付费服务合约下)专业医护机构的专职医护小组人员,以便患者在需要时获得支持和帮助,同时方便医护人员进行远程监护,了解每两次随访之间患者的健康变化状况,并提供数据解读和干预服务,以更低的成本、更便携的方式实现更有效的血糖控制。

第二节　公众健康大数据与居民健康档案管理

居民健康档案管理是国家基本公共卫生服务项目,所有城乡居民,凡是在辖区居住半年以上的,包括户籍及非户籍人口,都可以在居住地的乡镇卫生院、村卫生室或社区卫生服务中心(站)建立居民健康档案。大数据技术在居民健康档案数据挖掘中发挥着重要的作用。

一、居民健康档案包含的信息及来源

居民健康档案中的个人健康信息包括基本信息、主要疾病和健康问题摘要、主要卫生服务记录等内容。健康档案信息主要来源于医疗卫生服务记录、健康体检记录和疾病调查记录,相关信息将被数字化存储和管理。

由于人的主要健康和疾病问题一般是在接受相关卫生服务过程中被记录和发现,所以健康档案的信息内容主要来源于各类卫生服务记录。主要有三方面:

(1)卫生服务过程中的各种服务记录;

(2)定期或不定期的健康体检记录;

（3）专题健康或疾病调查记录。

卫生记录的主要载体是卫生服务记录表单。卫生服务记录表单是卫生管理部门依据国家法律法规、卫生制度和技术规范的要求，制作的用于记录服务对象的有关基本信息、健康信息以及卫生服务操作过程与结果信息的医学技术文档，具有医学效力和法律效力。

电子健康档案的数据架构是以人的健康为中心，以生命阶段、健康和疾病问题、卫生服务活动（或干预措施）作为三个维度构建，见图 10.1。

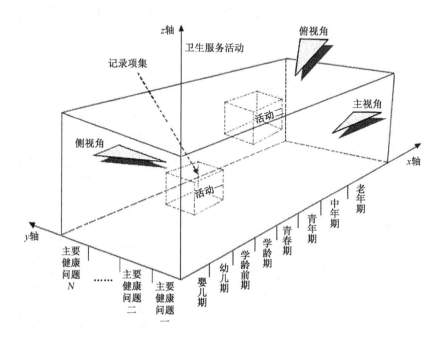

图 10.1　健康档案三维结构图

第一维（x 轴）：生命阶段

按照不同生理年龄可将人的整个生命进程划分为连续的若干生命阶段，如：婴儿期（0～1 岁）、幼儿期（1～3 岁）、学龄前期（3～6 岁）、学龄期（6～12 岁）、青春期（12～20 岁）、青年期（20～45 岁）、中年期（45～60 岁）、老年期（60 岁以上）等八个生命阶段。

第二维（y 轴）：健康和疾病问题

每一个人在不同生命阶段所面临的健康和疾病问题不尽相同。确定不同生命阶段的主要健康和疾病问题及其优先领域，是客观反映居民卫生服务需求、对每个人进行健康管理的重要环节。

第三维（z 轴）：卫生服务活动（或干预措施）

针对特定的健康和疾病问题，医疗卫生机构开展一系列与预防、医疗、保健、康复、健康教育等相关的卫生服务活动（或干预措施），这些活动反映了居民健康需求的被满足程度和卫生服务利用情况。

个人健康档案可以清晰地反映出每个人不同生命阶段、主要疾病和健康问题、主要卫生服务活动三者之间的相互联系。同时坐标轴上的三维坐标连线交叉所圈定的空间位置（域）表示了对人在特定生命时期，因特定健康问题而发生的特定卫生服务活动的特定记录项集合。三维空间中的任意一个空间位置都对应着某个特定的健康记录,从而构成了一个完整、立体的健康记录,这些健康记录全面地反映了个人健康档案内容的全貌。

二、居民健康档案发挥的作用

居民健康档案系统记录个人从出生到死亡的所有有关健康的信息,包括个人的生活习惯、以往病史、诊治情况、家族病史、现病史及历次诊疗经过、历次体检结果等信息。电子健康档案系统通过标准数据接口实现与医院 HIS、PACS、LIS,以及电子病历、社区卫生、新农合等系统的数据共享与交换,可以将人们分散在不同医院电脑系统中的体检报告、门诊和住院治疗中的治疗方案和检查结果搜集在一起,实现健康档案动态更新。

居民健康档案是进行健康信息的搜集、存储、查询和传递的最好助手,一份完整且系统的健康档案,能够发挥的作用如下:

(1)能够帮助医务人员全面系统地了解患者的健康问题及其患病的相关背景信息,有助于增进医务人员与居民的沟通交流,使医务人员正确理解患者及其家庭健康问题,做出正确的临床决策;通过长期管理和照顾病人,有机会发现病人现存的健康危险因素和疾病,有利于及时为病人及其家庭提供科学规范的预防保健服务。

(2)有助于促进基层卫生服务的规范化。规范的居民健康档案也是宝贵的科研资料。准确、完整、规范和具有连续性的居民健康档案为有前瞻性的居民健康状况研究,探讨危险因素提供了理想的资料,可以帮助医务人员不断地回顾和积累临床管理病人的经验,了解疾病的自然史,以及评价医务人员诊治的正确性和效果。

(3)有助于全面评价居民的健康问题,也可作为全面掌握居民健康状况的基本工具,为居民提供具有连续性、综合性、协调性和高质量的医疗保健服务。要正确理解和鉴别居民或病人所提出的问题,就必须充分了解居民个人和家庭的背景资料,通过掌握和了解居民的情况,主动挖掘个人、家庭的问题,对健康问题做出全面评价。

(4)有助于制定准确实用的卫生保健计划,合理利用卫生资源,提高基层卫生服务的管理水平。作为基层卫生规划的资料来源,完整的健康档案不仅记载了居民健康状况以及与之相关的健康信息,还记载了有关基层卫生机构、卫生人力等的信息,从而为疾病诊断,制定基层卫生服务计划提供基础资料,也为充分利用卫生资源提供必要条件。

(5)健康档案可用于评价医务人员的服务质量和技术水平,有时还可作为处理医疗纠纷的法律依据。医务人员为居民提供服务过程中的诊断、治疗、用药及临床处置正确与否都可以在健康档案中找到相关依据。

(6)健康档案中的信息资料,可作为政府和卫生管理机构收集基层医疗信息的重要渠道,也可对突发公共卫生事件的应急处理提供及时、准确的居民健康信息。

(7)居民健康档案是医学教学科研的重要参考资料。以问题为导向的健康记录,重视背景资料的作用,反映居民生理、心理、社会方面的问题,具有连续性、逻辑性,有利于培养学生的临床思维和处理病人的能力。居民健康档案还可以被用来进行案例教学和基层卫生服务的科学研究。

规范、完整的健康档案可以满足有关方面不同层次的需求:

(1)被服务人群:用比较低廉的费用获得比较优质的医疗保健服务,满足健康需求,促进健康保健。

（2）医疗卫生机构：居民健康档案为医疗卫生机构开展医疗、康复、预防、保健、健康促进提供技术服务和基础信息。

（3）基层卫生服务组织：通过健康档案收集居民健康信息，为居民提供便捷有效的健康服务，提高工作效率和资源利用效率。

（4）决策管理部门：通过医疗保健、健康促进等服务，获得相关信息，及时进行评估，为决策管理部门完善决策提供依据。

（5）对于居民个人：建立健康档案可以了解和掌握本人健康状况的动态变化情况。

（6）对于医务人员：通过查看患病居民的健康档案信息，可以了解居民的健康状况，存在的健康危险因素，所患疾病的检查、治疗及病情变化情况，从而对居民的健康状况做出综合评估，以便采取相应的治疗措施，进行有针对性的健康指导，更好地控制疾病的发生、发展。当发生意外时，可以立即通过电脑查阅其中的急救信息，了解危重病人的血型、过敏药品、当前所患的慢性病以及个人保健医生的联系方式，从而采取及时、正确的急救措施，挽救病人的生命。同时医务人员还可以通过对社区居民健康档案的分析，发现本辖区居民的主要健康问题，以便采取有效的防治措施。

三、大数据在居民健康档案管理中的运用

大数据时代，人们对医疗卫生信息方面的关注度越来越高，居民健康档案的地位也得到显著提升。

通过大数据电子健康档案能够更加全面地获取居民的基本信息、身体状态、患病情况等，可实现全生命周期内的健康管理，更好地体现了"以人为本"的理念。传统的医疗卫生档案多以医疗机构为核心，各个机构在医疗卫生水平方面又存在较大差异，接纳患者时必须以本机构为基础记录其情况，导致能够获得的患者健康信息具有较强的局限性。

医疗卫生机构通过运用大数据电子健康档案能够在患者进行诊疗的过程中对相同的数据信息进行合理地筛选，删除不必要的重复内容，为不同医疗机构开展诊治赢得更多宝贵时间，避免病情因拖延而恶化。

同时，大数据电子健康档案也能够作为患者开展自我健康管理的依据，以保持自身良好的行为习惯，还能在遵照医疗机构治疗建议的过程中作为病情变化的参考，消除患者不必要的心理顾虑。

第三节　公众健康大数据与远程医疗

在提供经济、高效和高品质的医疗保健服务方面，信息和通信技术正在发挥其巨大潜力，并促使一种远距离的医疗方式从概念变为可能。远程医疗作为信息和通信技术与临床医学的结合，在解决一些发达国家和发展中国家所面临的挑战、拓宽医疗保健服务获得渠道、增强医疗保健服务水平等方面，发挥着越来越重要的作用。生病后，人们不再急着出门就医，而是在家中通过简单轻便的医疗设备自行检测身体的基本健康指标，通过电脑终端

连线医生,传送检测数据,与医生视频对话,完成门诊的全过程。对远程监控系统产生的数据进行分析的主要目的是减少患者住院时间,减少急诊量,提高家庭护理比例和门诊医生预约量。

一、远程医疗的发展

1995 年,"远程医疗"这一概念进入国人的视野。1997 年,国内首家远程医疗中心——中国人民解放军总医院(301 医院)远程医学中心成立。国内远程医疗需求越来越大,技术手段更新加速,专家资源不断充实,近些年来中国远程医疗发展迅速,开展远程医疗的医院越来越多,且覆盖了医院越来越多的科室。早在 2014 年,仅 301 医院每天就进行心电科会诊 30 多例,多时达 100 例,每年会诊 4 900 例以上,远程教育 220 课次。

造成"看病难"的客观原因是医学人才分配不均。远程医疗能够从根本上缓解"看病难"这一民生问题,突破传统就医时间和空间上的限制;是有效的远程培训手段,可以帮助基层医生迅速成长;是应对"急、难、险"突发医疗事件的重要手段。汶川地震、玉树地震、芦山地震发生后,都有远程医疗工作者的身影。2013 年 12 月 6 日,按照中国人民解放军总后勤部和卫生部的安排,301 医院远程医学中心、空军总医院、第二军医大学长海医院与"和平方舟"号海上医院船远程连线,开展了对菲律宾灾区的人道主义远程救助,为 3 名菲律宾籍患者进行了救治。四川芦山地震,甘肃岷县、漳县地震,301 医院远程医学中心为地震灾区开展远程会诊和手术指导达 93 例。该中心的服务范围已辐射到军队的海岛、边防哨所以及边远贫困欠发达城乡地区,做到 24 小时响应。

2010 年,美国有 1.5 亿慢性病患者,如糖尿病、充血性心脏衰竭、高血压患者,他们的医疗费用占到了医疗卫生系统医疗成本的 80%。远程病人监护系统对慢性病患者治疗是非常有用的。远程医疗监护系统(图 10.2)包括家用心脏监测设备等,甚至还包括芯片药片(芯片药片可以被患者服用,进入体内,然后实时传送患者数据到电子病历中)。例如远程监控可以提醒医生对充血性心脏衰竭病人采取及时治疗措施,防止紧急状况发生,因为充血性心脏衰竭的标志之一是由于保水(使过多液体滞留器官)产生的体重增加现象,这一现象可以通过远程监控实现预防。

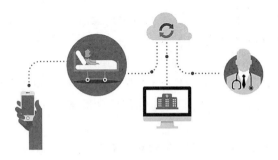

图 10.2　远程医疗监护系统

在远程医疗服务方面,各级医疗机构在国家政策的支持下,通过使用自建或第三方运营公司提供的远程医疗平台,以更低的成本,为更广区域范围内的患者提供诊断和医疗服务。远程医疗服务一方面充分发挥位于中心城市的大型综合性医院和专科医院医疗资源和专家的作用,缓解基层和偏远地区医护资源缺乏的难题;另一方面可以进一步助力实现患者服务路径向院前及院后延伸的目标。

2014年8月,国家卫生和计划生育委员会(简称"卫生计生委")出台关于远程医疗服务的指导意见。远程医疗服务项目包括:远程病理诊断,远程医学影像(含超声影像、核医学影像、心电图、肌电图、脑电图等)诊断,远程监护,远程会诊,远程门诊,远程病例讨论以及省级以上卫生计生行政部门规定的其他项目。

通过应用上述远程医疗解决方案,医联体内的龙头医疗机构(例如三甲医院)可以更加高效地为下级医疗机构(二级医院、社区医院、乡镇医院/诊所)的患者以及虽有设备但缺乏专科医疗资质的其他关联医院的患者,提供远程诊断和指导服务(例如,正骨科脊椎核磁共振影像的判读、睡眠科多导睡眠图等的辨识和诊断等),并在需要时与其他医疗专家进行会诊,共享患者的病理和影像数据等,提高诊断的科学性、准确性和及时性。此外,除了提供医疗机构之间的远程医疗解决方案,医护团队还可以直接向医疗机构外的患者提供服务,通过建立与患者的长期固定关系,对其健康状况进行持续跟踪,与患者远程视频互动,及早发现疾病恶化征兆,为患者提供个性化的治疗方案和指导建议,改善医疗效果;对于患者来说,即使处于医疗资源匮乏地区也能够获得发达地区高水平专家的良好医疗服务,就医的时间和交通成本大大降低,在获得优质服务的同时节约了医疗费用。

二、远程医疗的应用

远程医疗解决方案实现了患者、医生和医疗机构的共赢,远程医疗在医护服务费用控制、服务内容拓展、服务路径延伸等方面将发挥更加积极的作用。目前具体的应用如下:

1. 远程医疗服务就诊平台

春雨掌上医生是以"自+问诊"形式做医疗健康重直领域的手机客户端,拥有49万名公立二甲医院以上的专业医生,任何问题可以在3分钟内得到免费回复。到目前为止,"春雨"已帮助数千万用户解决身体不适的问题。

"春雨"的自诊是指用户在身体不适时使用掌上医生客户端操作,可以点击模拟人体的不适部位,再通过症状选择,即可看到相关的病症名称、检查治疗方法等信息。同时,用户还可以通过定位查询附近的药店。问诊则是当用户通过自诊仍无法确定自身疾病时,通过手机终端向医生免费咨询获得帮助的服务。当用户需要更精细化的服务时,可以选择支付一定的费用,与北京三甲医院的知名在职医生预约通话,进行电话咨询。

"春雨"在医患之间扮演的是平台角色,其借助移动互联网的低成本特点,不仅降低了买方(患者)的购买成本,同时也降低了卖方(医生)的服务成本,用户足不出户就可以得到名医的医疗健康咨询服务。

对于"春雨"而言,最大的收益其实是数据。获取这些数据,不仅能向手机用户提供个性化推送,而且能帮助医疗机构进行研究。远程医疗服务就诊平台不仅能为医患创造良好的就医环境,同时还能缓解医疗资源紧缺的状况。

2. 远程医疗O2O模式

线上的"O"——碎片化。远程医疗最大的价值并不是提供各类服务信息,其最大的价值是根据客户的需求实现一对一的隐私医疗服务及用碎片化的时间来实现服务。用户不再受地域和时间的限制,可以选择最优而非最近的服务。因为在线获得运动、营养指导,所需的时间和金钱成本都大大降低了,致使偶尔使用的用户也可能转化为经常性的用户。

线下的"O"——互动性。远程医疗的长足发展,需要医生与患者首先建立线下医患关系,当双方已经建立了一定的信任关系,病人往往是认可了医生本身的能力才会进一步治疗或就康复方案继续咨询。增强线下黏性,医生和患者就可以对彼此更加了解。医生可以通过远程的移动端对患者进行实时状态监控,患者可以就自己的问题随时咨询医生。目前,"掌上好医"和会好科技的"会好出院康复"已经具备了这方面的功能。远程医疗线下的"O"承担服务与互动功能。远程医疗基于移动互联网,而其根本在线下。线下的资源支持力度不够,线上是很难做起来的。

3. APD 远程监控系统

百特(Baxter)研发的双向连接自动腹膜透析(APD)系统 Home Choice Claria 获欧盟批准。腹膜透析(PD)是一种可由患者在家中进行自助透析的治疗选择,主要用于末期肾脏病患者,对患者自身的医疗参与度要求很高。这款 APD 设备,配备了 ShareSource 双向连接网络平台,使临床医生能够远程监控患者的家庭治疗与护理情况,并根据处方进行相应的远程调整,将医生和在家透析治疗的患者联系起来,实现更及时、更个性化和更准确的护理。

4. MyHealth 远程监控系统

MyHealth 由 SHC 的工程师内部开发,并且与 Epic 电子健康记录系统直接相连,利用苹果的 HealthKit 平台,从监控消费者健康的设备中收集数据。病人可以用这个应用程序来查看测试结果、医疗账单、管理处方以及安排日程。MyHealth 支持 SHC 的 Click Well Care,在线连接患者与斯坦福医生进行远程医疗服务。ClickWell 为患者提供一个私人教练定制的健康指导计划,从病人的家庭医疗设备中监控数据。此外,MyHealth 提供一个安全的、使患者与护理人员可直接沟通的消息传递平台。通过使用 HealthKit,MyHealth 可与消费者使用的任何健康设备或临床病人家庭护理设备自动同步。从设备接收到的数据自动添加到病人的 Epic 图表中,以供医生远程查看。通过与 Withings 合作,MyHealth 的医生无须与病人预约,就能在 Epic 中获得病人的有意义且正确的数据。SHC 包括一家大型的大学医院,在整个海湾地区的基层医疗机构以及在加利福尼亚州的雷德伍德城和帕洛阿尔托门诊诊所。美国许多大型医院都在苹果的 HealthKit 平台上评估或开发实验项目。SHC 属于第一批在 Epic 的病人记录系统和苹果的 HealthKit 之间提供交换数据的工作应用程序。

第四节 公众健康大数据与疾病防治

很多疾病,如果能提前预测病情是否会出现以及其发展趋势,就能尽早地对患者进行疾病预防或治疗,这将在很大程度上降低某些疾病的突发概率。在临床中,准确诊断疾病以及判断病情的严重程度是让患者得到有效治疗的基础。目前,依然有很多疾病很难被准确预测,以至于很多患者在等到疾病(如卒中、糖尿病和心脏病等)突然发作或恶化以后才去就医,错过了最佳治疗阶段,还有一些疾病(如癌症和阿尔兹海默病等)仅用目前的医理知识还无法快速做出准确诊断或者诊断方法是带有严重创伤性的检查。因此,面对庞大而复杂的生理特征数据及与疾病相关的数据,采用数据分析技术辅助提高疾病预测与诊断的准确度是十分必要的。

一、慢性病防治

健康医疗大数据应用于个体慢性病管理主要是对个体慢性病进行监测评估和个体化干预。利用可穿戴设备等移动健康管理设备实时获取个体的各项健康指标以及生活方式、生活环境数据,与个体电子健康档案等健康数据进行关联,通过大数据技术对数据汇集整合和分析,动态跟踪个体健康状况和慢性病进展,判断短期风险和长期预后,从而实现慢性病患者个体化最优用药方案推荐,为患者获得及时有效的干预措施提供支持。

群体慢性病管理的大数据应用是对群体慢性病画像,进行发展趋势预测以及制订管理干预措施。利用聚类分析、分类分析、关联分析等方法,对群体电子健康档案等大数据进行特征提取,描述慢性病的群体特征,指导慢性病防治工作的开展。基于电子病历、电子健康档案,应用高维空间向量模型和特征选择模型,确定影响慢性病管理和监护的重要因素,采用线性回归、回归树、神经网络等算法建立慢性病管理评估模型和慢性病监护模型,对慢性病管理工作进行评估,指导慢性病监护。美国北卡罗来纳州建立了癌症信息综合与监测系统,利用大数据技术,将个人、健康服务商和区域内医疗卫生服务机构等不同利益相关主体的数据整合,促进了本地区人群肿瘤信息的收集、整合和更新,为不同领域研究人员开展肿瘤研究提供全样本的数据支撑。

二、地方病防治

公共卫生大数据在地方病预防控制方面的应用得到显著发展,利用公共卫生大数据综合分析与特定疾病相关的行为和环境,能够有效识别传播途径和规律,为有效防治提供依据。例如,针对伊蚊传播的寨卡病毒,分析蚊虫滋生环境和蚊虫生物学信息数据,可以有效防治蚊子叮咬、全方位控制蚊虫滋生,明显降低由寨卡病毒引起的新生儿小头畸形。通过研究地理环境、饮食结构、基因表达等多层次信息,也可有效预防和治疗具有地域特点的慢性病,例如大骨节病等,对该类疾病的防治提供科学有益的指导。

三、职业病防治

职业病监测评估和病因分析是健康医疗大数据应用的领域之一。一方面,可以利用职业病网络直报系统、职业健康监护系统内的数据,并结合居民健康信息,客观系统地对发生职业病地区的人口迁徙、气候变化、产业转移以及有毒有害企业审批备案等数据进行分析和拟合,从病因学角度确定劳动者所患疾病与其工作场所之间的潜在关系以及可能的职业危害因素。另一方面,利用全样本的流行病学数据,从群体角度确定某类职业疾病与其职业危害因素之间是否存在因果关系。

根据《2019 全球健康预测》报告,2019 年全球近 900 万人死于心脏病。与 2000 年相比增加了 200 多万人,全球 16％的死亡病例都是心脏病造成的。如果大数据技术能从这些患病人群数据里找到共性,实现提前治疗预警,这将极大地提高人们对抗疾病的能力。在心脏病的诊断与分析之中,Avci 提出了一个智能系统,用来对多普勒心脏瓣膜的信号进行分类。Da 等人开发了一个基于 SAS(Statistics Analysis System)的心脏病诊断系统。Palaniappan 等人开发了一个计算机辅助诊断(Computer Aided Diagnostics,CAD)原型,称为智能心脏病预测系统(Intelligent Heart Disease Prediction System,IHDPS),在这个系统中使用了很多数据挖掘工具,如决策树、朴素贝叶斯、神经网络等。Eberhart 等人使用自适应神经网络对多道心电图模式进行了分类。

但开发一个心脏病诊断系统是耗时、昂贵的,并且很容易出错。由于心脏病的死亡率很高,有必要更好地了解有关心脏病的致病因素和预防措施,这和提高诊断的准确性一样重要。因此,Nahar 等人调查了导致不同性别的人患病和不患病的因素,使用关联规则挖掘确定这些因素,所用的具体规则生成方法有:Apriori、Predictive Aprior 和 Tertius。通过分析得到个人患病和健康的信息,发现女性患冠心病的概率要小于男性,并且能够识别出是否会导致患病的特征。

2017 年 9 月,发表在 *Am J Health Syst Pharm* 上的一项回顾性分析,考察了利用大数据的预测分析在医疗中的重要意义,结果显示利用大数据的预测分析将成为医生提供干预和改善患者疾病的不可缺少的工具。

以下的医疗诊断实例中,通过预测模型分析,可以在手术前对化疗能否对肾母细胞瘤进行有效抑制进行预测,如图 10.3 所示。在这个预测流程中用到了临床数据、医疗图像、分子数据等来构建预测模型。在临床实验中,患者被随机分入 A、B 两组:A 组的患者将接受现有的手术前化疗;B 组的患者将根据预测模型接受治疗。在 B 组,如果模型预测肿瘤因化疗而萎缩,则医生会对患者进行术前化疗;反之,患者将会直接进行手术而不必忍受术前化疗的风险和痛苦。对比这两个不同实验组的结果,显示出基于大数据建立预测模型的益处。

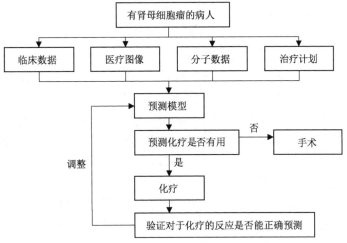

图 10.3 用预测模型癌症病人是否应接受术前化疗的预测流程图

第五节 基于公众健康大数据的个性化医疗与老龄化应对

一、公众健康大数据与个性化医疗

每年都有10万名左右的患者因为一些本可避免的医疗事故而丧生,这些医疗事故的发生是因为患者并不能够得到真正及时、合适的治疗。如果患病需要治疗,无非有两个途径:第一是去医院,第二是自诊。对于大多数人来说,自诊并不太现实,网络上的信息很难辨别区分,而真正有用的信息大多需要付费,人们难以找到真正需要的信息。医学是复杂的,而且更新迅速,即使是医学专家,也并不能保证能够跟上最新的发展进度。在美国国家医学图书馆,每个月都会引进3.4万种新的医学文献,市面上有10万种流行的医学期刊,每年都会有56万篇新的医学论文被发表。有超过一半的患者并没有得到真正适合他们自身情况的治疗。有4000万的患者由于缺乏足够的如病史、医学报告等信息而无法接受及时有效的治疗。在过去的20年中,误诊的情况始终得不到真正的改变。

托普在他的《颠覆医疗》里面举了一个有切身感受的例子。他说:在2002年曾亲历过一个"个性化医疗"事件,事件涉及一名患有成胶质细胞脑瘤的亿万富翁。这种病症的病情特征是预后极差,大多数人在确诊后存活期一般不超过一年,由于这位患者非常有钱,他利用自己的资源把国际上所有的医学权威都召集在一起开了一场顶尖峰会,以选择合适的试验方法延长其预期寿命,最终尝试了很多新方法推迟了死亡。可见在过去,个性化医疗是昂贵和稀少的。

传统医疗模式通常是一个被动的处理方式,即在已经出现症状和体征后开始治疗或用药,根据患者的临床症状和体征,结合性别、年龄、身高、体重、家族疾病史、实验室和影像学评估等确定药物和使用剂量。

很多情况下,患者用同样的诊疗方案得到的疗效却不一样,部分原因是遗传变异。从长远来看,个性化医疗能改善医疗保健效果,通过更精确的诊断,预测潜在疾病的风险,提供更有效、更有针对性的治疗,比"治已病"更节约治疗成本。例如,在患者发生疾病症状前,就提供早期的检测和诊断;又如,针对不同的患者采取不同的诊疗方案,或者根据患者的实际情况调整药物剂量,可以减少副作用。

从理论上讲,个性化医疗是针对疾病本身发病机制不同的必然要求。对特异病原引起的传染性疾病,最有效的治疗方式是采用疫苗和特异性抗生素的大众化治疗模式。在这方面,现代医学已经取得了非常辉煌的成绩,如把天花从人类世界中消灭。但人类自身的复杂性、多样性导致了更多的疾病。在数十年前的人类基因组计划的诱人"馅饼"就是只要人类基因全序列清楚,医生就能按照患者个人的基因序列有针对地开展个性化医疗。

个性化医疗也被称为精准医疗,是指以患者的个性化信息为基础,利用临床及各种组学信息等相关信息,通过医疗决策、实践和干预措施,为患者量身设计出最佳治疗方案,可以根据不同患者特点制定个性化治疗方案,还能提前给出预防性建议,以期达到治疗效果最大化和副作用最小化的一种定制医疗模式。

实施个性化医疗,首先针对特定疾病亚群进行分类,然后根据这些亚群的特异性发病机制进行药物开发,最终对这些亚群患者进行针对性治疗。这些涉及医学、生物、环境、社会和心理等诸多因素,传统的数据分析技术会遭遇瓶颈,很难开展针对性研究,故而引发了大数据技术的介入。

个性化医疗过程中,需要对包括病人体征数据、费用数据和疗效数据在内的大型数据集进行分析,这样可以帮助医生确定临床上最有效和最具有成本效益的治疗方法。通过大数据技术记录这些患者的个性化数据,对患者和医生来说都有非常大的作用。

医学发展揭示每个人健康生理数据指标标准不尽相同。现代医学认为人体正常心率在每分钟60~100次,而有的运动员的心率只有每分钟45次,按照医学角度,这样的运动员身体是不正常的,应该接受治疗。事实上,运动员却身体健康,没有表现出任何问题,如果贸然将其心率调整至每分钟60次以上,反而可能会将正常的身体平衡机制破坏,引发异常。医学是关乎每一个人的科学,医学大数据不仅记录了每一个人的医学数据,更能制定每个人自己的标准,按照自己的标准调解身体,才是最科学的治病方式。

个性化医疗包括两方面的内容。一是个性化诊断和评估(主要涉及多种信息的整合,依托分子诊断技术、临床大数据及云计算技术)。在当前,因为分子水平的组学数据还不完善,因此更好地利用与挖掘临床数据也是精准医学的重要部分。通过对单个患者相关信息的采集、检测,得出相关诊断与评估结果,对需要整合多种因素的复杂情况,还要依赖数据挖掘算法等人工智能技术的辅助。二是个性化治疗。可以根据评估的风险对患者采取个性化的治疗,实现"量体裁药"。

据思派网络首席人工智能官陶英博士介绍,个性化医疗的实现,至少需要三个因素的支撑:第一是临床指南;第二是个体化的患者真实数据;第三是人工智能的算法和模型。

临床指南为个性化医疗提供了基本的决策参考。目前,各种各样的疾病治疗指南和共识已相继发表。指南和共识是针对某个特定疾病的治疗或者特定药物的使用,根据目前已有的研究证据形成观点和意见,用来指导普通医生的临床实践。通常情况下,临床指南针对的是某个患者群体,总体上比较宽泛。由于每位患者的情况不同,因此临床指南无法给出一个明确的、覆盖所有患者的个性化方案。一些不常见的情况往往覆盖不到,比如高龄患者同时患有多种并发症的情况。在此背景下,结合患者真实数据,通过机器学习等算法进行数学建模,利用数学模型对患者进行风险评估,最终形成临床决定,成为辅助医生个性化医疗的重要方向。

因每位患者疾病史和基因构成的不同,所以标准化治疗方案根本不适合所有人。但是每位患者的特征却对定制化的服务很有用。随着基因测序成本的下降、蛋白质组学(蛋白质分析)的出现,以及越来越多能够提供实时数据流的传感器、监视器和诊断技术的突破,患者的数据集将变得越来越精细。利用未来的创新技术(如免疫和CRISPR/Cas9基因组定点编辑技术)可以最大限度地提高每个人的体格。

先进的分析方法可以将标准化的疾病治疗转化为个性化的风险评估、诊断、治疗和检测。一些医疗服务方已经被应用在工作中,临床发展潜力无限。如美国中西部地区的一个医疗保健系统Essentia Health,就正在对充血性心力衰竭患者进行家庭监护,将30天再住院率降到2%,远低于全国25%的平均水平。

将一个人的基因结构和生活习性与其他人的数据进行比较,能够让医生预测健康问题,从而做出最好的决策。

完成个性化医疗需要做到以下几个方面:

首先,服务方可以使用物联网和数据分析来远程监测患者,在症状严重前就及时进行干预和调整。对于治疗像糖尿病、心血管疾病和呼吸系统疾病这类慢病,物联网的远程监测与数据分析是一种革命性的辅助治疗手段。这些监测技术的使用大大降低了患者的治疗成本。在新的商业模式中,服务方不妨可以使用这些技术,并结合健康干预措施,打造一个关注疾病预防、疾病管理和健康解决方案的新疾病管理机制。

其次,患者需要在第一时间获得匹配的诊疗方案,让他们远离高成本、高风险的医疗点。此外,创建健康风险监测机构也是非常有必要的,可以在该机构应用数据分析技术,开展有前瞻性的健康风险评估,预测并发症。这样可以避免不必要的住院时间的延长,降低医疗保险支出。

最后,也是最关键的一环,就是为每位患者匹配个性化的治疗方案。该环节可以由人工智能驱使的临床决策支持系统来完成,人工智能系统可以通过梳理数百万患者的病历、基因组序列以及其他健康行为数据来确定对个体最有效的治疗方案。这样可以最大限度地提高药物、手术和其他治疗方案的疗效,减少浪费和副作用。

知识链接 >>>>>>>

苹果公司创始人乔布斯曾在治疗胰腺癌期间获得了自己的整个 DNA 序列,医生们将乔布斯自身的所有 DNA 和肿瘤 DNA 进行排序,然后基于乔布斯的特定 DNA 组成,按所需治疗效果进行用药,并调整医疗方案。乔布斯自患癌至离世时间长达 8 年,几乎创造了胰腺癌历史上的奇迹。

二、公众健康大数据与老龄化应对

2020 年第七次全国人口普查结果显示,我国 60 岁及以上人口占 18.70%,与 2010 年第六次人口普查结果相比上升 5.44 个百分点。习近平总书记强调:"人口老龄化是世界性问题,对人类社会产生的影响是深刻持久的。"从全球视野来看,人口增长减速并非中国独有,人口老龄化是世界趋势。根据联合国的测算,到 2050 年,全球 65 岁及以上人口占比将上升至 16%。按照国际通行划分标准,当一个国家(地区)65 岁及以上老年人口占总人口比例超过 7%,或 60 岁及以上老年人口占总人口比例超过 10%,意味着这一国家(地区)进入老龄化社会。

养老产业是伴随老龄化进程逐渐发展起来的一个重要产业,全球养老产业规模庞大,欧美等发达国家养老产业占 GDP 比重都在 20% 以上,目前我国这一占比仅为 7%,对比国际,我国养老产业发展空间巨大。我国养老产业尚处于起步阶段,现阶段我国养老产业供需不匹配,国家对养老产业政策支持逐渐到位,养老产业面临发展机遇。

中国一向重视信息技术的力量,自"十二五"以来,出台了一系列政策、法规文件,助力互联网与养老服务的融合发展。2014 年 10 月,民政部、发展改革委、工业和信息化部在《关于开展养老服务和社区服务信息惠民工程试点工作的通知》中指出：启动首批智慧养老服务试点，以促进养老服务、社区服务等公共服务的协同、资源共享和系统对接，建立以居家社区养老服务为重点的试点社区。2015年7月，国务院在《关于积极推进"互联网＋"行动的指导意见》中指出，借助互联网资源及社会的力量，搭建以社区为基础的养老信息服务网络平台。2016年12月，国务院办公厅在《国务院办公厅关于全面放开养老服务市场提升养老服务质量的若干意见》中指出，加快养老服务业与移动互联网、云计算、物联网、大数据等的结合，推动居家养老服务模式创新。2017年2月，民政部、工业和信息化部、卫生计生委在《智慧健康养老产业发展行动计划(2017—2020)》中指出，智慧健康养老应用系统的集成需要借助互联网、物联网、大数据等信息技术手段。2019年4月，国务院办公厅在《国务院办公厅关于推进养老服务发展的意见》中指出，促进人工智能、物联网、云计算、大数据等新一代信息技术和智能硬件等产品在养老服务领域深度应用。2014年后陆续发布的政策都着重提到要加快推进互联网和大数据技术在养老服务领域的应用，这为我国的大数据技术条件下的智慧养老服务的发展提供了政策保障。

大数据时代下的智慧养老是信托面向居家老人、社区及养老机构的传感网系统与信息平台，在此基础上提供实时、快捷、高效、低成本及物联化、互联化、智能化的养老服务。例如，利用物联网技术，通过各类传感器远程监控老人生活，使老人的日常生活处于远程监控状态。若老人在家中摔倒，地面的安全传感器就会立即通知此前通过协议约定的医护人员和老人亲属；如果正在煮的东西长时间无人问津，装在厨房里的传感器会发出警报，提醒健忘的老人，如果老人已经外出，也没有关系，因为"如果报警一段时间还是无人响应的话，这时煤气便会自动关闭"。再如监测老人健康，就是全方位监测老人的健康状况。借助手腕式血压计、手表式GPS定位仪等，不仅能随时随地监测老人的身体状况，做一个随身携带的"药匣子"，还能知晓他们的活动轨迹，发挥"隐形伴侣"的作用。

大数据时代下，智慧养老和慢病管理是相互结合的，但智慧养老更关注健康的老年人。养老领域的企业在大数据方面的实践仍比较粗浅，大部分企业都是通过智能穿戴设备或者其他传感器收集老年人的体征数据、状态数据，然后通过数据评估和监管老年人的身体状况。企业结合老人对亲情、紧急救助、健康检测服务等多方面的需求，通过后台大数据处理推送相应的资源，搭建共同的信息协作平台，为老人和子女等家人建立交流的空间。这样的方式数据价值略低，更多是通过智能穿戴、物联网设备进行的一些简单的数据传输。

目前，我们已进入大数据时代，智慧养老项目离不开大数据的支撑，将大数据与智慧养老相结合，对资源进行整合，加强数据或信息的共享，收集分析社区、医疗、家政、紧急救助等方面的大数据，形成多维数据关联的网络，充分发挥大数据处理技术的作用，构建统一的养老服务数据中心，借助云平台来进行深入分析评估，可以满足老年人安全、娱乐、家政、就医等需求，提升智慧养老服务的效率和质量。

知识链接 >>>>>>>

智能养老的实践：我们可以通过智能养老产品和智能养老服务为老年群体提供信息化养老模式。智能养老平台可以积累大量的养老行业数据，打造大数据养老平台。智能养老平台可无线连接第三方医疗设备(如血压计、血糖仪、血氧仪、耳温枪、智能床垫等),老人测量健康数据后,设备可自动将健康数据(如血压、血糖、心率等)上传智能养老平台,以此形成每个老人的健康档案,实现用户标签化管理。通过大数据处理呈周期性的健康信息,结合数据库中的老人健康信息和区间值,可以对老人健康数据进行智能分析,并提供全天候监护。养老大数据系统通过对老人健康数据进行分析比对,针对性地对老人提出健康干预方案:健康数据是否出现异常、饮食如何调整、用药是否合理、日常注意事项,还可提出运动计划及降血压、降血糖计划等,保障老人的健康生活。

本章小结

大数据技术为现代公众健康管理提供了有利条件,改变了传统的医疗服务模式,实现了医疗服务的院外延展。本章介绍了大数据技术在公众健康管理领域的广泛应用:居民健康档案的管理,慢病的管理,远程医疗,疾病预测,个性化医疗及老龄化应对。通过大数据电子健康档案能够更加全面地获取居民的基本信息、身体状态、患病情况等,可实现全生命周期内的健康管理,更好地体现了"以人为本"的理念。大数据技术结合慢病大数据,产生随时间变化趋势及必要警示,从而实现对慢性疾病的包括自我管理、家庭成员或私人看护管理、专业医护团队管理的一体化管理机制。远程医疗有效拓宽了医疗保健服务渠道,加深了线上线下的密切合作,实现了医疗诊断的碎片化和互动性,为解决我国医疗资源匮乏,且区域分布不均问题作出了有益尝试。面对庞大而复杂的生理特征数据和与疾病相关的数据,采用大数据分析技术可以辅助提高疾病预测与诊断的准确度。个性化医疗全方位收集患者数据,提供比多数全科医生更全面的医疗推荐意见。大数据时代下的智慧养老是信托面向居家老人、社区及养老机构的传感网系统与信息平台,在此基础上提供实时、快捷、高效、低成本及物联化、互联化、智能化的养老服务。

▶ 本章思考题

1. 简述大数据在公众健康管理领域的应用有哪些。
2. 简述大数据技术记录每个人的生理病理数据的好处有哪些。

案例分析

智能监测

1. 可穿戴设备智能监测

2019年12月,华米科技宣布与北京大学第一医院心血管内科签署战略合作备忘录,共同推动心脏健康管理计划;随后宣布将和一家来自美国的数字医疗创业企业 AliveCor 达成合作,一起拓展欧美国家的医疗级心电图服务市场。2020年,华米发布了包括真无线专业运动耳机 Amazfit PowerBuds、智能助眠耳塞 Amazfit ZenBuds、户外智能手表 Amazfit T-

Rex、家用全折叠智能跑步机 Amazfit AirRun、专属家庭健身房 Amazfit HomeStudio 等一系列运动健康产品,将平台延伸至覆盖用户运动健康生活的全场景。

2. 智能血糖控制 App

U 糖是一家依托互联网的医疗大健康 App 服务平台,专注糖尿病院前监测、院外管理、院内强化治疗的三位一体的一站式精细定制服务。全新升级的 U 糖 3.0 植入智能测糖、智能控糖以及并发症预测功能,打造糖尿病患者全天候量身定制的血糖健康管理系统。病患确诊后依据 U 糖患者端的数据提示从而进行健康自我管理,医生通过 U 糖医生端实时管理患者,为其提供专业咨询建议。U 糖 App 的血糖预测功能是通过多重模型对用户小量数据进行整合运算而来,根据患者血糖变化趋势,提前预知即将产生的低血糖或高血糖等危险症状,在此基础上,通过相应的饮食控制、运动辅助和用药量改变等一系列措施,控制和规避血糖风险,帮助实现用户个体化的精准计算。U 糖医生端患者个性化服务方案,包括"个性评估""个性治疗方案"和"个性院外跟踪随访"等功能。

〔案例来源:见参考文献[65]〕

【思考题】

1. 案例中的智能监测在公众健康领域的应用有哪些?

2. 可穿戴设备在推动移动健康医疗应用发展上可能会面临着什么样的挑战?

第十一章

大数据与中医药管理

▶ **引导案例**

新型冠状病毒肺炎的中医防治方药

新型冠状病毒肺炎(简称新冠肺炎)是一种急性呼吸道传染病,以乏力、发热、干咳和进行性呼吸衰竭为主要表现,具有强烈的传染性且人群普遍易感。截至北京时间 2022 年 6 月 16 日 0 时 52 分,全球累计新冠肺炎确诊病例 534 495 291 例,累计死亡病例 6 311 088 例。古往今来,从东汉末年伤寒大流行,到金元时期大头瘟,近至 21 世纪初的"非典"肆虐,中医药在这些传染病的防治上取得了很好的效果,此次新冠肺炎疫情暴发后,国家高度重视中医药参与医疗救助。国家中医药管理局发布《关于在新型冠状病毒肺炎等传染病防治工作中建立健全中西医协作机制的通知》指出要建立健全中西医协作机制,确保患者第一时间用上中药。国家卫生健康委员会《关于印发新型冠状病毒肺炎诊疗方案(试行第六版)的通知》再次强调"各有关医疗机构要在医疗救治工作中积极发挥中医药作用"。中医药界积极响应国家号召,制订了各种中医药预防或治疗新冠肺炎的方案,这些方案反映了防治新冠肺炎的不同思路,运用"古今医案云平台(V2.2.3)"等智能化中医数字平台对新冠肺炎中医预防处方及治疗处方的组方规律、用药特点进行数据挖掘与分析,求同存异,以期更好地总结此次疫情的中医药治疗经验。

本案例收集国家中医药管理局、北京、上海、广东及其他各省、各自治区、各直辖市卫健委等政府官方网站发布的中医药防治新冠肺炎的诊疗处方 162 首,并通过互联网收集国医大师、名中医、省级医院医生、市级医院医生的不同处方,这些处方或用于治疗,或用于预防,共有 400 首,其中预防处方 221 首,治疗处方 179 首。按采用处方的地区划分可分为西北地区 33 首,西南地区 44 首,中南地区 142 首,华北地区 70 首,华东地区 78 首,东北地区 10 首,无法区分地区 23 首。采用古今医案云平台集成的数据挖掘功能,对方药数据中的中药及其功效、属性等进行统计分析。

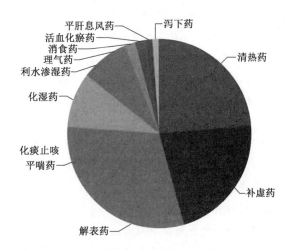

图 11.1　中医药防治新型冠状病毒感染诊疗处方中的药物功效统计图

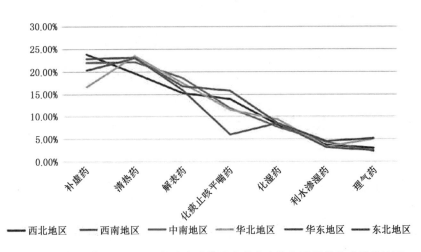

图 11.2　中医药防治新型冠状病毒感染诊疗处方中的各地区药物功效统计图

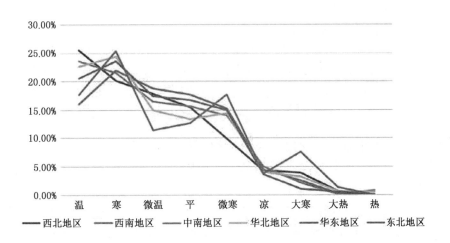

图 11.3　中医药治疗新型冠状病毒感染诊疗处方中的各地区药物四气统计图

本案例通过对这400首方剂的研究分析发现,出现频率前五的中药依次为甘草、金银花、黄芪、藿香、连翘。甘草可解毒化痰,清肺止咳,能缓解新冠肺炎干咳、咽痛等症状,在新冠肺炎的防治中应用广泛,也是临床治疗肺病的主要药物之一。除此之外,新冠肺炎病机特点为"湿、热、毒",在治疗时既需寒凉之药清肺解毒,又需辛温之药祛湿化痰。在中药性能方面,四气之中性温之品扶助阳气,驱逐体内寒湿,还可健脾补虚;性寒之品养阴清热,解瘟疫之毒;性平之品,能补能和,"用之有功而无过之"。温性药物使用频次居第一位,寒性药物紧跟其后,提示此病虽然同为湿邪侵袭人体,但因个人体质的差异,寒化或热化均可出现,另外病情也与各地不同的气候及地理环境相关(图11.1～图11.3)。

不同地区的专家拟定了许多不同的组方,究其根本都是依据辨证论治和三因制宜的思路而出具的不同药物组合。疫情治疗的数据表明,在确诊病例中,有7万余人使用了中医药,占91.5%,临床疗效观察显示,中医药总有效率达到了90%以上。这表明在尚未研究出特异性药物的情况下,中医药已经可以在辨证论治理论的指导下,根据疫病的临床表现,提出有效的治法方药,从而有效缓解症状,避免轻型、普通型向重型发展,提高治愈率、降低病死率,促进人群机体康复。

〔案例来源:杨洁,庞震苗,刘琼,等.基于数据挖掘的新型冠状病毒肺炎中医防治方药分析[J].中医临床研究,2021(36):41-45.〕

第一节　中医药大数据资源

一、中医药数据来源

近年来,云计算、物联网以及人工智能等新兴信息技术的发展加速了大数据的应用,中医药健康医疗数据以前所未有的速度增长,中医药产业已进入大数据时代。

中医药大数据是以中医临床医疗数据为源,收集的包括各级医疗机构、名老中医的医案专著及古籍文献等的中医诊疗数据,即通过望、闻、问、切、检查检验、穿戴设备等采集的和患者病情及诊疗相关的数据。

中医药大数据体量大、类型多样、多源异构、产生速度快、价值密度高,对于预测疾病、为患者提供更精准的疾病诊断和中医治疗计划有着重要的研究价值和利用价值。

二、中医药数字古籍文献资源

古籍数字化是指通过利用现代技术将古籍中的文字图像信息转化为能被计算机识别的数字符号,形成书目数据库、全文数据库和知识库。运用数字化技术能更好地保护、利用、挖掘古籍知识。

中医古籍的数字化处理与隐性知识的挖掘与分析是在对中医古籍保护的基础上进行的二次开发应用,能够满足对中医药文化传承以及中医诊疗理论的研究和发展的需求。

其主要功能如下：①中医药古籍在线编辑。可以实现对数字化的中医药古籍图像进行在线图文标注和文本化加工。②多途径检索。数据库的搜索平台具有简单查询、组合查询和全文搜索功能。简单查询可对书名、作者、馆藏地、内容提要等字段进行检索。组合查询可对书名、作者、馆藏地、内容提要等检索项进行组合检索，可以提高检索精度。全文检索功能包括多种匹配检索及后控词检索，如图文检索、模糊检索、精确检索、生僻字及后控词检索等多途径的检索功能，全文检索大大提高了检索的精准度。③用户的在线图文阅览。通过阅览系统可以对数据库中的中医药古籍的基本信息、原文图像、横竖文本进行在线阅览。④阅览管理。通过数据库和阅览系统的管理功能能够对系统、古籍和用户进行有效地管理和数据统计，保障对电子古籍的科学利用和数据的安全性。

中医药古籍文献数据库保障体系建设与应用，是基于计算机数字化技术，采用"原图原貌"的图像实现中医药古籍的永久保存和再生性保护。通过网络化共享，以电子化方式实现显性信息的阅览、检索。通过数据库与知识挖掘技术实现古籍隐性信息的分析和服务。其优势性、可行性、必然性在中医药事业的快速发展中得到了充分的体现。今后也将会在科研、临床、古籍开发利用等方面发挥出重要的作用。

三、真实世界中医药临床数据

真实世界研究（Real Word Study，RWS），也称现实世界研究，是指针对预设的临床问题或决策需求，在真实世界环境下收集与研究对象健康有关的数据（真实世界数据，Real Word Data，RWD）或基于由这些数据衍生的汇总数据，通过统计分析，获得药物（医疗保健干预措施）的使用情况及潜在获益/风险的临床证据（真实世界证据，Real Word Evidence，RWE）的研究过程。真实世界数据是指医疗卫生系统数据中，除了传统的临床研究数据以外的所有数据，包括来自医院电子病历系统的数据、医疗费用报销数据、药品或疾病的登记研究数据，或者个体医疗设备数据以及健康管理软件数据等。真实世界研究包含了医院内关于所有患者信息的数据研究，和大数据的基本思想相同，它注重微小数据对主体的影响，为大数据在中医药临床的使用提供了重要理论和方法的支持。

在中医药的临床评价领域，真实世界研究也可以用于中成药上市后的评价，探索其临床应用的优势人群和适应病证，同时为中药药物不良反应提供长期使用的安全性证据。通过将真实世界研究与社会学定性研究方法相结合，人们可以探索中医实践的获益，充分体现以患者为中心的临床评价，而不仅限于理想场景下的特异性疗效评价。此外，真实世界研究也可以用于中西医结合优势互补的范式和方案优化，为提高临床疗效建立证据基础。最后，真实世界研究可以为研发新的治疗手段和方法提供前期临床研究的基础。

大数据的大、快、多样性只是它的表象，大数据真正的价值在于生命性和生态性。不断产生的数据是活数据，活数据是全本记录、实时驱动决策和迭代，其价值是使用场景和方式呈动态变化。中医药临床研究中产生的大量的活数据进行量化、衡量、对比和评估后，对于中医药临床研究的价值不可估量。

第二节　中医药大数据与健康信息平台

一、中医药健康信息平台需求分析

（1）医疗服务需求：中医医护人员可从中医药健康信息平台获取信息，包括患者线下不同就诊医疗机构中的历史诊疗记录、病历记录、检查记录等，中医药相关的辨证诊疗指南、疗效标准、古籍、古方、传统治疗方法、针灸方法等，以及提供在线交流功能以满足医护人员针对疑难杂症、康复、慢性疾病等方面的沟通和研究。基层卫生服务机构可从中医药健康信息平台获取信息，包括在管患者健康档案、转诊记录档案、随访记录档案等。医疗服务管理机构可从中医药健康信息平台浏览查询资料，如居民就诊信息、住院信息、门诊处方信息、医嘱信息、体检资料、检验结果、用药资料等，并可通过年龄、就诊医疗机构等不同索引关键词进行信息分类等，实现信息资料整合和共享。

（2）管理需求：中医药健康信息平台在建立之初需注册，包括全省居民信息、医疗机构、医护人员、专业医药数据等统一注册服务，并通过编码形式储存以上信息形成完备的医疗数据库。中医药健康信息平台提供用户注册、身份认证、个人资料管理、节点认证、权限限制等功能以保护用户信息安全；提供国家卫健委、国家中医药管理局等机构发布的中医药相关行业标准，包括中医临床术语、疾病诊断标准、药品用药标准、临床检验检查规范等相关标准规范文件；提供数据信息统计分析功能，为卫生管理部门提供监管数据和技术支持。

（3）公众服务需求：普通大众可从中医药健康信息平台中获取例如新出台的国家医疗改革政策、医保新政策、中医药文化历史、中医养生保健知识等信息；可于平台中查询自己的就诊记录、处方记录、检验结果记录、治疗历史费用、住院记录等个人健康档案；通过移动端在线预约中医挂号、问诊、记录医嘱、查询报告、获取住院提示及用药提醒等，为患者的日常就诊提供便捷服务。

（4）区域协同需求：为实现多级医疗机构数据交换、共享功能，需将中医馆健康信息平台、省级卫生平台及各市级卫生平台进行对接，接入各级医院入口。

二、中医药大数据健康信息管理平台建设思路

首先，建立统一的标准体系，提供统一的数据开放、指标口径、接口访问、数据安全、交易等规范，使数据的规范性和共享更容易。

在标准体系基础上，利用大数据硬件、网络、安全设施等，建立数据库，并搭建中医药大数据平台的基础框架、处理模型、建模工具、安全策略、可视化、系统监控等基础框架和融合工具。系统向上能支撑满足中医药领域内医联体不同需求的大数据应用模型库，建立多种应用模式以供选择，如远程数字资源共享、远程教育、远程预约、远程诊断、远程会诊、远程监护、视频会议和双向转诊等。系统中通用的分析模型——功能模型应用库，可以定制满足中医院的不同需要，为用户提供全方位的大数据采集、预处理、存储管理、分析挖掘和知识展现等服务，能根据自身特色合理有效分配医院资源、管理信息等。系统向下是基于基

础框架和相关融合工具研发的,依托数据库运行,兼容医疗系统的网络现状、信任体系和安全机制。

大数据信息采集和分析系统通过数据挖掘算法构建的智能分级诊疗系统,会匹配患者到就近的医疗机构就诊,实现智能分级诊疗,且患者的部分数据将被上传到大数据采集平台,为诊疗科研活动提供重要参考。智能分级诊疗系统和学习型大数据专家库,以患者视角设计框架,集中医联体医院的财力、物力,帮助医院做好分工协作机制,吸引患者分级诊疗。

学习型大数据专家库是系统通过大数据的算法,将患者的疾病信息自动匹配到专家库中,给患者推荐最合适的就诊专家,并方便患者查询与病情合适的医院专家信息,了解排队进展,查阅停诊通知等。中医药大数据健康信息管理平台系统建设图见图 11.4。

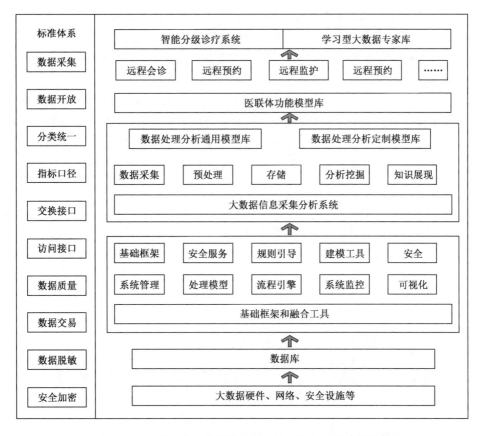

图 11.4　中医药大数据健康信息管理平台系统建设图

三、搭建中医药大数据信息化平台,延长中医药健康产业链

中医药大数据健康信息管理平台建立标准体系提供统一的数据开放、指标口径、接口访问、数据安全、交易等规范,为现有的医联体模式提供有效的资源共享,建设规范的框架和平台,使相关平台的搭建更加轻松、容易,提高了数据的规范性和共享性。

搭建中医药数据聚合和流通的平台,大医院和中小医院通过相互转诊、分级医疗,让患者和医院的信息化数据管理更加便捷,有效实现中医资源信息的共享。

利用大数据分析和挖掘技术,能有效整合、分析中医药医联体资源,提供决策支持。通过中医药大数据健康信息管理平台,可以为均衡、优化利用医联体的医疗资源提供有效途径,方便群众就医,推进中医药医联体的发展。

第三节　中医药大数据与中医智能辅助诊断

一、中医诊断的智能化研究概况

中医药是中华民族的伟大创造,是中国人民几千年来同疾病作斗争的实践经验总结,是中华文明的瑰宝。中医药诊疗基于中医整体观和中医辨证论治思维——"未病先防、既病防变、愈后防复",在普通疾病的预防、治疗和康复以及重大传染性疾病的治疗与康复中都发挥了重大作用。

中医诊断专家系统的研究起步较晚,直到 20 世纪 70 年代中期,人工智能技术才开始运用于中医领域。20 世纪 70 年代末至 80 年代初,先后出现了一批以专家系统为特点的中医诊疗软件,可分为三类:第一类是单一病域中医专家诊疗软件,具有容易开发的特点;第二类是向整体思维靠拢,如袁冰等的"董建华热病诊疗系统";第三类超出专家系统概念,形成智能化辨证论治系统,如朱文锋的"中医辨证论治电脑系统"。

20 世纪 80 年代中期以后,中医专家系统维持在原有状态。中医运用计算机,低调而稳健地向术语规范化、专题知识库、综合资料库、文献检索、辅助教学等方面迈进。例如上海中西医结合医院与颐圣计算机公司联合开发的"中医计算机辅助诊疗系统",用数据库组织有关知识,属大病域的范畴,其使用要求输入的症状按重要程度顺序排列,以确定症状的量化程度,其诊断结果是一列按相关程度排列的病名连同证型的序列,具有咨询和辅助的性质。

比较深入的研究则出现在 20 世纪 90 年代。在推理技术和方法上,出现了一些比较先进的推理技术和方法,如近似推理、不确定性推理及分级推理方法。随着中医理论形式化的深入研究,中医专家系统在实现技术上,更多采用的是突破传统"专家系统"概念的先进人工智能技术。

二、智能化中医四诊

1. 望诊

望诊居于四诊之首,古来素有"望而知之谓之神"之说,其以最直观的方式反映人体的外部情况。图像分析是 AI 技术领域的一个分支,它可以采集图像并对其加以处理和识别,最终呈现分析结果,从而构建中医临床信息的智能识别分析模式,该模式下以舌、面望诊的研究最为广泛。

舌象是中医诊断的重要组成部分,明清时期温病学家就极为重视辨舌验齿。《医门棒喝》有言:"观舌本可验其阴阳虚实,审舌垢即知其邪之寒热浅深也。"可见舌象在疾病发展过程中变化迅速且鲜明,是医生诊病辨证的关键依据。

目前舌象的智能化采集多依赖于数码相机成像,通过计算机将舌图像转化为模拟信号,经过可视化定量处理完成图像分析。同时,临床研究中也有根据舌诊的不同内容而采用光谱舌色校正、舌苔舌质分离和舌形舌态识别的仪器,能针对性地收集舌象并建立舌象数据库。数据库与中医理论相结合,搭载智能计算机技术,实现舌象分类与自动分割场景,已经可以达到与人类感知高度一致的地步。

面部望诊包含神色的整体观察和头面的局部观察。《灵枢·本脏》曰:"视其外应,以知其内脏,则知所病矣。"脏腑精气上荣于面,经络血脉汇聚于面,顺应"神形合一"的整体观念,遵循司外揣内、见微知著的中医诊断基本原理,面部色泽形态可直接反映机体精神的状态与脏腑气血的盛衰。且《灵枢·五色》与《素问·刺热》中皆有关于面部分候脏腑的论述,可见"望面"在辨别病位、洞察病机方面优势明显,对于疾病的早期筛查和诊断意义重大。

智能化面部识别是现代化望面的核心技术,运用图像分析方法对患者面部照片的特定标志点进行特征提取,通过机器学习方法建立模型对已知的面部特征分类并纳入对应数据库,经过数据比对得出相应诊断结果。

2. 切诊

脉诊是狭义的切诊,在中医诊断中有着不可或缺的重要地位。人体血脉流贯周身,运行气血,《灵枢·脉度》曰:"其流溢之气,内溉脏腑,外濡腠理。"可知脉象的盛衰正乖都是脏腑虚实、气血邪正的外在表现。将脉象这种相对抽象的感知搏动转化为具象的脉冲图形并进行定量分析,打造清晰明确、可重复的中医智能化脉诊系统有赖于电子传感器的精准采集与 AI 算法模型的不断革新。从"三部九候"到"独取寸口",中医临床已经确立了脉诊的基本理论方法,由"寸、关、尺"三部全面获取脉象"位、数、形、势"四要素参数,经智能算法模型辨识,再与中医临床诊疗知识图谱深度融合是中医智慧切脉的基本研究思路。

在智能脉诊相关的各路研究中,脉诊仪的使用无疑是关窍所在。在跨越半个世纪的中医脉诊现代化研究中,多位学者投身其中,从传感器种类到特征分析算法,硕果颇丰。以压力式传感器为代表的脉诊仪是临床常用的智能切脉仪器,且其逐渐向便携式、可穿戴式设备发展。同时基于脉图数据库而进行的脉象与疾病相关性研究也为中医临床诊疗的持续发展拓宽思路。

3. 闻诊与问诊

中医闻诊听声嗅味,《素问·阴阳应象大论》有云:"审清浊,而知部分;视喘息,听音声,而知所苦。"阐明了闻诊在疾病诊断中的重要地位。声音的变化有助于了解机体的病情轻重与正邪消长。以高也陶二十五音分析仪为开端,到目前普遍使用的语图仪、频谱仪等多功能声音检测仪器,可将声音转化为数字化、可视化数据进一步处理,针对临床特定证型患者,分析其特征参数。

病理性气味多由邪气侵扰、气血失衡、脏腑失调产生,故而嗅辨异常气味可帮助诊病辨证。以电子鼻为代表的科研技术实现了对单一或复杂气体的分析识别,气味传感器的研发加速了智能与闻诊的融合,机器学习算法的进一步开发使基于中医理论预测分子的气味属性变为现实。

问诊自古以来受历代医家重视,张景岳更奉问诊为"诊病之要领,临证之首务"。它是了解病情、诊察疾病的重要方法,能通过与患者的沟通交流获取临床信息的首要资料。智慧型中医问诊离不开语音识别技术,电子问诊系统能实现人机对话,需要对日常语言进行辨别与转化,所以构建优良的语言模型是数字问诊的关键技术。自然语言处理系统可从非结构化文本中甄别有效信息,与深度学习、语音识别共同构成智能问诊系统的核心中枢,该系统基于大数据云计算平台构建的中医药病例知识库,在自动采集、症状推理、辅助诊断方面被广泛应用。

中医四诊之"闻诊"与"问诊"的智能化研究是通过对声音、气味及语言的分析整合以获得临床信息,然而目前针对二者的智能型诊疗设备等相关研究相对较少。高敏度仿生传感器的研发是中医闻诊客观化的基础,以语音识别为核心的电子问诊系统,在自然语言处理方面尚存难以攻破的技术难点,对内容的有效界定以及消除歧义与模糊性均是未来发展的研究重点。

4. 四诊合参

中医四诊之"望闻问切"是从不同角度检查病情和收集资料的基本方法。四诊并重,诸法合参,加之司外揣内的基本原理,方能测知机体变化。可见四诊之于诊断,正如形体之于精神,相辅相成,不可缺一。然而在传统中医临证过程中,通过四诊收集的信息易受医者主观因素影响,与医者个人经验息息相关。同时患者的自身状态、所处环境也容易导致一定程度的判别差异。故而采用智能技术打破常规方式,遵循数字化、客观化原则对中医四诊信息进行采集,不仅规范了四诊信息的收集模式,还弥补了由于临床医生自身经验认知所造成的偏差。智能技术再结合互联网大数据云计算等相关技术,可以实现智能大数据与中医四诊的碰撞融合,推进中医诊断智能化进程。近年来,随着该进程的不断推进,四诊合参智能化趋势渐显,但目前由于采用不同诊法的设备分类标准不统一,信息来源存在差异,故四诊合参智能化尚存较大发展空间。

三、数字化中医辨证

辨证论治是中医学的基本特点与核心思想,其依据中医理论独有的思维体系,通过对证的分析整合而实现对疾病的诊断治疗,由辨证而知病因、明病位、悉病性、晓病势,辨证即诊断之要务。将中医辨证思维与AI技术渗透融合,塑造智能化、客观化且可重复操作的规范性系统模型可以为中医辨证的科学性提供理论支持,同时为中医临床诊疗提供更加高效、便捷的实践助力。近年来许多相关研究都在探索这一尝试的可行性。

有学者提出了一个基于边缘云计算系统的统一智能中医框架,该框架融入深度学习算法来建立模型,再通过高血压和感冒的辨证分型进行验证,最终实现了计算机辅助辨证和处方推荐。阴阳为八纲中的总纲,是辨别疾病属性的两个纲领。阴阳失调则疾病丛生,故而阴阳辨证对中医临床诊断至关重要。有学者将医疗记录中的非结构化文本作为输入,利用数据智能算法进行实验,准确率达到 92.55%,证实了采用端到端文本分类算法在非结构化健康记录中进行阴阳辨证的可行性。

中医的症状体征与证候之间是复杂而非线性的关系，有学者据此采用深度学习与多标记学习构建中医慢性胃炎的辨证模型。结果表明深度学习可以提高辨证的准确性，同时为临床实践提供参考。

四、系统化辅助辨病

辨病是基于中医基础理论，综合分析四诊信息，以科学性思维进行缜密逻辑推演，从而判断疾病病种，结合病种的特点及规律得出病名的诊断思维过程。利用智能技术辅助完成这一过程是中医诊断现代化的研究目标，借此可辅助医疗人员进行诊断决策的智能系统称为辅助诊断系统。

数字化医学时代，人工智能辅助诊断系统可以模拟医生诊断和治疗中的演绎推理过程。有学者使用 CNN 算法开发了一种 AI 辅助诊断系统，鉴于疾病与证候的非单一线性关系，该系统旨在诊断中医常见疾病与相应证型。该系统采用自然语言处理技术中基于双向长短期记忆网络和条件随机森林的递归神经网络模型处理非结构化电子健康记录，提取特异性症状体征。再利用 CNN 构建的综合学习模型预测 187 种疾病及其证型，结果显示该系统预测准确率均在 80% 以上，具有良好的准确性与较强的泛化能力。

五、标准化体质辨识

体质是个体在生理上相对稳定的身心特性，在生命过程中综合先天禀赋和后天修养而成。目前中医界公认王琦教授分类表述的 9 种体质最具代表性，分别为平和质、气虚质、阳虚质、阴虚质、痰湿质、湿热质、血瘀质、气郁质和特禀质。体质差异使得个体对某些病邪的易感性不同，并在一定程度上决定着疾病的转归预后，因此体质辨识对了解疾病的病因病机、指导辨证治疗十分重要。

人工智能助力体质辨识自动化已有近 10 年的历史，自中医体质辨识智能分析模型后，又有学者分别以面部图像或脉搏波为载体，基于智能技术算法开发体质自动辨识系统，能够基于深度 CNN 的人体构成识别算法，根据面部图像对个体构成类型进行分类。该系统将面部特征与颜色特征相结合，再使用分类器获得相应体质结果，准确率达到 65.29%。张毅等探索光电容积脉搏波频域分析，针对气虚质辨识，结果显示随机森林算法模型最优，准确性达到 80.4%。由于舌象在体质分类标准中具有明确表征且采集技术相对成熟，故而以舌象辨别体质的热度较高，潘思行等与 JiajiongMa 等皆提出相关设想并加以研究，结果显示 SVM 与深度 CNN 对体质辨别均有较高的准确性。

六、中医药数据挖掘

古往今来，著名医家的临证经验和学术思想一直是中医药传承的宝贵财富，医者经多年临床实践与探索研究，形成完整的思维体系，对后世中医临床遣方用药具有极大的指导意义。而中医浩如烟海的古籍文献便是中医文化传承的主要载体，亦是中医药走向现代化的突破点与数据来源，专家系统的构建也离不开对相关资源的挖掘整合，借助智能技术对相对零散的数据进行特征分析，挖掘隐藏规律并形成优势互补，为疾病的诊断与治疗提供了更加多元化的思维。

例如为探索名中医治疗肺癌的用药规律,基于节点关联度和药物属性相似度构建中药有向加权复杂网络,分析上千条医案方剂,围绕核心药物进行划分,揭示用药规律的同时生成高低频药物组合以启示临床。

电子病历信息为医疗保健发展提供经验与证据支持,然而电子病历数据的复杂性与抽象性使得病历信息精确化、系统化难以实现。通过提出"贝叶斯网络＋支持向量机"的两步深度学习模型对电子病历进行信息检索以捕获相关数据的关键特征,该模型属性优于传统浅模型,提高了计算机辅助医疗决策系统的性能。

中医药历史悠久,流派众多,各家理论思想亦不尽相同,如何在个性用药中发掘共性规律,完成对立统一的理论延伸,是现代中医人需要思考的问题。

例如,张子和与朱丹溪,一主攻下一善滋阴,二者用药差异显著,以二人方剂建立数据集,以朴素贝叶斯算法和 SVM 算法进行模式识别,结果显示两个算法均能将方剂明显区分,且后者更胜一筹。此模型可作为比较临床医生方剂差别的指标。除却辅助临床实践,数据挖掘在学术理论研究中同样担当重任。从科学、系统的角度为中医学理论体系服务。

通过采用系统评价方法回顾 2000 年至 2017 年间的 5 个数据库,选定 42 篇与中医学机器学习相关的文献,从应用领域、常用方法、优点局限与评价方法四个维度进行归纳。不仅指出了数据挖掘技术是中医智能辨证的主要工具,还证明了机器学习是 AI 与中医交汇的关键优势所在。数据挖掘建立在特征词提取的基础上,通过深度学习模型,并使用特征词提取中医临床术语,能显著提高中医临床术语命名实体识别的效率与准确性,同时降低手动注释的成本。

七、中医诊断的问题

1. 中医辨证模糊性、灵活性问题

中医专家在实际的临床诊断过程中,往往要在不完全信息(如"症"的缺失,隐"症",无"证"可辨等)获取的情况下做出诊断,有时还要在信息不确定、不一致或有矛盾(如"脉症不符"等)的情况下做出诊断,并随时对诊断进行调整。因此如何使计算机模拟出这种模糊而灵活的辨证思维,成为未来发展智能中医诊断信息处理技术的一个重要内容。

2. 需要系统引进人工智能先进的理论、方法和技术

传统的专家系统主要采用符号计算方法来构建,其共同弱点就是知识更新很难自动完成,系统一经形成,其中的知识(规则)无法自动更改以适应不断变化的环境。因此如何利用当前人工智能先进的模糊计算、神经网络、遗传算法等软计算方法,特别是通过构建混合专家系统原理方法,研究先进的中医专家系统构成技术(包括基于软计算方法研究中医专家诊断规则的发现与运用算法),构造一种混合智能系统构成技术,就成为开发先进智能中医诊断系统的关键。

3. 四诊信息客观化问题

要想计算机辅助诊断系统输出正确的信息,除了需要设计出合理的推理机外,很重要的一点就是必须输入正确客观的四诊信息。近年来,随着计算机技术、多媒体技术、数据库

技术、数据挖掘技术、网络技术的迅猛发展,随着人们对中医四诊客观化的深入探索及新成果的不断出现,中医专家系统将在新的基点上获得新的发展。

4. 中医证候标准化问题

专家系统的知识通常来自领域专家的经验,往往不够确切,中医诊断的经验性、模糊性又很强,不同的中医专家对相同的病症往往会有不同的诊断方法,难以依据统一的经验,因此,如何构造一个令人满意、得到公认的中医智能诊断专家系统仍然是一项艰巨的任务。

综上所述,我们认为,如果能在中医证候标准化研究的基础上进行计算机编程,即首先以整体思维为指导,在文献调研、专家咨询及病例回顾的基础上,遵循临床流行病学原则,进行多中心、大样本、前瞻性的临床研究,运用循证医学、数据挖掘等先进的研究方法,对证候概念、内涵、外延进行研究,充分认识和把握中医诊疗的规律,建立科学规范的证候辨证标准化体系,然后再与先进的计算机技术有机结合,则既能大大简化计算机编程程序,又能建立起真正的、能反映中医辨证实质的、面向全病域的中医智能诊断信息系统,从而提高中医疑难疾病诊断的客观性和科学性,有利于中医现代化的发展。

第四节 中医药大数据与中医慢性病管理

中医健康管理是运用中医学"治未病"、整体观念、辨证论治的核心思想,结合现代健康管理学的理论方法,通过对健康人群、亚健康人群及患病人群进行中医的全面信息采集、监测、分析、评估,以维护个体和群体健康为目的,提供中医方面的健康咨询指导、中医健康教育以及对健康危险因素进行中医相关的各种干预。在当今大数据技术蓬勃发展的时代,挑战与机遇都伴随着中医健康管理事业。

一、我国慢性病的严峻形势

当前,以心脑血管疾病、恶性肿瘤、慢性呼吸系统疾病和糖尿病为代表的慢性非传染性疾病成为威胁人类健康的重要公共问题。世界卫生组织在《2014 年全球非传染性疾病现状报告》中指出,非传染性疾病是全球人口死亡的主要原因,低收入国家的非传染性疾病致死的增速高于高收入国家。据《中国卫生和计划生育统计年鉴(2016)》,2015 年中国城乡居民主要死因构成中排在前三位的是恶性肿瘤、心脏病和脑血管病。我国慢性病呈现发病率高、致残率高、死亡率高、卫生费用支出率高和控制率低的"四高一低"现象,慢性病在危害居民身心健康的同时,也带来沉重的经济负担。因此,加强慢性病防治尤为重要。"预防为主"是我国疾病防治工作的重点。

自 2009 年新医改启动以来,我国慢性病管理及防控工作得到了更多重视。2010 年《医药卫生体制五项重点改革 2010 年度主要工作安排》将老年人保健、慢性病管理等基本公共卫生服务项目列为主要工作目标,2012 年《中国慢性病防治工作规划(2012—2015 年)》是我国政府针对慢性病指定的第一个国家级综合防治规划,2016 年的《"健康中国 2030"规划纲要》首要提到了对慢性病的综合防控,2017 年初的《中国防治慢性病中长期规划(2017—

2025 年)》强调要加强对慢性病的预防和控制。在"实现政府主导、跨部门合作和社会参与"体系的建设目标下,各地纷纷展开对慢性病管理的实践和探索,取得很多优秀成果,也获得了宝贵的经验教训。

二、现阶段我国慢性病管理存在的问题

1. 慢性病防治的基础环节待加强

慢性病防治重点在于病因预防和疾病筛查。目前我国社区慢性病防治存在重检查轻干预,或检查与干预脱节的现象。现行卫生管理模式下,防治职能分割,社区卫生机构仅能履行门诊职能,难以满足高危人群的后续治疗、康复需求。尤其是老年人,出于对病情的担忧,会直接选择上级医院就医,社区卫生服务利用率因此降低,慢性病社区综合防治被弱化。

2. 慢性病治疗与医保衔接待加强

慢性病病程长,需长期用药治疗。但我国现行的医保体系以保障住院患者的疾病治疗为主,缺乏对慢性病的需求测算。针对慢性病,仅限于门诊"特种疾病"报销,且有限额,慢性病患者后续治疗仍面临沉重的经济负担,慢性病的医疗保障水平亟待提高。

3. 基层防控资源亟待充实

防控资源是实现慢性病防治的重要保障。目前基层疾病预防控制中心的资源条件与国家要求相比仍有较大差距。资源不足具体表现为:①人力资源总量不足,专业人员匮乏。目前社区卫生服务中心全科医生匮乏。慢性病防治专业人员少,且人员职称低、学历参差不齐,这与其从事的工作很不适应。②慢性病信息管理系统功能不健全。针对高危人群,社区仍以建立纸质档案为主,缺乏对慢性病信息动态化管理,共享性差。

4. 慢性病防治机构的绩效考核及监督机制待完善

目前我国针对慢性病出台了一系列政策文件,但文件精神能否从政策层面走向具体落实及效果如何,值得深入探究。多年来疾控机构"重有偿服务、轻无偿服务"现象突出。另有文献证实健康危害因素监测在县级疾控机构的落实程度较低,由危害因素监测发现社区防治的问题恰恰是公共卫生系统的核心功能,因此对防治机构进行绩效考核,强化监督机制,对确保慢性病防治的落实及公共卫生服务能力的提高具有重要意义,这也是未来慢性病防控面临的重大挑战。

三、中医慢性病管理的发展与现状

1. 慢性病管理的特点

国外对慢性病管理的探索起步较早,现已有多种管理模式存在,其中慢性病管理模型、慢性病自我管理计划模型、慢性病创新照护框架在世界各国得到广泛的认可与运用。这些管理模式主要具备以下三大特点:第一,重视宣传基本健康知识,加深民众对慢性病的认知,改善生活习惯和行为方式,以防微杜渐;第二,提倡在正确的时间和地点,为"明确患者"提供规范的照护服务;第三,借助社区的力量来开展管理,通过社区的医务人员来满足患者

基本的照护需求。这些管理方法是经过长期探索总结与凝练而来,值得被进一步的推广与借鉴。

2. 中医健康管理对慢性病的优势

中医是我国的瑰宝,早在几千年前《黄帝内经》中就提出了"法于阴阳,和于术数,食饮有节,起居有常"的养生之道,健康管理的意识早已萌芽。如今,在结合自身国情并积极借鉴西方国家管理经验的同时,中医健康管理是在中医传统的防治原则与现代健康管理的模式、技术有机融合的基础上形成并逐步完善,其主张以健康状态辨识为核心,以整体观念为指导,为被管理者提供全生命周期的个性化健康管理服务,具有整体、动态、个性化的特点,在慢性病管理中具备自身独特的"闪光点"。

中医药治疗疾病的总则包括:治病求本,调整阴阳,标本论治等内容,全面动态把握人体生理病理信息,注重人体阴阳平衡,脏腑协调,关注人体内部整体的衡动及其与社会、自然、环境的和谐统一,形成整体协调的治疗理论与实践,这种整体性治疗理念,对于病因复杂、与多脏腑相关的慢性病具有明显优势性。具体优势如下:

(1)借助健康状态辨识,把握健康管理时机

慢性病具有起病隐匿、潜伏期长、早期发病不易被察觉的特点,存在明显的"冰山现象"。患有慢性病的"确诊患者"仅占该病实际患者的少部分,大部分患者由于症状不够明显或处于初期阶段,容易被忽视,导致错过了"早发现、早诊断、早治疗"的好时机。如今,中医健康管理通过数据挖掘处理方法,综合收集"三观"(宏观、中观、微观)参数,并通过计算机数据模型进行相关计算,为不同的状态结果进行赋值,将个体的健康状态区分为未病态(无证)、欲病态(前证)、已病态(潜证、显证)和病后态四个状态,在此基础上针对不同的状态对疾病进行及时的干预与调护。

例如黄小燕等通过对1748位以脾胃部不适为主诉的就诊人群进行状态辨识,发现未病态、欲病态以及已病态分别占总人数的11%、15%、74%,并在此基础上对欲病态和已病态的证型分布进行系统的整理与归纳,得出了欲病态与已病态的患者均以气滞证与痰湿证为主的结论。这样一方面可以准确地掌握脾胃病欲病态的偏颇,判断其可能存在的风险,还提供结合具体的发展情况,给予相应的治法方药、针灸,以及给患者推荐相对安全、简单的饮食调理、运动调理、音乐调理、精神调理等自助干预方案;另一方面可以在认清已病状态后,根据其证型进行合理的中医治疗,最终达到既病防变的目的,为脾胃病的诊治与预防提供了新思路。

通过状态辨识,广大的慢性病患者可以更加清楚地了解自身所处的健康状态,这不仅为大部分处于欲病态和已病态的慢性病患者获得了"早发现、早诊断、早治疗"的好时机,而且对于控制慢性病的发生、发展以及降低慢性病的致残率和致死率也具有积极的意义,使得慢性病的管理不再是"确诊患者"的专利,也为"隐性患者"提供了一条全新的信息来源。

《素问·四气调神大论》中也曾明确提出"不治已病治未病"的观点,也就说未患病之前,通过合理调整饮食起居和加强体育锻炼等途径提高免疫力可以从根源上减少慢性病的发病率,西方国家对于慢性病管理特点中注重提前预防的理念也与这一观点相契合。

(2)运用"三因制宜"理论,开展个性化诊疗

慢性病病因复杂、多病共存、症状多样的特点决定了其在诊疗过程中需要遵循个性化的治疗思路,针对不同个体的身体健康状态,制定相应的健康管理模式,才能有效达到延缓

慢性病病情的发展以及降低慢性病致残率和致死率的目的。中医健康管理的思维突破了现代医学中无差别化管理方式的局限,主张从天、地、人三个维度,并在整体上对个人的健康状态进行有效评估与测量,制定个性化干预方案,从而实现真正意义上的个体化健康管理,这也是中医"三因制宜"理论的具体体现。

中医自古至今讲究"因时制宜",慢性病病情的发生发展又与气候变化具有着十分密切的联系,王嘉玲等从二十四节气理论与六气理论为切入点来阐述慢性阻塞性肺疾病(简称慢阻肺)随气候变化的规律,从而来指导慢阻肺的中医慢病管理。她们依照《黄帝内经》将一年的气候变化分为厥阴风木、少阴君火、少阳相火、太阴湿土、阳明燥金和太阳寒水,根据不同节气的气候特征,为慢阻肺患者提供合理的用药指导以及生活起居方面的科学建议,顺势调理相应的脏腑功能,最终达到延缓慢阻肺的进展以及减少急性加重次数的目的,凸显了"因时制宜"理论在慢性病管理中的实际意义。

除此之外,地域地势不同、气候不同,水土性质各异,以及饮食习惯与作息方式的差异,导致疾病的发生、发展情况亦不尽相同,故不少学者在慢性病管理中也运用到了"因地制宜"的理念。"三因制宜"理论在慢性病管理的合理运用,不仅为慢性病管理提供了全新的研究方向,促进了个性化诊疗方案的开展,往往还能起到事半功倍的效果,值得进一步的推广运用。

(3) 以整体观念为核心,进行个体动态管理

慢性病具有只可控制、不能治愈的特征,是一种终身性疾病,需要长期、全面的治疗与管理。中医健康管理迎合时代的发展要求,将中医传统的四诊疗法与现代健康管理的理念、模式、技术相融合,提供信息采集、风险评估、预防干预等相关服务,从而对人体生命的全过程进行动态、全面的管理。

中医健康管理不仅关注现代医学技术所获得的生化指标、病理标本等,其更多的是从整体观念入手,将人当作一个有机的整体,强调用天人合一、形神合一、四季养生、预防为主等方法来守护健康。整体观念在中医健康管理中的具体运用则表现为从多维度研究健康,在传统中医四诊的基础上利用现代信息技术收集"三观"状态表征参数,从多维度、多方面来准确了解患者的状态与病情,这对慢性病的防治与控制有着不言而喻的优势与意义。维护健康的核心是状态,状态是动态的,因此健康管理就必然少不了动态管理。

对于慢性病的动态管理,不仅要将中医健康管理的理念和方法融入衣、食、住、行各个方面,还要渗透到"生、长、壮、老、已"的全过程,从而达到涵盖临床前、临床中、临床后的目的。在未病态、欲病态、已病态、病后态的不同阶段,分别采取行之有效的预防、治疗、控制、调护措施,在动态管理的基础上实现对慢性病患者全生命周期的维护。中医健康管理中的"越人模式"即"中医诊疗机构+全科医学互联网"健康管理模式,其在中医理论指导下,将状态辨识技术结合移动互联网、智能传感、云计算、大数据等技术手段,实现健康状态的可评估、可测量、可重复,解决动态监控并管理健康状态、整体健康状态评估、预测与动态跟踪评价等问题,从多维角度规范化采集各种人群全生命周期健康信息,实时存贮,综合辩证分析,打破时间局限性与信息区域性,让受检者充分了解自身健康状态。提倡以人为中心、以家庭为单元、以社区为范围,利用互联网打破时间与空间的限制,让"中医"进入寻常百姓家,在多维度规范采集人群全生命周期健康信息的基础上,通过"知己"模式,采用线上线下

联动服务,从而实现对患者的全生命周期的动态管理。

四、中医药大数据在慢性病管理中的应用

1. 以中医优势促进全民健康服务建设

习近平总书记对医疗卫生事业发展中提到"没有全民健康,就没有全面小康",强调了要优化健康服务,推进中国健康建设,并以预防为主,中西并重。因此医疗卫生服务质量和水平是促进中国社会经济发展的基础条件。将慢性病管理过程,依托于互联网技术是能够促进健康信息建设及管理的一项有效措施,以社区卫生服务为基本单位,采取二级、三级医疗机构协助的方式开展。

首先通过社区卫生服务对慢性病患者的整体信息采集并录入系统,根据健康状态辨识系统评估慢性病患者生理病理情况及存在的风险,并设定一套调理方案,内容上包括:自助部分,即起居调摄、饮食调养、情志调摄、运动保健、穴位保健、音乐疗法等;他助部分,即以健康管理师为主指导药物干预,药物干预期间进行随访,按疗程治疗后,通过反馈机制重新评估患者健康状态的改变,另外根据三级诊疗模式以病情轻重、急危疑难为准进行上下转诊。同时在社区层面,成立健康管理师团队辅助自助部分的顺利进行和完善,包括定期对慢性病患者进行健康宣教、基本培训(对患者应急救护培训和接受三级医师带教培训)及有关自我强健运动指导带领;在企业层面推广定期体检筛查;在家庭层面健康管理师通过随访了解患者病情改变情况,以及时调整预案和健康信息更新,并协助解答调理方案在生活方式等方面的疑问,健康管理师同时需要负责患者转诊材料交接更新等。该管理方式应用互联网优势,同时采用三级诊疗模式,多层面医疗机构各司其职完成慢性病的管理。

2. 普及大数据观念,落实移动慢性病管理

社区应举办各类讲座,积极宣传移动慢性病管理,使居民意识到信息化技术下慢性病防控的便利性和可靠性,从而接受新型慢性病防控模式。研发专业权威的慢性病管理设备或手机 App,同时社区还应负责指导居民使用该类设备及软件,并对健康档案自我管理,使其真正参与到慢性病自我管理中。全科医生或家庭医生应将在线随访与上门随访相结合,保持与患者的良好沟通。政府需要制定相关的行业准则,规范三方协作,实现患者、社区和政府三方共同防控慢性病,合理推动大数据在慢性病管理中的应用。

3. 保障数据质量,提高分析能力

为了更加科学地分析数据,需整合各个方面产生的数据,解决数据的多元异构性问题。对此,应不断提高云计算、云存储等技术,强化基础研究和核心技术攻关,尽量减少错误,保障数据质量。同时,要加强健康医疗信息化复合型人才队伍建设,鼓励技术研发,促进数据整合及分析技术的创新,并加强对大数据的精准统计和预防评价,从而为慢性病防控的规划和决策提供参考。

4. 坚持融合开放,推进共建共享

政府应打通数据共享通道,建立统一的健康数据库标准和电子健康档案系统,探索规范的移动管理设备网络接入手段,推进相关部门之间的慢性病数据共享,降低公众获取和

利用政府数据的难度及成本,充分挖掘数据的应用价值。同时,积极宣传和引导公众合理共享和使用个人健康数据,使群众主动参与到慢性病管理中,实现全民健康管理。

5. 健全大数据相应法规,强化安全体系建设

数据安全是数据开放共享的前提。政府要加强中医药大数据和慢性病管理数据安全体系建设,开展中医药大数据平台及服务商的安全性测评,制订和完善保障数据安全和患者隐私的相关法律法规,规范慢性病管理数据的使用,对涉及国家利益、公共安全等的重要信息要加强安全监测和预警。同时,慢性病管理机构要在法律允许的范围内使用相关数据,承担风险责任,并不断升级数据安全保护技术水平。

本章小结

《2019年我国卫生健康事业发展统计公报》数据显示,全国中医医疗卫生机构总诊疗人次达11.6亿人次,中医药在全民健康服务中作出了重要贡献。随着信息科技的不断发展与医学模式的改变,中医诊疗面临着新的机遇和挑战。扎实做好智能中医标准化工作,突破核心技术、加快应用落地、完善中医药产业生态对促进智能中医药学科的形成和发展具有重要意义。与大数据和人工智能的融合,使中医搭上了高速发展的列车,标准化是实现智能化的前提和保障。中医药标准化是指综合运用"统一、简化、协调、最优化"的原则,为中医药医疗、保健、科研、教育、产业、文化和管理等各个方面制定标准。随着标准化工作的广泛普及,智能中医基础共性数据库的建立、通用性中医诊疗平合的构建与应用、科学精密测量技术的研发,促使智能中医标准化体系的建立,为实现大数据与智能化中医药管理提供了保障。大数据时代的到来,是真实世界研究的重大机遇。在大数据时代,真实世界研究的理念得以充分实现,在关注实际的临床实践、产出更具实用性和推广性的证据、维护健康方面跨上新的台阶。

案例分析

本案例主要是对《随息居重订霍乱论》疫病防治用药规律进行分析。

王孟英,清代温病四大家之一,他潜心钻研,归纳总结多年临床经验,终著成《随息居重订霍乱论》。此书将"霍乱转筋"分为热霍乱和寒霍乱。热霍乱即为真霍乱;寒霍乱则为一类以吐泻为代表的病证,伤于寒气则是寒霍乱为病的本质原因。书中不仅对寒、热霍乱的病情、治法、方剂、医案进行了深入阐释,而且在治法篇中也详细载述了治疗霍乱病所用到的中医外治法,如刮法、淬法、刺法、拓洗、熨灸等。本案例运用数据统计分析软件分析《随息居重订霍乱论》书中防治疫病的用药规律。

（1）《随息居重订霍乱论》疫病防治用药频次统计

《随息居重订霍乱论》共包含123味中药,总使用频次为425。使用频次大于等于15的有3味,使用频次介于10到15之间的有7味,使用频次介于5到10的有20味,其余中药的使用频次均在5次以下,占全部中药的75.61%,见表11.1。《随息居重订霍乱论》中使用频次排前20的中药使用频率见图11.5。

表 11.1　《随息居重订霍乱论》中药使用频次分析

中药使用频次(n)	中药味数	占比(%)
$n \geqslant 15$	3	2.44%
$10 \leqslant n < 15$	7	5.69%
$5 \leqslant n < 10$	20	16.26%
$n < 5$	93	75.61%
总计	123	100.00%

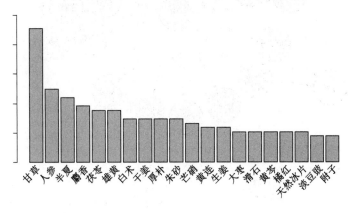

图 11.5　《随息居重订霍乱论》前 20 味高频中药

(2)《随息居重订霍乱论》疫病防治用药规律知识图谱

① 性

《随息居重订霍乱论》中高频中药药性包含平、微温、温、热、微寒、寒、凉、大热八种,其中占比最高的为温性药物,占比为 40%,其次为寒性药物,占比为 20%。高频中药药性对应频次和百分比如表 11.2 所示。

表 11.2　高频中药药性对应频次

性	频次	百分比	性	频次	百分比
平	2	10.00%	微寒	1	5.00%
微温	1	5.00%	寒	4	20.00%
温	8	40.00%	凉	2	10.00%
热	1	5.00%	大热	1	5.00%
总计		20			100.00%

图 11.6 为《随息居重订霍乱论》高频中药药性知识图谱,通过该图谱可以得知,高频中药中,占比最高的温性药物有雄黄、麝香、生姜、白术、厚朴、橘红、半夏、大枣。占比其次的寒性药物有滑石、黄连、黄芩、芒硝。

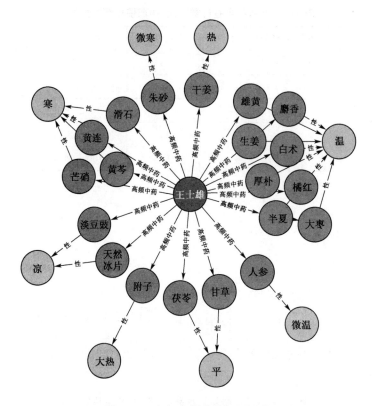

图 11.6　高频中药药性知识图谱

② 味

《随息居重订霍乱论》中高频中药药味包含甘、微苦、辛、淡、苦、咸六种,其中占比最高的为辛味药物,占比为 33.33%,其次为甘味和苦味药物,占比均为 26.67%。高频中药药味对应频次和百分比如表 11.3 所示。

表 11.3　高频中药药味对应频次

味	频次	百分比
甘	8	26.67%
微苦	1	3.33%
辛	10	33.33%
淡	2	6.67%
苦	8	26.67%
咸	1	3.33%
总计	30	100.00%

图 11.7 为《随息居重订霍乱论》高频中药药味知识图谱。通过该图谱,可以直观地看到,高频中药中,占比较高的药味有苦、辛、甘,其中药味占比最高的辛味中药有厚朴、天然冰片、雄黄、橘红、淡豆豉、生姜、麝香、半夏、附子、干姜。

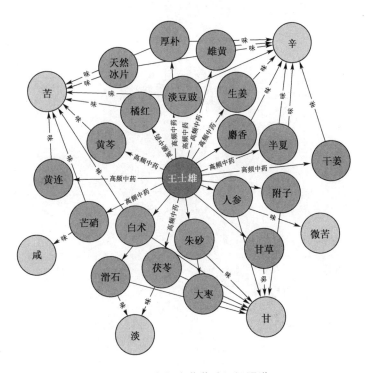

图 11.7　高频中药药味知识图谱

③ 归经

《随息居重订霍乱论》中高频中药归经包含心、肺、胃、脾、肾、肝、大肠、胆、膀胱、小肠 10 种，其中脾经占比最高，占比为 24.19%，肺经和胃经占比也较高，肝经、膀胱经、小肠经占比最低。高频中药归经频次和百分比如表 11.4 所示。

表 11.4　高频中药归经对应频次

归经	频次	百分比	归经	频次	百分比
心	9	14.52%	肝	1	1.61%
肺	12	19.35%	大肠	5	8.06%
胃	12	19.35%	胆	2	3.23%
脾	15	24.19%	膀胱	1	1.61%
肾	4	6.45%	小肠	1	1.61%
总计	62			100.00%	

图 11.8 为《随息居重订霍乱论》高频中药归经知识图谱。通过该图谱，可以直观地看到，高频中药中，归经为肺、脾、胃、心的中药较多，归经为膀胱、小肠、肝、胆的中药较少。

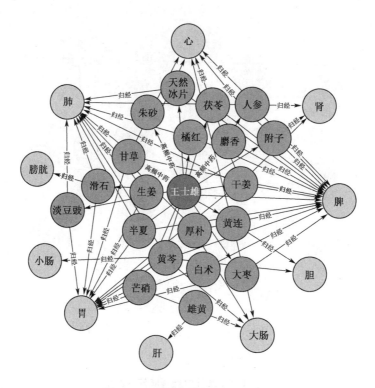

图 11.8 高频中药归经知识图谱

④ 功效

如表 11.5 所示,《随息居重订霍乱论》前 20 味高频中药按功效分占比最高的是补气药,占比为 20%,其次为开窍、温里、清热燥湿,占比为 10%。其余功效占比均为 5%。

表 11.5 高频中药功效对应频次

功效	频次	百分比	功效	频次	百分比
补气	4	20.00%	重镇安神	1	5.00%
温化寒痰	1	5.00%	攻下	1	5.00%
开窍	2	10.00%	清热燥湿	2	10.00%
利水消肿	1	5.00%	发散风寒	1	5.00%
攻毒杀虫止痒	1	5.00%	利尿通淋	1	5.00%
温里	2	10.00%	理气	1	5.00%
化湿	1	5.00%	发散风热	1	5.00%
总计		20			100.00%

图 11.9 为《随息居重订霍乱论》高频中药功效知识图谱。占比最多的补气药有白术、大枣、甘草、人参。功效占比其次的开窍药有麝香和天然冰片,清热燥湿药为黄芩和黄连,温里药有干姜和附子。其余高频中药的功效同样可以通过图谱清楚地得知。

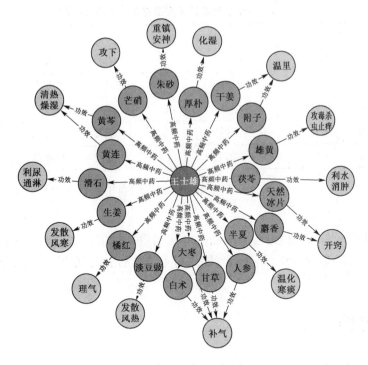

图 11.9　高频中药功效知识图谱

（3）《随息居重订霍乱论》疫病防治用药相关分析

相关分析可以用来反映药物之间的相关性，对《随息居重订霍乱论》前20位高频中药进行相关分析，运用 Corrplot 函数对相关系数进行可视化展示，结果如图 11.10，蓝色表示正相关，红色表示负相关，颜色越深，相关性越强。根据 Pearson 相关系数大小对药对组合进行排列，正值表示两中药间呈正相关，即同增同减，变化趋势相同；负值表示两中药间呈负相关，变化趋势相反。表 11.6 为相关系数较高的前十组药对。

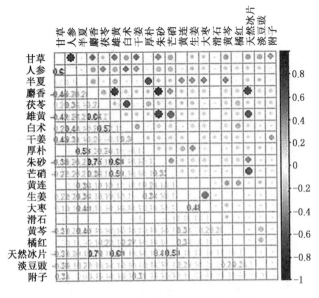

图 11.10　高频中药相关系数热力图

表 11.6 高频中药的相关系数排前十的药对组合

序号	药对	相关系数	序号	药对	相关系数
1	麝香——朱砂	0.75	6	雄黄——天然冰片	0.60
2	麝香——天然冰片	0.70	7	芒硝——天然冰片	0.58
3	雄黄——朱砂	0.68	8	半夏——厚朴	0.58
4	麝香——雄黄	0.66	9	茯苓——白术	0.57
5	甘草——人参	0.63	10	雄黄——芒硝	0.50

（案例来源：由本章编者根据相关中医古籍资料整理而成）

【思考题】

1. 使用 SPSS 软件对《随息居重订霍乱论》中方剂用药中的前 20 味高频中药进行聚类分析。

2. 使用 R 语言或 Python 语言分析《随息居重订霍乱论》中方剂的关联规则并进行可视化展示。

▶ **本章思考题**

1. 如何收集高质量的中医真实世界数据并进行研究？

2. 请结合专业背景，联系实际生活，谈谈如何将大数据技术应用到慢性病管理中。

第十二章

大数据与卫生政策

▶ **引导案例**

从移动大数据看我国的疫情防控政策

国防科技大学吕欣教授团队与华西医院张伟教授团队等合作的一项研究成果发表于国际顶级期刊《国家科学评论》。该研究使用经过匿名处理的手机信令数据,研究了从平时到春运,再到疫情期间出行管控直至全面复工复产期间全国各地区人口出行模式的演化,得出两个核心结论,每一项结论都证明了我国采取的防疫措施以最快的速度明显地减缓了人员流动,遏制了新冠疫情的扩散传播。

一、史无前例的应急响应,至少推迟了超过 7 000 万人的返城、扩散进程

常规春运期间,跨城市人口流动显著增加,城市间的人口流向与城市等级有关。

2020 年春节期间全国范围内的出行管控措施在大幅减少人口流动方面非常有效。与武汉封城前一周的全国人口流动量相比,农历新年假期后一周的全国人口流动减少超过 70%。人口流动持续减少约长达三周,在 2 月中旬降到最低水平,约为 1 月 22 日的四分之一。1 月 24 日至 2 月 29 日期间,日均跨城市人口流动量不到 1 月 22 日的二分之一。

春节过后,为避免人员聚集,有关部门通过错峰复工、延迟开学等一系列措施控制人口流动。2020 年疫情期间春运返程人口流动规模远小于往年春运的返程规模,未出现明显的节后返程高峰。到春运结束时(2 月 18 日),仍有超过 7 200 万人受疫情影响没有返程,返程周期被明显拉长,新冠疫情通过人口流动的传播速度明显减缓。

新冠肺炎疫情全球大流行的背景下,研究验证了疫情暴发早期,在短时间内无法完成医学突破的情况下,我国采取出行管控措施控制人口流动是最有效的非药物干预手段,对疫情防控起到至关重要的作用。相比之下,将疫情"流感化"的美国,没有及时采取出行管控措施控制人口流动,比我国晚一个多月才宣布国家进入紧急状态,错过了防控的黄金时期。截至 2021 年 8 月 27 日,美国新冠肺炎确诊病例数累计已达 39 3429 420 例,是我国累计确诊数的 3 000 多倍。

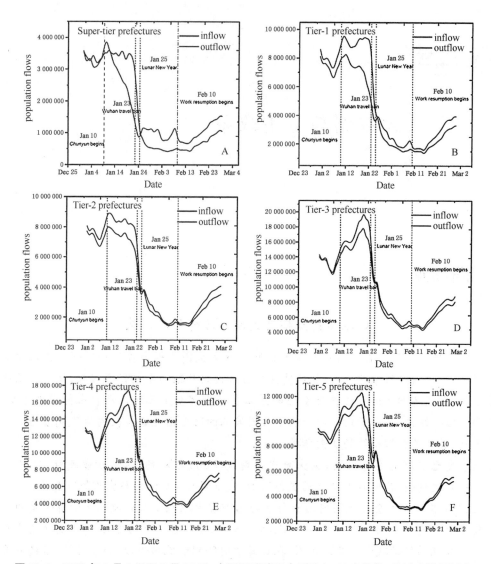

图 12.1　2020 年 1 月 1 日至 2 月 29 日，全国不同地区人口流入、流出趋势，按城市等级划分：
（A）超一线城市　（B）一线城市　（C）二线城市　（D）三线城市　（E）四线城市　（F）五线城市

二、我国城市群格局并未因突发性公共卫生事件而改变

该研究还表明，尽管全国范围内的人口流动波动很大，人口流动网络仍然保持了相对稳定的城市群结构，全国城市群格局并未发生大规模变化。人口流动规律背后体现了城市群形成的地理位置及毗邻关系、区域经济往来以及资源优势互补等因素。这些因素不会因为突发性公共卫生事件而消失。基于人口流动大数据，城市群分布随人口流动而呈现出区域集聚的城市群耦合特征，属于同一个城市群的城市之间人口流动频繁，联系紧密。大部分城市群以一线、二线城市或省会城市为核心，具有强烈的区域集聚效应，形成了以核心城市为中心点向周边辐射的分布格局。

人口流动是由社会经济、资源环境和政策制度等综合影响产生的一类复杂社会现象。挖掘人口流动的时空规律和模式特征，对于国家和地区人力资源优化配置、社会经济均衡

发展、交通系统优化等均具有重要意义。研究结果以精细的分辨率呈现了中国在各种情况下，人口流动性的最全面的描述，给未来公共卫生应急响应、交通规划和区域经济发展等方面提供了一种新的分析范式。

〔案例来源：四川大学华西医院. 国防科大、华西专家用移动大数据告诉你，我国的疫情防控政策到底多有效！〔EB/OL〕. http://www. cn-healthcare. com/articlewm/20210907/content-1261406. html〕

数字化环境下，在医疗服务、健康保健和卫生管理的过程中，每天都会产生海量数据，进而形成健康医疗大数据。当前大数据技术发展应用方兴未艾，人们对医疗大数据价值的认识逐渐深化，学术界、产业界、管理部门都已展开相应的研究和推进工作。大数据是移动互联网、云计算和物联网等技术发展的必然结果，是分析决策方式、科学研究范式和创新思维模式的重要突破，如今大数据的应用不仅仅限于互联网行业，更渗透到了政府决策和社会民生等多个领域。

第一节　健康医疗大数据与卫生政策概述

一、政策与卫生政策

约翰·杜威（John Dewey）是第一个提出将"解决问题"作为政策准则的现代思想家，政策是"感觉到难题、鉴认出这难题的特性、建议解决办法、探讨这些解决办法牵涉和影响到什么东西、通过观察和实验去决定应该接受哪些办法和应该舍弃哪些办法"。彼得斯和冯尼斯潘认为公共政策是政府进行治理的有效工具之一，其理念、内容及制定过程在一定程度上反映了政府在治理进程中的相应理念。梁鹤年认为政策是为了达到某种期望的理想状态而设计的一系列决定和行动，它包含三个核心要素：期望达到的理想状态、采取一系列目的明晰的决定和行动、在期望达到的理想状态和采取的决定与行动之间存在某种可辨识的因果关系。托马斯·R.戴伊认为公共政策涉及调节个体行为、构建官僚体系、分配利益、征税，或者同时完成这些事务。

在卫生领域，世界卫生组织将卫生政策定义为：改善卫生状况的目标，这些目标的重点以及实现这些重点目标的主要途径。学者们也对卫生政策（Health Policy）给出了不同的理解（根据时间顺序排列）：

（1）对医疗卫生政策所关切的问题、政策的起源、政策目标和结果的研究；

（2）由政府提议或承担的行动方针，旨在影响卫生服务的筹资和供给；

（3）是影响医疗卫生系统的一系列机构、组织、服务以及资金安排的行动（及不行动）方针的综合；

（4）是社会为了满足人们的医疗卫生需求而采取的行动方案和行为依据，目的是研究社会如何以合理的方法，在能承担的成本下达到高质量和高数量满意服务所需的各种方法；

（5）强调医疗卫生议题的浮现、政策的形成及其贯彻实施背后的政治过程；

（6）政策制定者为解决特定卫生问题、实现一定的卫生工作目标而制定的各种法令、法规、规章、规划、计划、制度等的总称，是各层次的决策组织，用以引导卫生事业的发展方向，调节卫生资源的配置，协调各相关群体的利益、矛盾等，以最终改善健康状况、维护社会稳定、推动社会发展的手段或途径。

归根到底，卫生政策是对健康相关领域的某种价值的调整和再分配。它是社会政策的一个组成部分，属于公共政策范畴，是影响人群健康水平的关键因素。合理的政策能够保障人民的健康，促进社会的发展，能以最少的投入获得最大的社会效果。

卫生政策是公共政策在卫生领域的具体表现，卫生政策研究的流程分为卫生政策问题的认定、卫生政策方案的制定、卫生政策内容的执行、卫生政策绩效的评估等四个环节。政策分析与政策过程遵循公共政策的一般规律。政策分析包括建立问题情景、确定替代性政策、预测政策后果、评估政策结果、推荐政策选择等阶段。政策过程是政策问题提上议程、拟定方案、做出决策、执行和评估直至政策修正或终结的各个阶段的总和。梁鹤年从两个层次给出了政策过程的内涵：在个人或组织层次上，政策过程是寻找和建立他们的价值与实质决定或行动之间的满意关系（政策与价值的吻合）的过程；在社会层次上，政策过程是处理各种拥有不同价值观和不同选择权的参与者之间相互影响、相互牵动的正规或非正规程序的过程。因此，政策过程处理的既不是抽象的价值，也不是没有价值的政策决定或行动，而是价值-政策关系。每一个价值-政策关系都是"主观的"。在每一个政策过程中，这"主观"的特性可以从三个方面来确定：

（1）谁的主观（包括自己）？每个政策参与者（个人或组织）各有其不同的价值和观点。因此，价值-政策关系是因人而异的，这叫做"参与者的特征"。

（2）什么时刻中的主观？同一个参与者所持的价值-政策关系会根据时与势而改变，因此，每个参与者的价值-政策关系都有其"时刻特征"。

（3）什么事项上的主观？同一个参与者，在同一时刻会处理不同事项。在处理不同的事项上，他会关注不同的价值和用不同的尺度去衡量这些价值的轻重与先后。因此，每一个参与者在每一个时刻所持的价值-政策关系都有其"事项特征"。

二、大数据对卫生政策的影响

大数据具有容量大、来源广、增速快、价值密度低等特点，这些特点使从大规模数据中挖掘知识、寻找规律成为可能。大数据对政策分析和政策过程带来的变革，被称为是一套旨在创新政策制定的方法和技术解决方法。新一代信息技术革命为智慧公共决策范式的出现提供了条件，它以大数据为基础，利用新一代数据分析技术与方法，在复杂的环境和海量的数据中，解释数据之间及数据与环境之间的广泛联系，准确了解过去、把握现在、预测未来，实时连续地为决策的制定提供支持。整体而言，"大数据"时代的来临，为政府决策管理带来机遇的同时也形成了挑战。怎样应对大数据、运用大数据，并主动顺应大数据时代来改进政府决策管理，是现阶段政府部门面临的重大课题。

在卫生领域，海量的健康医疗信息数据不仅为政策制定提供了支持，也为政策分析和政策评估提供了新的视角。目前，大数据技术和方法在公共政策、城市规划、环境保护等方面有了许多成果,运用大数据思维来拓展研究方法、解决公共管理问题,成为公共管理研究和实践无法回避的客观选择。有学者指出,大数据为政策过程带来了物理数据整合、研究范式变化以及行政过程等三个方面的挑战,这些挑战将影响卫生政策问题的确认、根源分析、方案研制与可行性论证、执行与评估等各阶段的具体工作,这将在本章后续内容中展开介绍。

第二节　健康医疗大数据与政策问题认定

大数据带来了三个思维的转变:数据从随机样本转变为全体数据,研究数据从精确性向混杂性转变,由因果关系分析向相关关系分析转变。由此带来了研究问题的转变,以往研究偏重关系研究,包括相关关系、因果关系等,着重探索变量之间的关系,大数据偏重预测问题,通过大数据分析方法的引入,公共政策分析相关学科将得以突破原有边界,应对更复杂的科学问题。当数据规模大到一定程度时,就可以解决以前解决不了的问题,实现公共管理的变革。

一、政策问题确认

成为公共政策问题必须具备五个要件:
(1) 它是社会客观现象;
(2) 大多数人对该社会问题有所觉察并受其影响;
(3) 利益与价值观念造成了冲突;
(4) 有团体活动和力量存在;
(5) 属于政府应该和能够管辖的范围。

卫生政策问题一般是公众关注的问题,包括群众对卫生系统的不满、对卫生系统进行改革的迫切要求,但只有在特定的条件下公众关注的问题才能够成为政策问题。卫生系统政策问题的界定离不开社会和政治环境,大众传播媒介的力量、各种灾害及政策问题得到解决的可行性等都可以影响卫生政策问题的产生。

在政策问题确认阶段,需要做好以下六个方面的工作:
(1) 明确特定领域的研究和工作范畴,即对特定领域进行界定,并分析该领域的历史、现状和发展趋势;
(2) 确定在该领域内究竟存在哪些社会问题,并对这些问题进行精确确定和描述;
(3) 运用卫生系统宏观模型,将问题归类,梳理问题之间的关系,并形成问题系统,认识该领域的运作规律;
(4) 定性、定量地分析这些社会问题的优先顺序,明确问题的轻重缓急、主次关系,明确关键问题和焦点问题;
(5) 定性、定量地分析关键问题,尤其是焦点问题的表现形式、设计范围、严重程度和主要危害;
(6) 分析关键问题尤其是焦点问题进入政策议程的必要性、可能性、可行途径和需要努力之处,以促使关键问题优先成为政策问题。

事实上,卫生政策制定面临的第一大障碍就是对问题的界定,良好的医疗卫生条件并不必然意味着良好的健康状况。一般来说,政府会通过一定的政治途径,在公众关注的卫生领域问题中选择优先进入政策议程的问题。但在一个不断发展的数字媒体和网上公众世界中,民众更习惯在社交媒体上表达诉求,这为政策问题的确认带来了新的信息渠道。有别于传统的政策议程掌握在政治组织、政治领袖和专家学者等小规模"政治精英"的手中,民众在社交媒体上反映的政治诉求更能体现真实的民众需求。

在大数据时代,众多社交媒体产生海量交互数据,使公众、社会组织表达民意以及参政议政的渠道畅通了。经过有效的分析和处理,政府部门可以及时掌握社会民众的心态状况与变化趋势,为社会问题、社会态势的发展和处理提供直接依据,实现公众议程向政策议程的转化。不仅如此,政府通过对海量网站用户访问行为数据的分析和挖掘,提炼用户需求,从而提供更加个性化的服务,譬如通过对用户访问规律和点击行为的动态监测,有针对性地改进政府网上服务,使在线服务越来越向智慧化、精准化、主动化的方向发展。一些政府部门开始注重在医疗等领域挖掘本部门所掌握的数据价值。譬如,美国疾病控制与预防中心(CDC)利用从多处收集的海量数据开发了复杂的流感跟踪系统,及时了解疫情变化,并基于流感跟踪系统,建立了专门网站,每周将数据向公众开放,方便公众查询当地的流感情况。我国国家卫生计生委在2014年制定了"4631+2"工程,即建设国家级、省级、地市级、区县级4级卫生信息平台,依托于电子健康档案和电子病历,支撑公共卫生、医疗服务、医疗保障、药品管理、计划生育、综合管理6项业务应用,构建3个基础数据库,建立1个人口健康统一网络,以加强人口健康信息标准体系和信息安全防护体系建设。一些地方政府和部门也充分运用大数据技术,为区域卫生政策制定和管理措施设计提供支持。

浙江省开展全省统一公共数据平台建设,推广掌上办公"浙政钉"应用,24小时内即建立对应近1.2万人的省、市、县三级抗疫组织通讯录。至2021年7月,"浙政钉"建立工作群8.9万个,上线抗疫应用45个,日均视频会议552次,钉消息115万条,不仅节约了基层一线人力物力,也提升了精准管控、精密智控的应用效能。此外,浙江省围绕疫情态势、人员管控、医疗救助、物资保障和复工复产等重点工作,建立了疫情防控决策指挥数据清单和细化量化工作机制,开发出"疫情防控驾驶舱"微应用动态展示和交叉分析276项数据指标,为各级政府领导和疫情防控工作人员提供随时随身的可视化决策辅助工具,各类大数据为疫情防控"科学防治、精准施策"提供了支撑。

江苏省淮安市构建了市级区域卫生信息基础平台和居民健康档案信息系统,支撑淮安市级数据中心、居民健康档案数据库、电子病历数据库、卫生资源数据库及卫生应急管理、新农合管理、健康卡管理系统等一系列淮安市卫生信息化应用,为淮安市进一步深化医疗体制改革、完成卫生信息区域共享、建立居民健康档案系统和提高居民健康水平打下基础。

江苏省南京市的江北新区健康医疗大数据中心,建设形成医疗健康大数据在医疗、养生、养老、培训等方面的综合服务应用基地、在生物医药研制方面的应用基地,以及在高精尖医疗科技研发领域的应用基地。该中心依托南京片区近200家医疗服务机构及江北新区所有直管街道居民的医疗数据,建成电子诊疗数据实时采集、治理,以及人工智能便民惠民的应用,支撑公卫医疗事业及疫情防控工作。

二、政策问题根源分析

政策问题根源分析需要完成以下四项基本任务：

（1）如何在把握特定领域运作规律的基础上，定性推论特定政策问题的影响因素；

（2）按照各种因素间的关系，定性定量明确特定政策问题的根源、直接影响因素和间接影响因素；

（3）在根源的作用和影响因素的触发下，定性定量明确特定问题的发生、发展、演变过程，即问题的作用机制；

（4）定量模拟和论证政策问题的作用机制。

政策分析旨在更好地理解议程上的卫生领域问题，并明确政策问题和制定替代选择政策，厘清利益相关者。传统的政策分析方法有过程分析法、实质性分析法、逻辑实证分析法、经济学分析法和意识形态分析法等。面对同一政策问题，如果采取不同的政策分析工具和技术可能会导致不同的政策选择，大数据分析可以有效地避免传统分析方法代表性不足和内生性的问题，大数据分析在多个领域已得到应用。

在公共卫生应急管理领域，2015 年，《国务院关于积极推进"互联网＋"行动的指导意见》（国发〔2015〕40 号）等相关政策出台，鼓励互联网企业与卫生应急机构合作，加强区域资源整合，充分利用互联网、大数据等手段，强化科技支撑作用，提高了我国公共卫生应急能力。从2015 年之后的政策话语体系中可以发现，"健康"逐渐变为政策主旋律，"全面""战略""发展""大数据"等崭新的话语开始出现。随着互联网和大数据时代的来临，政府鼓励公共卫生应急管理机构与互联网公司合作，依托海量数据，结合现代数据挖掘技术，加强信息整合，探索运用关于气候变化、人群流动等的大数据手段，预测风险因子，加强智能监测，提高应对能力。大数据和云计算等创新技术进入公共卫生应急管理领域，能够有效减少突发公共卫生事件带来的损失、节约应对成本并大幅提高应急效率，推动我国公共卫生应急政策发生相应转变。

在居民医疗服务利用监测领域，国家卫生服务调查、居民医保就诊数据等传统的服务利用监测存在成本高，偏倚大，监测指标更新缓慢，无法满足新时期的卫生管理决策等问题。多数据源的数据衔接与再构架为居民服务利用监测提供了新的思路。通过 Access 数据库管理与 Excel 的编程技术能够实现不同数据源的对接，构架出居民年度医疗服务利用等具体问题的新数据库，从而反映居民的年度服务利用、居民就诊偏好、不合理的服务利用行为等，推动居民医疗服务利用监测研究的发展。

医疗大数据在政策问题根源分析的过程中，运用互联网及大数据技术，通过存储、共享、分析与医疗行为有关的各环节的信息和数据，为分析卫生政策的制定提供有价值的参考依据。需注意的是，目前许多部门之间的数据是割裂的，监管部门不能随时准确把握总体情况，患者需要重复登记、办卡和检查，科研人员需要大量繁琐的协调和查阅，由此带来的数据高效利用与信息安全不能有效衔接、大量数据搁置未能被很好地挖掘利用、数据的共享与使用缺乏科学的边界与制度管理等问题，是大数据支持政策问题分析亟待解决的重要问题。

第三节　健康医疗大数据与政策方案制定

卫生政策的制定中,确定政策目标是前提,拟定方案是基础,选择优化方案是关键。政策目标与政策问题密切相关,不同政策主体或同一政策主体的不同行动主体有各自不同的利益,只有在政策目标一致时,才可能产生共同的政策方案,这增加了方案制定的难度。为了尽量减少失误,应该设计出多种备选方案,从中选定出最优方案,并经过多次反复的论证,依据一定的法律程序予以审定,形成具有约束力的政策。在政策分析的基础上进行最终决策,并对所选择的政策方案进行充分规定。此外,由于合理的卫生政策方案不一定是可行的,卫生政策方案的制定还需要方案的可行性论证。

在政策制定阶段,数据分析是决定政策治理能力高低的关键性因素。通过对历史数据的有效分析,可以吸取教训,总结经验,为新计划的制定提供宝贵借鉴。对当前及未来影响政府活动的可能因素进行量化分析,辅之以与同期其他国家(地区)同类活动的运行比较,可以为政策的制定提供更为直接、更加重要的参考。

大数据的出现使得政府决策更为民主和扁平化,长期以来,基于少数人的治理需求推断、预判多数人乃至整个社会现时的或未来的治理需求,是一种占主导地位的决策模式。大数据的应用促进政府、公众等多元主体共同治理,具体表现在以下几个方面:

(1) 大大增加了政府决策信息的来源,也极大地缩短了政府获取信息的时间;

(2) 使政府决策更为全面,通过整合、挖掘和利用各类信息,提高社会治理的精准性和有效性;

(3) 极大地缩短政府决策的时间,实时连续的大规模轨迹数据的快速抓取和精细分析,为政府的精准决策提供重要的信息数据和技术支持,为更加科学的公共政策制定提供坚实的基础。

医疗领域大数据的来源非常广泛、数据类型多样,与过去传统的数据有着很大的区别,涵盖的内容丰富而繁杂。以真实世界研究大数据来源为例,主要包含:

- 医疗从业者提供的电子病历档案、临床评估记录、临床检查结果、个人健康档案等;
- 患者在社交网络的行为数据、可穿戴设备产生的结果数据以及健康体检数据等;
- 医药企业提供的药品研发、营销、流通等各个环节的数据;
- 政府管理机关持有的报销数据以及制定的相关政策等;
- 基因组数据,包括个人基因测序数据等。

这些复杂、海量的数据并不是相互独立、难以分析的,开展基于大数据的真实世界研究,能够很好地挖掘数据中隐藏的价值信息,为临床医疗管理、医保支付决策以及政府卫生政策制定提供证据支持,促进决策机制向科学化转变,为政府部门药品注册审批、医保支付及健康促进等卫生政策的制定提供依据。

大数据为政策方案的制定带来了支持,也带来了挑战,技术进步缓慢是限制大数据使用的重要原因之一。以医疗健康服务资源配置为例,发挥市场机制、运用互联网与大数据技术、强化管理创新与制度保障,是新时代提高医疗健康服务资源配置效率的重要途径,具体包括以下两方面:

（1）运用互联网、大数据、人工智能、区块链等新兴技术，创新医疗健康服务供给模式，提供"大数据＋"智慧医疗健康服务。运用新技术，开展智能医学影像识别，建设电子健康档案、电子病历数据库建设，实现智慧医疗与个人健康智能化管理。打通"健康孤岛"，通过区域信息化、远程医疗等技术，将各级医疗卫生机构打通，提高资源配置效率及能力。

（2）创新医疗健康机构的管理模式、完善相关配套制度。将企业管理的相关经验引用到医疗健康服务供给模式中，通过政府购买服务、深化医疗卫生体制改革、引入第三方绩效评估等方式，规范市场规则，适应时代发展出台相关政策和法规优化资源配置效率。通过信息技术、制度设计完善医疗健康机构内部治理体系，提高对内管理水平与对外服务水平，优化服务流程提升服务效能。同时通过制度设计对医疗机构等医疗健康服务供给方进行监督，优化政策环境，为医疗资源配置提供制度保障。

一、健康医疗大数据促进医疗资源配置优化

随着我国城市化进程的加速、人们生活方式的改变、人口老龄化趋势日益显著，疾病谱也出现了很大变化，医疗卫生服务供给与需求的矛盾出现了新的特征。第一，随着疾病谱的变化，对医疗卫生服务的需求不再是单一的疾病治疗需求，而是逐渐发展为对全面健康管理的需求，这种需求的变化要求服务提供者有效地将疾病预防、咨询和治疗、康复和保健联系起来，形成持续的疾病管理和卫生干预。第二，人民群众对医疗服务的需求日益分化。一方面，低收入群体的基本医疗服务需求得不到满足，因病致贫、因病返贫现象依然突出；另一方面，我国医疗服务市场准入制度和监管措施不完善，导致我国高端民营医疗服务市场发展不平衡。公立医院与民营医院之间没有明显的竞争格局，高收入人群多元化的医疗服务需求无法得到满足。第三，在财政供给方面，近年来经济和财政增长放缓，但医疗费用却一直保持增长的水平，政府将面临难以建立更有效、可持续的医疗服务供给难题，地方医保资金吃紧的现象频频出现。

公共医疗资源配置失衡现象愈发严重，给公民就医权益、个人财务收支、社会稳定及政府公信力带来伤害，尽管政府已采取多项措施解决医疗资源供求错配问题，但"看病难""看病贵"、优质医疗资源过度使用等现象仍然存在。作为我国重要的基础性战略资源，健康医疗大数据为深化医疗卫生供给侧改革提供了强力支撑，在促进医疗资源供需平衡、提升医疗服务实效等方面发挥了重要作用。在公共医疗资源网格配置过程中，各级政府获取新的医疗需求和供给数据，在云存储和云计算的基础上，结合历史数据进一步挖掘医疗资源数据的价值。健康医疗大数据应用通过对海量数据的挖掘和分析，采用定量化手段，获取不同网格单元内公共医疗资源需求个体和群体的特征，对民众生活、健康状况、潜在健康风险和医疗需求进行精准画像，基于此提供主动的医疗服务，实现医疗资源优化配置。大数据在公共医疗资源配置的各个环节都发挥了重要作用。

（1）公共医疗服务网络信息采集：信息采集是指从互联网收集数据的过程，它是进行后续信息处理及服务的基础，如何快速准确地采集信息是信息采集研究的重要内容。

（2）信息分析及评估：通过对所获取的信息进行分析，重点把握广大民众对于公共医疗资源的需求程度、需求内容以及希望的供给方式，这样才能充分利用网络数据，为公共服务部门制定决策提供支持。

（3）公共医疗资源配置的大数据决策系统：结合公共医疗资源提供的实践，建立以大数据挖掘技术等技术为核心的信息系统，将数据分析得出的民众关注的医疗服务要求信息整理出来，以简洁准确的方式提供给公共服务部门相应人员，更进一步提供一种决策支持系统，也可以帮助普通民众了解掌握有关医疗服务的情况，甚至分析出用户个人的健康需求。

健康医疗大数据有效促进了服务供需主体的交互，对公众就医需求的定位更加精准，提升了供给决策的针对性、精准性以及科学性。在具体实践中，充分整合以人口特征为核心的基础数据集，全方位了解医疗卫生服务资源地理空间结构上的分布特点及现状，继而有针对性地狠抓盲区、重点，有效避免了"大水漫灌式"的平均主义现象，提高了有限医疗资源的利用价值。与此同时，以医疗卫生大数据为承托的远程医疗事业的发展，进一步促进了医疗服务公平，基层医生对重大疾病患者的问诊，也可征询更高层级医院医生的意见或建议，及时对患者病情做出精准的判断，继而予以诊断或做转诊决策，减少了就医时间，以保障患者在第一时间得到有效救治。健康医疗大数据的应用在很大程度上避免了重复检查、重复开药等现象，提高了医疗卫生资源的利用率，并减轻了患者经济负担，有效解决了看病难、看病贵等现实问题。

健康医疗大数据的种种特性优势，成为促进医疗卫生资源配置和深化医疗卫生供给侧改革的有力支撑，对提高医疗服务输出效率及质量发挥了显著的积极作用，健康医疗大数据的发展应当得到高度重视。

此外，分级诊疗、现代医院管理、全民医保、药品供应保障、综合监管等五项基本医疗卫生制度的实现也离不开健康医疗大数据的支持。有学者基于医疗服务供给水平和居民医疗服务选择因素，构建了社区医疗设施供需匹配指数，通过对供需匹配指数的计算机可视化分析，评价某社区医疗设施的供需匹配现状，并提出对应的配置优化建议。

二、健康医疗大数据推动医疗保险统筹支付

《国务院办公厅关于进一步深化基本医疗保险支付方式改革的指导意见》（国办发〔2017〕55号）中指出，医保支付是基本医保管理和深化医改的重要环节，是调节医疗服务行为、引导医疗资源配置的重要杠杆。时至今日，基于信息系统支持的数据处理优势愈加突出，这在很大程度上改善了医疗卫生支付环境，增强了群众便捷性服务体验。健康医疗大数据系统的建设与生成，以高效交互的互联网平台为承托，打破了传统信息传播时间、空间上的限制，加速了各地区医疗卫生数据共享，实现了异地就医报销请求的智能化快速审核与结算，解决了群众报销困难问题。与此同时，该系统改善了优质医疗卫生服务资源平衡供给，提升了患者就医质量。事实上，在党中央的政策方针指引下，各地推进医疗服务"一卡通"工程建设，将居民个人信息、身份信息进行汇聚，并与市民卡、社保卡以及医疗机构HIS系统相关联，为居民健康医疗预约、挂号、诊疗、支付等全服务流程提供唯一身份识别，维护了居民应当享有的权益，且在很大程度上简化了就医流程。

需要注意的是，国家医保支付制度改革的目的在于更好地服务群众，但实际上，部分医疗机构为了一己私利，利用其中的漏洞，肆意侵害国家和人民的利益，造成了恶劣的社会影响。健康医疗大数据的建设与发展，为实现全流程动态监管提供可能，有助于筛查和防范一些典型理赔费用风险（如分解住院、药品剂量超标、不合理项目检查等），是维护社会公平

的重要手段,更是支付制度改革的关键保障。

江苏省徐州市自2013年开始推行按病种收付费的医保支付方式的改革,根据国家医保贯标及信息系统上线适配情况开展,涉及病种542个,结算标准1 517种。其中,住院病种477个,门诊病种7个,按疗程收付费住院病种2个,按床日收付费病种3个,日间手术(含日间治疗)病种53个,结算统筹基金占比超过36%。在深入推行按病种收付费改革的同时,对智能监控实施路径进行有益探索。以大数据平台为依托,将智能监控技术应用于按病种收付费监管领域,规范了医疗服务行为,控制了医疗费用的不合理增长。

浙江省金华市2016年探索按疾病诊断相关分组(Diagnosis Related Group,DRG)付费改革,建立了一套较为完整的医保支付体系。到2019年,175家医疗机构的住院病例采用DRG支付,医保基金支出增长率从2015年的15%下降到7%以内。但随着DRG支付工作的深入,病案质量(如编码高低套)和医疗服务质量(低标入院、分解住院、虚假住院等)等问题开始出现。金华市基于DRG支付工作原理和流程,以DRG使用和产生的数据为数据源,针对不同的场景,挖掘场景特性,应用人工智能和大数据技术建立模型,并结合医学领域的专业知识进行DRG大数据监管创新实践。从数据流转流程角度,DRG支付可以分为病案数据采集、DRG分组、DRG基金支付,在此过程中,产生了病案数据、结算数据(成本数据)、DRG分组数据和基金支付数据,形成了基于DRG支付的大数据监管体系(图12.1)。

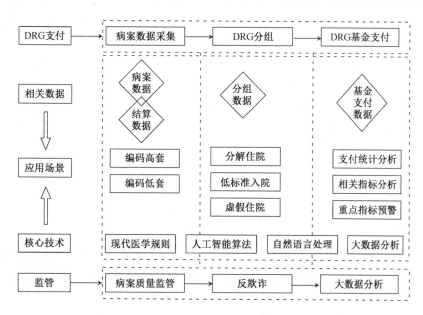

图 12.1　DRG 大数据监管创新实践路径

知识链接 >>>>>>

按疾病诊断相关分组(Diagnosis Related Group,DRG),是根据国际疾病分类标准,按照年龄、疾病诊断、合并症、并发症、治疗方式、病症严重程度及转归等因素,将患者分入若干诊断组。DRG支付是在分组的基础上,通过科学测算制定出每一个组别的付费标准,并以此对医疗机构进行预先支付的一种方法。采用预付管理机制,将复杂随机的医疗支付过程标准化,支付方按照DRG组确定的医疗服务的对象和结果进行支付。通过DRG实现病例"标准化"来实现同组病例支付标准的统一。因此DRG本质上是一种按病组打包的定额付费。与其他支付方式相比,根据预先设定的DRG支付标准付费,迫使医疗服务的供方获得利润的方式由既往的增加产出变成进行成本控制,医疗机构和医生只有合理控制成本,提高服务效率才能得到结余,获取收益。药品、耗材、检查从收入来源转变为成本,必须合理消耗资源才能高效运行,从而引导医院通过缩短平均住院日、降低患者的诱导性医疗消费,控制医药费用不合理增长。基于DRG的管理系统通过对医院的绩效数据进行科学有效的管理,可以降低医疗服务的各项消耗评价指标,同时可以提高医疗安全、服务能力、服务效率,有效降低低风险患者的死亡率。

医保费用控制管理的大数据源处理可以使医保管理人员能实时掌控当前全院和各科室的医保费用和指标情况,实行院科两级监控和监管,及时进行相关风险提示并通知相关科室和医务人员作出调整。将数据仓库中相似数据归类,划分为不同板块,同时尽可能细化,使同一板块数据进一步提高相似度,不同板块数据相似度降低。数据系统通过详细分析各个科室、医生、药品、检查、病种等的相关情况从而达到对住院和门诊医保费用、门诊及住院特殊病种和慢性病、处方情况等全面掌控。并可以利用简易直观的图形或图标可视化方式将隐藏在数据仓库中的各类医保数据挖掘并表达出来,突显医保管理者最关注的药品费用超标、药费比例等问题。

广东省从2017年开始部署,2018年率先在省内全面实施按病种分值付费改革工作。自全面实施基于大数据病种组合(Big Data Diagnosis-Intervention Packet,DIP)分值付费改革以来,广东省将大数据、智能化管理手段创新应用于医保支付,形成"结余留用、合理超支分担"的激励和风险分担机制,实现医保支付与监管的一体化、精细化、智能化管理,有利于坚持医保治理创新、提质增效,推动"三医联动",提高医疗资源使用效率。2021年11月底国家医疗保障局印发的《DRG/DIP支付方式改革三年行动计划》,DIP是深化医保支持方式改革的重要组成部分。作为一种管理工具,DIP支付方式具有除理论之外的技术优势:分组更加适应临床的复杂性、病例入组率高、缩小疾病组内的差异度以及完善的组别发现机制。

截至2021年底,我国71个DIP试点城市全部进入实际付费阶段,其中河北省邢台市、江西省赣州市和湖北省宜昌市等城市通过实时校验数据,建立质控流程,充分发挥数据优势,形成有效监管。

在数据质控方面,建立包括"数据上传、数据校验、反馈修订"的质控流程。首先,数据上传:包括建立数据上传流程,明确上传时限。其次,数据校验:包括校验规则和校验方式。最后,反馈修订:在完成医保结算清单数据校验后,将校验结果实时反馈给定点医疗机构,定点医疗机构在规定时间内根据反馈的问题修订医保结算清单并重新上传,提高数据的上传率、入组率、准确率,形成闭环循环质控机制。基于数据质控进行分组后,公示分组结果,针对医疗机构提出异议的分组结果及修改意见,组织专家评议决定是否采纳,按照最终分组结果确定结算方案。医保结算清单数据质控流程如图12.2所示。

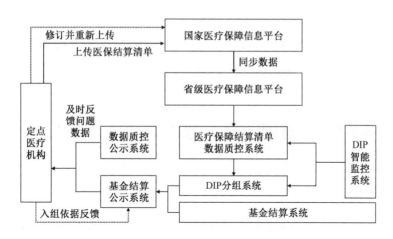

图 12.2　邢台市医保结算清单数据质控流程

在有效监管方面：第一，通过医保智能监管审核与编码专家人工审核相结合的方式，基于结算清单数据与明细数据，建立横向、纵向等多维度的监管规则。结合时间维度，对医疗机构申报费用和违规行为进行审核，重点监测付费运行的数据质量、病种分组合理性、政策运行及盈亏状况，精准发现医疗机构不合理收费、不规范诊疗等行为。第二，发挥大数据的统计分析优势，将监管重点从对微观医疗行为科学性的界定转变为对医保付费信息真实性的考核。利用大数据特征形成违规行为监管辅助目录，对医疗行为规范程度进行量化评估。通过 DIP 系统监测二次入院、低标入院、超长住院等违规行为和死亡风险，扣减相应分值。第三，将数据质控过程中发现的新问题转化为审核规则，提升数据治理能力。同时，基于数据监测分析定点医疗机构服务行为及患者就医负担，动态分析和客观反映医疗保障基金、支付方式和标准、病种费用差异等特异指征，为深化医保支付方式改革提供决策参考。

知识链接 >>>>>>

大数据病种组合（Big Data Diagnosis-Intervention Packet，DIP），是以大数据技术改变样本推算总体的仿真、预测乃至精算模式。按照大数据法则，数据量越大，越能显示客观出现的随机事件的规律性，越接近事物本质。基于大数据的病种分值付费是在一般均衡理论的基础上，充分利用我国医疗数据集聚优势及大数据技术创新，形成的以疾病为特征的打包支付方式，能在尽可能少人为干预的前提下，更为精准地拟合成本、测算定价。该付费方式既拓展了传统按病种分值付费对医疗服务大概率事件的共性特征挖掘模式，又综合考虑了小概率事件的个性特征对医疗服务收入及成本的影响，使价格发现更接近于真实世界的实际状况，更加适应临床的复杂多样性，为构建以按病种付费为主的多元复合式医保支付方式提供了重要技术支撑。DIP 是一个完整、系统的应用体系，围绕大概率事件及小概率事件的综合特征呈现，建立基于临床全样本数据的病种组合目录库，形成对医疗服务市场真实世界中服务成本的精准测算，坐实科学疾病分组的基础作用、支付单价标准的核心作用以及过程控制的关键作用，为有序推进以按病种付费为主的多元复合式医保支付方式改革奠定技术基础。

DIP付费和DRG付费两种支付方式在一定程度上有助于减少按项目付费占比,有利于医疗服务产出付费,有利于规范数据治理和正向引导医疗行为。

第四节　健康医疗大数据与政策方案实施

一、政策执行与监管

数字化时代,大数据的影响贯穿于公共政策运行全过程。在政策实施阶段,大数据分析技术可以有效地监控政策实施的情况。一方面,可以通过数据分析监测,及时掌握政策是否按计划如期实施,了解影响政策顺利实施的因素有哪些。另一方面,对于政策实施过程中出现的一些问题或失误,通过数据分析技术可以快速、准确地将其反映给决策者,从而使决策者能在第一时间提出补救或修正措施。

政策监测的目的在于持续评估实施的政策是否产生了预期的结果,确定政策是否应该改变或需要在议程中考虑下一个新的问题。进行快速政策评估是大数据的优势之一,这使公共行政部门能够在短时间内发现其政策是否具有预期效果。

以医保监管为例,大数据是推动医保监管能力现代化的要点,是医保经办管理不可或缺的技术手段。医保政策实施以来,为了保障参保人员的合法权益,医保中心等相关监管部门会采取定期抽查定点医疗机构的医保支付数据等方法来监管医保支付情况。但是随着缴纳医保的人数越来越多,人们使用医保支付的情况也逐渐增多,海量的医保支付数据极大地加重了医保监管人员的工作量,同时,通过人工抽查也难以保障数据的全面性和精准性,作为一项复杂且庞大的工程,有必要利用大数据技术对医保支付数据实行智能化监控,以实现对医保基金支出情况的精准监控。目前,已有部分城市和地区开始搭建大数据监管平台,运用大数据对医保数据进行监管,并获得一定的监管效果。

2013年,浙江省宁波市开始进行医保监管体系改革,将互联网信息技术与医保传统监管手段深度融合,依托数据挖掘手段实时分析医保交易结算数据,形成"互联网＋医保"监管模式。医保智慧监控系统由智能审核系统、实时交易系统与智能提醒系统等多个子系统组成,对医疗服务行为进行全方位、完整时间线的精准监控,贯穿医疗服务行为全过程。该系统对可能发生的不合理就医信息和诊疗行为采取柔性提醒方式,对已经发生的违规行为按线索追踪,有效提升医保部门对违规行为的稽查效率。

山东省潍坊市从2014年开始积极拓展医保信息化系统建设,与第三方服务机构合作开发智能审核系统,使医保控费从事后监管转为向医疗行为过程前置延伸,基本实现对医疗服务行为的实时监控,并积累了大量实践经验和信息数据。该市医保部门通过智能实时监控、无感人脸识别、进销存监管、线上线下稽核、审核拒付闭环五种手段,在所有"两定机构"和监管机构实现全面布控。通过经办绩效考评、"两定"诚信监管、智能监控知识库、数据风控模型、知识图谱智能化五项功能,为医保管理提供支撑,拓展监管触角,提高监管效能。

山西省太原市的医保智慧监控体系包括医保智能监控平台、数据中心和服务中心,内容涵盖医保规则库、知识库、模型库,能够提供基础设施支撑、标准规范支撑、安全保障支撑和运行维护支撑,可以应用于智能监控类应用、投诉举报类应用、经办稽核类应用、诚信管理类应用、大数据分析类应用等场景。该体系以统一平台打通数据隔绝,实现数据互通,支持与其他政务部门信息共享。平台作为规则库、知识库、模型库这"三个智库"接入点,为监管工作提供丰富的理论、经验、统计、算法支撑。

除医保监管外,依托健康医疗大数据的支持作用,政府部门的职能也在以下领域得到进一步释放,包括:

• 通过对各类数据资源的整合、分析,得出相对完整的成本核算结论,促进科学化决策、精准化预算,实现了医疗卫生服务供给方面的最大效益;

• 通过对健康医疗大数据动态变化的挖掘与分析,卫生管理相关职能部门能更为精准地把握资源分布、政策落实等情况,并能基于网络舆论反馈,重点关注群众医疗难题,为后续医疗卫生供给改革指明了方向;

• 利用健康医疗大数据,加强医院内部控制建设,包括质量控制、绩效考核、成本核算等,及时发现其中存在的问题(如过度用药、多余检查等),营造院内良好风气,实现在激烈的经济市场竞争中可持续发展;

• 利用健康医疗大数据反馈,排查市面上流通的药品的常见质量问题,并面向公众开放,形成良好的预警机制,继而制定科学的管理决策,助力整个医疗卫生供给市场的动态指导与监管。

二、政策评估

公共政策绩效评估包括:公共政策预定目标的完成程度、公共政策的非预期影响、与政府行为相关的各种环境的变化、投入的直接成本和间接成本、公共政策所取得的收益与成本之间的比率等。在进行评估时,必须从系统论的角度出发,从整体性、多层次、多侧面、综合性的角度来考虑评估标准的设定。卫生政策的评估工作是一个系统过程,需要按照评估标准,全面收集信息,进行定性和定量分析,提出对卫生政策是否延续、调整或终止的建议。通过评估回答以下问题:解决问题的程度如何、措施合理的程度如何、社会影响和震荡如何、政策问题未解决的原因等。

从本质上说,政府的目标是改变社会行为。大数据分析则是政府理解公民行为、评估解释政策效果的良好手段。在政策评估阶段,主要评估包括"政策的实施是否发挥预期的作用""实施后又产生了哪些其他方面的后果"等问题。这些问题需要通过科学的数据分析来解答,大数据分析有着不可忽视的作用,同时也对未来政策制定有极其重要的借鉴意义。2000 年以来出现的一种全新的公共管理模式——数字时代治理(Digital-Era Governance,DEG)模式,正是通过将大数据技术应用与政府公共决策智能化融为一体,改变公共政策过程的组织结构,重塑公共政策主体的思维范式和行为方式,使大数据成为影响公共政策评估的重要因素。

大数据既是数据爆炸式增长的结果,也是一种在超大规模数据中快速提取有价值信息的新型技术架构。大数据提供了理解人们需求和偏好的工具,能够帮助政府更好地了解人们对于公民参与的积极性和对立法变动的态度,使政府明白哪些刺激行为、什么样的环境以及哪些政策和监管的改变更加现实、合法和有效。

基于政策议程设置的常用模式,使用大数据方法开展社会政策评估的实践路径,按照"政策制定—政策执行—政策效果"的过程分析模式,涉及"政策制定"(事前评估)、"政策执行"(事中评估)和"政策效果"(事后评估)三个层面。

(1)卫生政策的大数据事前评估

大数据事前评估又称政策预评估,是在政策出台前,通过特定的方法和程序,对政策可能的影响和后果进行分析、预测和事前控制,从而提高决策治理效率、降低政策执行成本的过程。在这一阶段,基于互联网和网民搜索大数据可以有效开展网民民意反馈搜集工作,互联网作为重要的舆情风向标之一,在政策引发的热点事件和敏感议题上对民意的反馈最为及时,能够在一定意义上提供具有反映真实群众意见倾向性的丰富样本。同时,通过跟踪研究,能够有效提炼并深度挖掘负面言论中所指向的政策草案漏洞,做到先行预测预警,为政策制定者科学决策提供民意数据支持。

社会预期管理近年来已成为政府决策的主要参考因素,它正是通过加强预期引导效果评估,利用大数据技术和新媒体媒介有效引导微观经济主体行为与政策引导方向形成共振,从而减少政策出台与执行过程中的阻力或成本。

(2)卫生政策的大数据事中评估

事中评估又称为政策效率评估,主要考虑在政策执行过程中,除了衡量具体的政策执行效果外,其产生的宣贯效率、动员效率、落实效率和实施效率也应该纳入政策执行效率的评估中。事中评估也称为政策反响评估,因为在政策执行过程中舆论在新媒体和大数据技术下产生放大效应,所以必然也要考虑政策实施后人们对政策的关注情况、是否满意等政策反响效果,从而强化政策评估的科学性与可行性。

在卫生政策执行(事中评估)阶段,利用大数据技术可以全面获取相关政府部门围绕卫生政策出台进行政策宣贯落实、出台本地化政策和配套政策举措等相关数据资源,并且能够对政策执行过程中产生的互联网反响进行分析挖掘,也可以利用社会网络分析等技术真实还原公共政策在新媒体环境下的扩散路径,有效分析政策(尤其是针对一些公共危机事件的政策)在跨媒体传播过程中的重要节点、关键路径、传播热度、波及影响、扩散深度和传播范围。大数据可以有效提高公共政策执行过程中的触发感知和反馈能力,对实施过程中的各类阻碍进行分析,及时掌握社会政策执行阶段的真实情况,保障公共政策顺利实施。

(3)卫生政策的大数据事后评估

事后评估是对卫生政策实施执行一段时期后所引发相关效果的评估跟踪过程,其主要包括物理层面(经济社会效益)和心理层面(预期引导效果)两个层面。经济社会效益评估是指要评估公共政策为国家或地方经济社会发展目标所作出的贡献、产生的经济社会效益影响,以及对经济社会的匹配度和适应性所做出的系统性评估。本章的引导案例即是一个大数据事后评估的示例,通过大数据分析探讨政策的有效性。

事后评估在健康贫困治理领域也有重要应用。由于因病致贫、因病返贫的贫困具有暂时性和间歇性等特征,并且容易出现反复,加强健康扶贫"前与后""真与伪"的自我检视,检验健康贫困治理过程中的政策落实效果情况至关重要,这需要形成内部监管与外部监督有机结合的具有交叉性、系统性、全天候的健康扶贫监管体系。利用社会第三方的特殊渠道,对健康贫困治理进行定期与不定期相结合、过程与结果相结合、横向与纵向相结合的治理效果评估。从静态与动态两方面全面、客观、真实地反映治理效果,并以此为依据做出及时的调整。这一过程中,大数据技术为健康贫困的监管与评估提供了更准确的工具,为贫困治理工作带来了便利。通过大数据监测与分析,一方面,可以精准地摸清保险对象的实际状况,提高对贫困人口的识别精准度;另一方面,动态监测家庭开支变化,建立完善的健康贫困动态监测系统,形成贫困人口识别机制和退出机制,实现贫困的动态监测和预警,防止资源占用和返贫现象的发生。在此基础上,建立信息化的共享平台,克服不同区域、组织以及部门间的信息不对称问题,提高健康贫困治理的工作效率。

除政府部门的大数据外,来自网络自媒体和主流新闻媒体等不同信息渠道的大数据,也有助于在卫生政策评估阶段识别民众对卫生政策实施后遇到问题、困难和阻碍时的表达,为卫生政策实施成效评估、宣传引导评估、执行效率督查等方面提供决策参考。通过客观评估社会政策贯彻落实情况及社会反响声量,实现对政策效果的动态反馈,有助于加快形成卫生政策互联网社会反响情况常态化监测分析评估机制,为全面应用海量微观数据对经济社会效益进行评估提供支撑。同时,帮助政策制定者更好地理解民众对于卫生政策实施中的短期及长期的态度、看法、诉求和建议,科学评估卫生政策的利弊得失,为卫生政策事后评估提供导向机制,从而量化反映卫生政策产生的真实效果。

本章小结

新一代信息技术革命为智慧公共决策范式的出现提供了条件,它以大数据为基础,利用大数据分析技术与方法,在复杂的环境和海量的数据中,解释数据之间、数据与环境之间的广泛联系,准确了解过去、把握现在、预测未来,实时连续地为决策的制定提供支持。

大数据为政策过程带来了挑战,这些挑战将影响政策问题的确认、根源分析、方案研制与可行性论证、执行与评估等各阶段的具体工作。本章通过三节内容,介绍了大数据在卫生政策问题认定阶段(政策问题确认与根源分析)、卫生政策方案制定阶段(政策方案研制与可行性论证)和卫生政策方案实施阶段(政策执行与评估)发挥的作用,使海量信息数据为卫生领域的政策制定提供了支持,也为政策分析和政策评估提供了新的视角。

▶ 本章思考题

1. 大数据时代对卫生政策问题的确认带来哪些机遇和挑战?
2. 健康医疗大数据如何促进医疗资源的优化配置与供需动态平衡?
3. 基于大数据的卫生政策评估工作与传统政策评估有何不同?

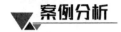 **案例分析**

成都市的"大数据＋医保监管"品牌

成都市深化信息技术应用,着力提升医保监管质效,逐步形成了"大数据＋医保监管"品牌,成都市医保局于2013年和广州中公网医疗信息技术有限公司协作开发智能审核信息系统,并成立医疗保险信息服务中心。该中心负责医疗服务行为实时监控信息系统的建设、管理和维护工作,以及全市医疗保险服务信息的收集、整理、分析工作。成都市从2014年开始分步推进智能审核系统的应用,应用效果明显,住院费用同比增速从2002年的33.5%降至2014年的10.6%,基金支付额度同比增速从2002年的34.1%降至2014年的8.1%。成都市的医保智能监控体系构架呈现"8124"的特点:"8"代表八大基础数据库;"1"代表一个医保监控数据中心;"2"代表两种监控规则;"4"代表四类监控对象。该体系进行实时在线监控及运行分析,搭建线上线下稽核信息移动交互平台。具体分为以下几个工作:

首先,优化升级智能监控平台。"大数据＋医保监管"智能监控平台于2014年开发上线,经过几年完善优化,2018年底"大数据＋医保监管"智能监控3.0平台建成。目前该平台已形成7大板块68个功能模块,具备智能监控预警、多维度分析、重点筛查、移动稽核四大主要功能,基本实现了医保监管"智慧大脑"的中枢定位。其次,建立区域分级监控中心。在8个区(市)县建立了区域性智能监控分中心,负责各片区的智能监控和数据分析工作,并及时核实监控疑点数据,形成了遍及全市的数据收集、处理网络系统。再次,配套开发移动稽核终端。成都医保开发了移动稽核手机应用程序(App),稽核人员可在App上申领稽核任务,接受指挥中心指令数据,现场采集音视频证据,实现医保稽核任务的生成、指派、处理、反馈全程闭环管理。依托上述系统,成都实现了从宏观、中观、微观3个维度对定点医药机构、经办机构、医保医师、参保人等各方,以及病种、药品、诊疗、耗材等项目的实时在线监控,形成了较强大的中枢控制能力,并实现了标准统一(数据采集规范化)、分析预警(数据应用智能化)、即时响应(线上线下一体化)和创新警示教育(事前防范系统化)等功能。

在新冠疫情背景下,如何提高公共卫生大病重病医疗诊治效能,以科技赋能成都市医疗供给侧管理和治理能力现代化将是一大挑战。在新一轮机构改革后,地方卫健、医保应抓住"互联网＋医疗健康"这一核心,加强智慧数据的综合监管;基于全量医疗大数据医疗费用与质量监控技术,在确保医疗质量的前提下,有效控制医疗成本,为政府与医疗机构、患者提供优质服务。

成都市以往健康医疗信息化存在的问题有:①患者过度依赖大型医疗资源,造成看病难、看病贵现象;院后服务投入不足,造成优质医疗资源"挤兑";医保控费和单病种DRGS管理带来服务质量和收入下降的压力。②慢病医保费用占医保总支出的70%,医保控费压力巨大;由于没有从根本上对区域内人群进行有效的健康管理,等病情发生后,只能被动支付医疗费用;医保支付管理费用受政策制约。③对于药店/医药公司而言,缺乏医疗数据和管理机制,无法进行用药的随访、追踪和调整;药品销售与医疗质量和服务脱钩,市场竞争缺乏有效手段。

在成都这一超大城市开发统一的全量医疗大数据平台,加强诊断合理性审核和病例费用与质量监控:建立智能诊断合理性分析系统,对诊断的合理性进行分析;通过病案首页质量审核系统,对病案首页的质量进行审核;通过全量医疗大数据,在建立健全相关分组技术路线的基础上,对病例医疗质量与费用定量分析模型,以及对病例的费用进行准确预估。

在平台基础上,推广药品监控与服务平台。结合健康管理平台,对药品的疗效进行跟踪、分析,为医保带量采购提供品质依据;促进药厂提高产品质量;为新药开发提供数据服务;以健康医疗大数据内嵌的"处方流转平台"为例,通过本平台,为医疗机构处方外配提供统一的信息共享与派送服务,方便老百姓复诊取药、慢病取药。

通过在成都市尽快落地丰富的大数据应用场景,使本地医疗机构在政府部门指导下,实现在全生命周期中主动监管公众个体健康,降低公众在大病重病上的开销,做到病症早期感知,重大疾病早治疗;使医生能动态掌握所管辖患者的状态与康复过程的情况与趋势,对慢病患者实行经济有效的管理与及时干预;通过平台智慧算法提供的精细化的管理方案,极大提高对患者的服务水平,同时也大大减轻医生对患者管理的工作量,释放优质医疗资源。

赋能地方卫健管理部门全生命周期健康管理能力,通过建立全市健康物联监控网络系统和以社区为基本组织单元的重大疾病监管与应急服务体系,全面动态监控人群的健康状态,并通过高效的组织体系,满足被监控的人群的健康服务需求。在此基础上,逐步建立以社区为基本组织单元的公共卫生、居家养老服务体系,使区域管理(CDC)领导者能第一时间动态掌握区域管理范围内公共卫生管理(包括患者的病情与医生管理水平)的总体情况、变化趋势与细节,逐步建立具有自组织能力的,能不断改进公共卫生管理流程与服务水平的管理体系。

提升医疗保障局医保基金监管能力,基于全量健康医疗大数据,全面监控病例的诊断及治疗过程,在从根本上保障医疗质量的前提下,合理使用医保基金;及时掌控区域中的疾病类型、治疗费用以及发展变化趋势,掌握区域中医疗机构的服务能力;为按病种付费提供合理的支付标准;在以上工作基础上,结合购买大病商业医疗保险(包括健康管理服务),逐步实现全民免费医疗。

综上,通过全量健康医疗大数据平台的运用,让成都市更多的机构和产业应用参与到大健康产业生态圈,让社会医疗保障、健康管理、慢病管理、商业保险、医疗机构、药械厂商、医疗科研等各方面机构能够合法利用大数据资源,最充分地释放健康医疗大数据价值,形成多方共赢、良性循环的产业生态。

[案例来源:人民日报数字四川(2020)]

【思考题】

1. 健康医疗大数据为医保监管政策制定带来了怎样的变化?
2. 试寻找健康医疗大数据支持卫生政策制定及执行的实际运用。

参考文献

[1] 李妍,谢丽娟.大数据时代健康中国建设的双重境遇与路径选择[J].长江丛刊,2017(28)：121,123.

[2] 叶清,刘迅,周晓梅,等.健康医疗大数据应用存在的问题及对策探讨[J].中国医院管理,2022,42(1)：83-85.

[3] 崔婷婷.兰州市城关区环境重金属暴露人体健康风险评价[D].兰州：西北师范大学,2018.

[4] 汤少梁.大数据管理与应用专业导论[M].南京：东南大学出版社,2021.

[5] 吕欣,李洪侠,李鹏.大数据与国家治理[M].北京：电子工业出版社,2020.

[6] 顾天阳,赵旺,曹林.跨组织医疗健康大数据聚合与案例知识推理方法研究[J].情报科学,2022,40(3)：40-44.

[7] 杨善林,丁帅,顾东晓,等.医疗健康大数据驱动的知识发现与知识服务方法[J].管理世界,2022,38(1)：219-229.

[8] 龙思哲,李朵,林琳.利用可溯源技术提升健康医疗大数据质量的方法探讨[J].中国卫生标准管理,2021,12(24)：1-4.

[9] 李蕴,李文斌.浅析精准医学与健康医疗大数据[J].继续医学教育,2021,35(6)：57-59.

[10] 张鸣春.城市健康医疗大数据实行PPP模式的动力、机制与规制[J].中国卫生事业管理,2021,38(1)：3-5.

[11] 吕文慧,段鹏,周洁如,等.我国城乡居民健康投资现状的差异及对策研究[J].现代管理科学,2021(8)：35-45.

[12] 廖子锐,田雪晴,关天嘉,等.第三方机构参与健康医疗大数据共享模式探讨[J].中国公共卫生,2021,37(7)：1173-1176.

[13] 孙烨祥,吕筠,沈鹏,等.健康医疗大数据驱动下的疾病防控新模式[J].中华流行病学杂志,2021,42(8)：1325-1329.

[14] 朱寿华.大数据人工智能在医疗健康领域中的应用：评《健康医疗大数据与人工智能》[J].科技管理研究,2021,41(2)：234.

[15] 李洪晨,马捷,胡漠.面向健康医疗大数据安全保护的医疗区块链模型构建[J].图书情报工作,2021,65(2)：37-44.

[16] 秦盼盼,谢莉琴,陈荃,等.基于健康医疗大数据的分级诊疗实施路径研究[J].中国医院管理,2021,41(6)：75-78.

[17] 李晓洁,丛亚丽.健康医疗大数据公平问题研究[J].自然辩证法通讯,2021,43(8)：8-13.

［18］宋扬，贾王平，韩珂，等.健康医疗大数据的应用及其挑战［J］.中国慢性病预防与控制，2021，29（3）：220-223.

［19］顾海，贾仓仓，吴迪，等.健康医疗大数据应用背景下个人隐私权问题探究［J］.中国卫生事业管理，2021，38（2）：117-120.

［20］史钰斐.健康医疗大数据发展应用的思考［J］.无线互联科技，2021，18（19）：94-95.

［21］周耀林，吴化，刘丽英，等.健康医疗大数据背景下我国医院档案管理研究：需求、转变与对策［J］.档案学研究，2021（6）：78-83.

［22］柴国荣，汪佳颖.“健康中国”战略下医疗健康大数据的价值挖掘与实现［J］.电子政务，2022（6）：99-110.

［23］Aminpour P, Gray S A, Jetter A J, et al. Wisdom of stakeholder crowds in complex social-ecological systems［J］. Nature Sustainability，2020，3（3）：191-199.

［24］刘业政，孙见山，姜元春，等.大数据的价值发现：4C 模型［J］.管理世界，2020，36（2）：129-138.

［25］王政，王萍，曹洋.新时代“互联网＋医疗健康管理”互联网医院建设及发展探讨［J］.中国医院管理，2020，40（11）：90-92.

［26］秦盼盼，雷行云，魏路通，等.委属委管医院“互联网＋”及健康医疗大数据应用现状分析与思考［J］.中国数字医学，2020，15（9）：2-5.

［27］姜瀚.健康医疗大数据产业分析与前景展望探讨［J］.产业创新研究，2020（18）：21-22.

［28］卫荣.健康医疗大数据质量治理研究［J］.中国卫生质量管理，2020，27（3）：5-8.

［29］吴许俊，丁勇，姜枫，等.健康医疗大数据开放实验室建设与应用研究［J］.实验技术与管理，2020，37（5）：231-233.

［30］郭建.健康医疗大数据应用中的伦理问题及其治理思考［J］.自然辩证法研究，2020，36（3）：85-90.

［31］张戈，彭亚标，欧爱华，等.基于健康医疗大数据特征的采集与分类方法研究［J］.临床医药文献电子杂志，2020，7（23）：180.

［32］李后卿，印翠群，樊津妍.中国健康医疗大数据国家战略发展研究［J］.图书馆，2019（11）：30-37.

［33］刘士国，熊静文.健康医疗大数据中隐私利益的群体维度［J］.法学论坛，2019，34（3）：125-135.

［34］粟丹.论健康医疗大数据中的隐私信息立法保护［J］.首都师范大学学报（社会科学版），2019（6）：63-73.

［35］朱建光，胡莹.探讨健康医疗大数据的发展现状与应用模式［J］.电子世界，2019（19）：80-81.

［36］孟若谷，杨羽，张路霞.健康医疗大数据质量评估方法进展与展望［J］.中国卫生信息管理杂志，2019，16（6）：677-681.

［37］Yang Y, Wu J H, Huang S Y, et al. Multimodal medical image fusion based on fuzzy discrimination with structural patch decomposition［J］. IEEE Journal of Biomedical and Health Informatics，2019，23（4）：1647-1660.

［38］Nweke H F, Wah TY, Mujtaba G, et al. Data fusion and multiple classifier systems for human activity detection and health monitoring：Review and open research directions［J］. Information Fusion，2019，46：147-170.

［39］曾强，唐明全，汪海波.健康医疗大数据及其应用［J］.中国国情国力，2018（3）：51-54.

［40］陈敏，黄竹青，秦健.湖北省健康医疗大数据资源目录体系建设研究［J］.中国医院管理，2018，38（12）：67-68.

［41］刘春富，陈红敏.论健康医疗大数据保护的相对安全观［J］.浙江大学学报（医学版），2018，47

（6）：563-576.

[42] 段金宁. "互联网＋"医疗环境下的健康医疗大数据应用[J]. 中华医学图书情报杂志，2018，27（6）：49-53.

[43] 牟冬梅，王萍，郑晓月，等. 基于健康医疗大数据的医学信息学教学体系优化设计[J]. 医学与社会，2018，31（1）：80-83.

[44] 杨超，张路霞，赵明辉. 健康医疗大数据在临床专科中的发展与应用：基于中国肾脏疾病数据网络的思考[J]. 中华内科杂志，2018，57（9）：624-625.

[45] 李华才. 扎实推进健康医疗大数据应用研究的几点思考[J]. 中国数字医学，2018，13（3）：1.

[46] 黄锢. 健康医疗大数据应用及发展研究[J]. 中国卫生产业，2018，15（15）：24-25.

[47] 许培海，黄匡时. 我国健康医疗大数据的现状、问题及对策[J]. 中国数字医学，2017，12（5）：24-26.

[48] 毕丹，董可男，薛鲁宁，等. 健康医疗大数据产业分析与前景展望[J]. 大数据时代，2017（4）：6-20.

[49] 邓韧，丁智刚，胡娟，等. 省级健康医疗大数据平台设计与实现[J]. 中国卫生信息管理杂志，2017，14（1）：31-34.

[50] 邢丹，姚俊明. 利用 CloudP2P 构建健康医疗大数据平台[J]. 医学信息学杂志，2017，38（3）：17-21.

[51] 薛付忠. 健康医疗大数据驱动的健康管理学理论方法体系[J]. 山东大学学报（医学版），2017，55（6）：1-29.

[52] 孟群，尹新，梁宸. 中国"互联网＋健康医疗"现状与发展综述[J]. 中国卫生信息管理杂志，2017，14（2）：110-118.

[53] Shaw T，McGregor D，Brunner M，et al. What is eHealth development of a conceptual model for eHealth：Qualitative study with key informants[J]. Journal of Medical Internet Research，2017，19（10）：e324.

[54] 代涛. 健康医疗大数据发展应用的思考[J]. 医学信息学杂志，2016，37（2）：2-8.

[55] 董诚，林立，金海，等. 医疗健康大数据：应用实例与系统分析[J]. 大数据，2015，1（2）：78-89.

[56] 罗晓兰. 大数据背景下"个性化医疗"信息集成模式初探[J]. 中华健康管理学杂志，2015，9（2）：146-150.

[57] 杨善林，周开乐. 大数据中的管理问题：基于大数据的资源观[J]. 管理科学学报，2015，18（5）：1-8.

[58] 颜延，秦兴彬，樊建平，等. 医疗健康大数据研究综述[J]. 科研信息化技术与应用，2014，5（6）：3-16.

[59] 徐宗本，冯芷艳，郭迅华，等. 大数据驱动的管理与决策前沿课题[J]. 管理世界，2014（11）：158-163.

[60] 杜少甫，谢金贵，刘作仪. 医疗运作管理：新兴研究热点及其进展[J]. 管理科学学报，2013，16（8）：1-19.

[61] 牟忠林，王雅洁，陈娟，等. 健康大数据在医疗卫生领域中的应用及挑战[J]. 海南医学，2017，28（2）：173-176.

[62] 葛鹏楠，赵雨，韩彩欣. 互联网医疗政策的执行问题和对策：基于史密斯模型的分析[J]. 卫生经济研究，2021，38（1）：17-21.

[63] 陈亮. 我国互联网医疗对居民健康影响的现状、趋势及政策建议[J]. 湖北经济学院学报（人文社

会科学版),2021,18(5):74-78.

[64] 王佳旺,李强翔,陈小元.互联网医疗发展的动力机制与路径探析:基于多源流模型视角[J].世界科技研究与发展,2022,44(2):222-230.

[65] 代涛.健康医疗大数据:理论与应用[M].北京:人民卫生出版社,2021.

[66] 林子雨.大数据技术原理与应用:概念、存储、处理、分析与应用[M].3版.北京:人民邮电出版社,2021.

[67] 卢朝霞.健康医疗大数据:理论与实践[M].北京:电子工业出版社,2017.

[68] 俞成功,丁静.基于区块链的健康医疗大数据平台构建[J].电子技术与软件工程,2020(6):176-179.

[69] 苏学峰,王铁忠,赵波,等.临汾区域健康医疗大数据智能平台的建设与实践[J].中国信息化,2022(1):82-85.

[70] 金小桃.健康医疗大数据[M].北京:人民卫生出版社,2018.

[71] 纪杰.健康医疗大数据:背景、理论与实践[M].北京:经济科学出版社,2020.

[72] 朱承璋,刘梓汐,李文静,等.分布式医疗大数据存储方案研究综述[J].软件导刊,2022,21(4):7-12.

[73] 李伟,刘光明,张真发.基于MongoDB数据库的临床医疗大数据存储方案设计与优化[J].工业控制计算机,2016,29(1):121-123.

[74] 黄晓琴,戴静娟,徐海东.基于大数据HBase的电子病历智能全文检索系统研究[J].中国数字医学,2019,14(5):27-29.

[75] 王勇,张跃.Kafka与HBase在健康监测大数据平台中的应用研究[J].软件导刊,2021,20(4):188-193.

[76] 关涛,李睿博,孙莉莉,等.阿里云数据湖VS数据仓库之争?阿里提出大数据架构新概念:湖仓一体[EB/OL].[2020-10-10].https://developer.aliyun.com/article/775390.

[77] 王鹏,周静,王凯曦,等.健康医疗大数据云平台研究综述[J].中国医疗设备,2020,35(5):161-165.

[78] 徐保民,倪旭光.云计算发展态势与关键技术进展[J].中国科学院院刊,2015,30(2):170-180.

[79] 陈敏,周彬,肖树发.健康医疗大数据安全与管理[M].北京:人民卫生出版社,2020.

[80] 冯登国,等.大数据安全与隐私保护[M].北京:清华大学出版社,2018.

[81] 中国电子信息产业发展研究院.数据治理与数据安全[M].北京:人民邮电出版社,2019.

[82] 王瑞民.大数据安全:技术与管理[M].北京:机械工业出版社,2021.

[83] 国家市场监督管理总局,国家标准化管理委员会.信息安全技术大数据安全管理指南:GB/T 37973—2019[S].北京:中国标准出版社,2019.

[84] 郭子菁,罗玉川,蔡志平,等.医疗健康大数据隐私保护综述[J].计算机科学与探索,2021,15(3):389-402.

[85] 2021数据安全与个人信息保护技术白皮书[R].北京:炼石网络技术有限公司,2021,12.

[86] 全国信息安全标准化技术委员会大数据安全标准特别工作组.大数据安全标准化白皮书(2018版)[EB/OL].https://www.tc260.org.cn/file/dsj2018.pdf,2018.

[87] 洪延青,何延哲.英国健康医疗大数据平台care data为何停摆?[J].中国经济周刊,2016(29):77-79.

[88] 张路霞,段会龙,曾强,等.健康医疗大数据的管理与应用[M].上海:上海交通大学出版社,2020.

[89] 代涛,杨佳泓.医疗大数据[M].上海:上海科学技术出版社,2015.

[90] 谭志明.健康医疗大数据与人工智能[M].广州:华南理工大学出版社,2019.

［91］石乐明,郑媛婷,苏振强,等.大数据与精准医学[M].上海:上海交通大学出版社,2017.

［92］张学高,周恭伟.人工智能＋医疗健康:应用现状及未来发展概论[M].北京:电子工业出版社,2019.

［93］动脉网蛋壳研究院.大数据＋医疗:科学时代的思维与决策[M].北京:机械工业出版社,2019.

［94］火石创造.医药研发领域大数据和人工智能的应用探讨[EB/OL].https://www.cn-healthcare.com/articlewm/20190408/content-1049270.html

［95］上海交通大学人工智能研究院.2019中国人工智能医疗白皮书[R].2019.

［96］赵成龙.国内AI医学影像平台商业模式探索[EB/OL].火石创造,2018.

［97］杨欣.AI技术在医学影像中的应用及行业发展现状[EB/OL].火石创造,2019.

［98］陈真诚,蒋勇,胥明玉,等.人工智能技术及其在医学诊断中的应用及发展[J].生物医学工程学杂志,2002,19(3):505-509.

［99］周瑞泉,纪洪辰,刘荣.智能医学影像识别研究现状与展望[J].第二军医大学学报,2018,39(8):917-922.

［100］陈杨,陈轶伦,曾文杰,等.人工智能在药物再定位的应用[J].中国医药导刊,2022,24(4):334-341.

［101］Chong C R, Sullivan D J. New uses for old drugs[J]. Nature, 2007, 448(7154): 645-646.

［102］Ghofrani H A, Osterloh I H, Grimminger F. Sildenafil: From angina to erectile dysfunction to pulmonary hypertension and beyond[J]. Nature Reviews Drug Discovery, 2006, 5(8): 689-702.

［103］Buse J B, Henry R R, Han J, et al. Effects of exenatide (exendin-4) on glycemic control over 30 weeks in sulfonylurea-treated patients with type 2 diabetes[J]. Diabetes Care, 2004, 27(11): 2628-2635.

［104］Li H L, Gao Z T, Kang L, et al. TarFisDock: A web server for identifying drug targets with docking approach[J]. Nucleic Acids Research, 2006, 34(suppl_2): W219-W224.

［105］Lounkine E, Keiser M J, Whitebread S, et al. Large-scale prediction and testing of drug activity on side-effect targets[J]. Nature, 2012, 486(7403): 361-367.

［106］Yang L, Wang K J, Chen J, et al. Exploring off-targets and off-systems for adverse drug reactions via chemical-protein interactome: Clozapine-induced agranulocytosis as a case study[J]. PLoS Computational Biology, 2011, 7(3): e1002016.

［107］Yang L, Chen J, Shi L M, et al. Identifying unexpected therapeutic targets via chemical-protein interactome[J]. PLoS One, 2010, 5(3): e9568.

［108］Yang L, Luo H, Chen J, et al. SePreSA: A server for the prediction of populations susceptible to serious adverse drug reactions implementing the methodology of a chemical-protein interactome[J]. Nucleic Acids Research, 2009, 37(2): W406-W412.

［109］Yang L, Chen J, He L. Harvesting candidate genes responsible for serious adverse drug reactions from a chemical-protein interactome[J]. PLoS Computational Biology, 2009, 5(7): e1000441.

［110］Ostrov D A, Grant B J, Pompeu Y A, et al. Drug hypersensitivity caused by alteration of the MHC-presented self-peptide repertoire[J]. Proceedings of the National Academy of Sciences of the United States of America, 2012, 109(25): 9959-9964.

［111］Yang L, Agarwal P. Systematic drug repositioning based on clinical side-effects[J]. PLoS One, 2011, 6(12): e28025.

［112］Cahill B C, O'Rourke M K, Strasburg K A, et al. Methotrexate for lung transplant recipients with steroid-resistant acute rejection[J]. The Journal of Heart and Lung Transplantation: the Official Publication of the International Society for Heart Transplantation，1996，15(11)：1130-1137.

[113] Lanka J，Housley S N，Benigno B B，et al. ELAFT：An Ensemble based Machine learning Algorithm that Predicts Anti cancer Drug Responses with High Accuracy[J]. Journal of Oncology Research，2021,4(1):1-11.

[114] Winslow C E. The untilled fields of public health[J]. Science，1920，51(1306)：23-33.

[115] 曾强.健康医疗大数据的管理与应用[M].上海：上海交通大学出版社,2020.

[116] 房连泉.大数据在国际公共卫生监测中的应用及启示[J].江淮论坛,2020(3)：130-136.

[117] Cheryl Waldner. Big Data for Infectious Diseases Surveillance and the Potential Contribution to the Investigation of Foodborne Disease in Canada：An Overview and Discussion Paper[EB/OL]. https://nccid. ca/publications/big-data -for-infectious-diseases-surveillance/.

[118] 孟润堂,罗艺,宇传华,等. 健康大数据在公共卫生领域中的应用与挑战[J]. 中国全科医学，2015，18(35)：4388-4392.

[119] Khoury M J，Iademarco M F，Riley W T. Precision public health for the era of precision medicine[J]. American Journal of Preventive Medicine，2016，50(3)：398-401.

[120] 马诗诗,于广军,崔文彬.区域卫生信息化环境下健康医疗大数据共享应用思考与建议[J].中国数字医学,2018,13(4)：11-13.

[121] 朱建光,毛安.试论基于区域卫生信息化环境下的健康医疗大数据共享应用[J].信息通信,2019,32(10)：262-263.

[122] 曾润喜,顿雨婷.健康医疗大数据：理论、实践与应用：中国信息化专家学者"围观基层"系列活动第八站研讨会综述[J].电子政务,2017(1)：117-121.

[123] 李立明,姜庆五.中国公共卫生理论与实践[M].北京：人民卫生出版社,2015.

[124] 刘长娜,刘军,韩冬.传染病监测与监测大数据应用的研究进展[J].职业与健康,2021，37(6)：844-846.

[125] 马家奇.中国疾病预防控制信息体系规划与发展[J].中国数字医学,2011,6(6)：11-14.

[126] He H Y，Deng H F，Wang Q，et al. Percolation of temporal hierarchical mobility networks during COVID-19[J]. Phil Trans R Soc A，2022，1.

[127] Edsberg MØllgaard P，Lehmann S，Alessandretti L. 2021 Understanding components of mobility during the COVID-19 pandemic. Phil Trans R Soc A，2022，1.

[128] Steinegger B，Arola-Fernández L，Granell C，et al. Behavioural response to heterogeneous severity of COVID-19 explains temporal variation of cases among different age groups[J]. Phil Trans R Soc A，2022，1.

[129] Burghardt K，Lerman K. Unequal impact and spatial aggregation distort COVID-19 growthrates[J]. Phil Trans R Soc A，2022，1

[130] Gleeson J P，Brendan Murphy T，O'Brien JD，et al. 2021 Calibrating COVID-19 susceptible-exposed-infected-removed models with time-varying effective contact rates. [J]. Phil Trans R Soc A，2022，1.

[131] Shridhar S V，Alexander M，Christakis N A. 2021 Characterizing super-spreaders using population-level weighted social networks in rural communities [J]. Phil Trans R Soc A，2022，1.

[132] Jiang J Y，Zhou Y C，Chen X S，et al. COVID-19 Surveiller：Toward a robust and effective pandemic surveillance system based on social media mining[J]. Phil Trans R Soc A，2022，1.

[133] 张新,林晖,王劲峰,等.中国数字化公共卫生应急管理体系建设的科技策略建议[J].武汉大学学报(信息科学版),2020,45(5)：633-639.

[134] 中国互联网络信息中心.第47次中国互联网络发展状况统计报告[EB/OL]. http://www.cac.

gov. cn/2021-02/03/c_1613923422728645. htm.

[135] 科技部、国家卫生健康委联合中华医学会建立防控新冠肺炎科研成果的专业性交流平台[J]. 中华医学信息导报,2020(4):2.

[136] 中国生物技术发展中心. 2020 中国生物技术基地平台报告[M]. 北京:科学技术文献出版社,2021.

[137] 做劳动者健康的"守护者"! 柯桥启动职业病危害因素在线监测项目[EB/OL]. https://baijia-hao. baidu. com/s? id=1726058490768703444&wfr=spider&for=pc.

[138] 职业病危害因素在线监管平台:做劳动者健康的"守护者"工作[EB/OL]. http://www. sohu. com/a/491746161_121185471

[139] 马家奇. 新冠肺炎防控大数据与人工智能应用优秀案例集[M]. 北京:人民卫生出版社,2020.

[140] 娄岩,胡仕坤,袁磊. 医学大数据概论[M]. 北京:清华大学出版社,2021.

[141] 动脉网蛋壳研究院. 大数据+医疗[M]. 北京:机械工业出版社,2019.

[142] 葛海燕,关国跃,祭伟,等. 基于大数据的慢性病健康管理服务研究进展[J]. 健康教育与健康促进,2019,14(1):56-60.

[143] 《中国居民营养与慢性病状况报告(2020 年)》国务院新闻办公室 2020 年 12 月 23 日新闻发布会(摘要)[J]. 中老年保健,2021(2):8.

[144] 卢朝霞,健康医疗大数据理论与实践[M]. 北京:电子工业出版社,2021.

[145] 贺婷,刘星,李莹,等. 大数据分析在慢病管理中应用研究进展[J]. 中国公共卫生,2016,32(7):981-984.

[146] 许利群. 移动健康和智慧医疗[M]. 北京:人民邮电出版社,2016.

[147] 徐曼,沈江,余海燕. 大数据医疗[M]. 北京:机械工业出版社,2017.

[148] 于广军,杨佳泓. 医疗大数据[M]. 上海:上海科学技术出版社,2015.

[149] 每日经济新闻.《2019 全球健康预测》报告:去年近 900 万人死于心脏病[EB/OL]. [2020-12-10]. https://m. gmw. cn/baijia/2020-12/10/1301922653. html.

[150] 郭毅可,杨氚. 精确医学与大数据[J]. 上海大学学报(自然科学版),2016. 22:17-28.

[151] 钮鑲琦. 大数据时代社区智慧养老服务模式及发展路径研究[J]. 经营与管理,2022(5):92-97.

[152] 石卉,赵国敏. 大数据赋能下的智慧养老标准化研究[J]. 中国标准化,2022(5):136-140.

[153] 吕兰婷,林筑,张延. 我国慢性病防控与管理研究的十年综述[J]. 中国卫生事业管理,2020,37(1):32-34.

[154] 马晨,刘晓迪,修璟威,等. 我国慢性病防治体系的发展与现状[J]. 职业与健康,2018,34(8):1136-1139.

[155] 邓姣,王维斌,陈锦明,等. 中医健康管理在慢性病管理中的优势分析[J]. 福建中医药,2021,52(5):5-6.

[156] 于莉,林平. 慢性病管理的中医优势与全民健康服务[C]//第六届中国中医药信息大会——创新驱动·融合共享·安全可控论文集. 武汉,2019:385-388.

[157] 叶天瑜,王高玲. 医疗健康大数据在慢性病管理中的应用研究[J]. 卫生经济研究,2017(2):67-69.

[158] 孙忠人,游小晴,韩其琛,等. 人工智能在中医药领域的应用进展及现状思考[J]. 世界科学技术-中医药现代化,2021,23(6):1803-1811.

[159] 丁敏,郦永平. 中医诊断的智能化研究进展[J]. 江苏中医药,2009,41(8):77-79.

[160] 韦安琪. 湖北省健康医疗大数据资源目录体系研究[D]. 武汉:华中科技大学,2019.

［161］董杭军.中医药健康信息平台建设体系研究[J].中医药管理杂志,2021,29(23)：291-292.

［162］肖勇,沈绍武,孙静,等.后疫情时代中医药信息化建设与发展的思考[J].时珍国医国药,2020,31(12)：3055-3057.

［163］胡文,侯政昆,刘凤斌,等.关于大数据时代的中医药临床研究的思考[J].世界科学技术-中医药现代化,2019,21(8)：1656-1661.

［164］程小恩,温川飙.中医药医联体大数据管理平台构建研究[J].中国数字医学,2017,12(4)：2-3.

［165］洪婕,顾捷飞,钟臻,等.基于大数据挖掘的名老中医智能化传承系统的设计与探索[J].中医药管理杂志,2021,29(23)：337-338.

［166］张杰,田文得,宋璐霞,等.基于数据挖掘技术探讨中成药治疗高血压的用药规律[J].中西医结合心脑血管病杂志,2021,19(24)：4216-4221.

［167］杨洁,庞震苗,刘琼,等.基于数据挖掘的新型冠状病毒肺炎中医防治方药分析[J].中医临床研究,2021,13(36)：41-45.

［168］四川大学华西医院.国防科大、华西专家用移动大数据告诉你,我国的疫情防控政策到底好有效! [EB/OL].https://www.cnhealthcare.com/articlewm/20210907/content-1261406.html.

［169］林子雨.张冬,张俊华,孙凤,等.真实世界研究与中医药大数据[J].世界中医药,2019,14(12)：3119-3122.

［170］王建冬,童楠楠,易成岐.大数据时代公共政策评估的变革:理论、方法与实践[M].北京:社会科学文献出版社,2019.

［171］Dewey J. How We Think[M]. Dover Publications,1997.

［172］(美)B.盖伊·彼得斯(B. Guy Peters),(美)弗兰斯·K. M.冯尼斯潘(Frans K. M. van Nispen),编.公共政策工具:对公共管理工具的评价[M].顾建光,译.北京:中国人民大学出版社,2007.

［173］(加)梁鹤年,著.政策规划与评估方法[M].丁进锋,译.北京:中国人民大学出版社,2009.

［174］托马斯·R·戴伊.理解公共政策[M].北京:中国人民大学出版社,2004.

［175］Green D S, Thorogood N. Analysing Health Policy[M]. London：Longman,1998.

［176］Blank R H, Burau V D. Comparative health policy[M]. Houndmills, Basingstoke, Hampshire：Palgrave Macmillan,2004

［177］Buse K, Mays N, Walt G. Making health policy［M］. Maidenhead：Open University Press,2005

［178］梅文华,唐本雄.卫生政策情境分析及其应用[M].北京:科学出版社,2008.

［179］(英)罗布·巴戈特.解析医疗卫生政策[M].赵万里,等译.上海:格致出版社,2012.

［180］郝模.卫生政策学[M].2版.北京:人民卫生出版社,2013.

［181］Daniell K A, Morton A, Insua D R. Policyanalysis and policy analytics[J]. Annals of Operations Research, 2016,236(1)：1-13.

［182］陈玲,赵静,薛澜.择优还是折衷?——转型期中国政策过程的一个解释框架和共识决策模型[J].管理世界,2010(8)：59-72.

［183］金昌晓,计虹,席韩旭,等.大数据科研分析平台在临床医学研究中的应用探讨[J].中国数字医学,2019,14(2)：37-39.

［184］杨薇,崔英子,杨海淼,等.医疗大数据在中医药研究领域的应用与思考[J].长春中医药大学学报,2016,32(3)：625-627.

［185］Misuraca G, Mureddu F, Osimo D. Policy-Making 2. 0：Unleashing the Power of Big Data for Public Governance[M]//Gascó-Hernández M. Open Government. New York：Springer,2014：171-188.

［186］胡税根,单立栋,徐靖芮.基于大数据的智慧公共决策特征研究[J].浙江大学学报(人文社会科

学版),2015,45(3):5-15.

[187] 深圳国泰安教育技术股份有限公司大数据事业部群,中科院深圳先进技术研究院-国泰安金融大数据研究中心.大数据导论:关键技术与行业应用最佳实践[M].北京:清华大学出版社,2015.

[188] 张楠,马宝君,孟庆国.政策信息学:大数据驱动的公共政策分析[M].北京:清华大学出版社,2019.

[189] (英)维克托·迈尔-舍恩伯格(Viktor Mayer-Schonberger),(英)肯尼思·库克耶(Kenneth Cukier).大数据时代:生活、工作与思维的大变革[M].盛杨燕,周涛,译.杭州:浙江人民出版社,2013.

[190] 动脉网蛋壳研究院.大数据+医疗:科学时代的思维与决策[M].北京:机械工业出版社,2019.

[191] 宋劲松,夏霆.大数据对公共卫生安全风险治理的赋能机理研究:以新冠肺炎疫情防控为例[J].行政管理改革,2022(4):21-29.

[192] 光明网.医疗创新它保底,江苏8000万人的电子病历都在这[EB/OL].https://m.gmw.cn/baijia/2020-10/16/1301681021.html

[193] 杨文静.我国公共卫生应急政策变迁研究[D].兰州:兰州大学,2020.

[194] 张研,段磊,张亮.大数据理念下居民医疗服务利用监测研究[J].中国卫生政策研究,2017,10(7):71-74.

[195] 高华丽,闫建.政府大数据战略:政府治理实现的强力助推器[J].探索,2015(1):104-107.

[196] 李志刚.大数据:大价值、大机遇、大变革[M].北京:电子工业出版社,2012.

[197] 孙学智.我国省级医疗健康服务资源配置效率研究[D].杭州:浙江大学,2019.

[198] 宋斐.医疗卫生供给侧改革背景下健康医疗大数据的作用探析[J].科技风,2020(22):90-92.

[199] 卜勇力.西藏自治区公共医疗资源网格配置研究[D].成都:电子科技大学,2015.

[200] 周天恒.健康医疗大数据在医疗卫生供给侧改革中的作用研究[D].南宁:广西大学,2018.

[201] 孙江涛.基于医疗大数据的C市公共医疗资源配置研究[D].天津:天津大学,2020.

[202] 唐春雷.基于大数据的社区医疗设施供需匹配研究:以上海市宝山区为例[D].上海:上海应用技术大学,2020.

[203] 黄广振,包婷,高泽方,等.大数据平台下智能监控体系助推徐州市按病种收付费的实践[J].中国医疗保险,2022(1):52-56.

[204] 祝玲,董子坤.DRG支付下的大数据医保基金监管创新实践[J].卫生经济研究,2021,38(12):37-40.

[205] 朱士俊,鲍玉荣.医疗费用支付方式改革—DRGs简介[J].中华医院管理杂志,2006(10):664-665.

[206] 刘芬,孟群.DRG支付体系构建的国际经验及启示[J].中国卫生经济,2018,37(8):93-96.

[207] 邵华民,万青.应用DRGs方法评价医疗服务绩效的效果研究[J].医院管理论坛,2018,35(11):16-18.

[208] 赵静如,冯奕.基于大数据概念医保费用控制管理探索[J].中国卫生产业,2017,14(28):60-61.

[209] 以大数据推进医保支付结算按病种分值付费改革全面推广[N/OL].潇湘晨报,2020-10-28.https://baijiahao.baidu.com/s?id=1681809866492590608&wfr=spider&for=pc.

[210] 中国医疗保险.DIP支付方式改革,怎样把握数据质量[EB/OL].https://www.sohu.com/a/556004550_439958.

[211] 王和,鞠松霖.基于大数据的保险商业模式[J].中国金融,2014(15):28-30.

[212] 史寒冰.社会保险与大数法则[J].金融博览,2013(9):34-35.

［213］许速,谢桦,崔欣,等.基于大数据的病种分值付费的原理与方法［J］.中国医疗保险,2020(9)：23-28.

［214］王春福.大数据与公共政策的双重风险及其规避［J］.理论探讨,2017(2)：39-43.

［215］Höchtl J,Parycek P,Schöllhammer R. Big data in the policy cycle：Policy decision making in the digital era［J］. Journal of Organizational Computing and Electronic Commerce，2016，26（1/2）：147-169.

［216］王彦予,孟兆敏.大数据驱动下的医保智能监管:基于成都市医保监管实践［J］.中国卫生法制,2021，29(5)：136-138.

［217］王雪艳.如何利用大数据精准监管医保工作［J］.经济师,2021(9)：254-255.

［218］黄卓毅.宁波智慧医保监管之道和成效分析［J］.中国医疗保险,2019(8)：9-11.

［219］陈延爱,赵志军,胡会娜.潍坊市推进医保智能监控建设的实践与思考［J］.中国医疗保险,2021(4)：55-58.

［220］郝淑贞.太原医保以智能化助推管理服务精细化的实践与思考［J］.中国医疗保险,2021(1)：23-26.

［221］Clarke A，Margetts H. Governments and citizens getting to know each other? open，closed，and big data in public management reform［J］. Policy & Internet，2014，6(4)：393-417.

［222］张仲芳,金小良.深化健康扶贫助力全面小康［EB/OL］. http://ex. cssn. cn/gd/gd_rwhz/gd_ktsb_1666/qmjcxkshbjxdshzlllts/202011/t20201104_5211606. shtml.

［223］钱毅兰.多元主体治理视角下健康贫困治理影响因素研究［D］.南京:南京中医药大学,2020.

［224］罗元雄.焦作市"健康扶贫"创新模式研究［D］.郑州:郑州大学,2018.

［225］刘一彬,熊敏,李妙珏.成都:"大数据＋医保监管"破解三大矛盾［J］.中国社会保障,2019(11)：82-83.

［226］韩超.推动医疗大数据应用,提升卫健医保监管部门治理能力现代化［EB/OL］.人民日报数字四川,2020-5-15. http://www. rmsznet. com/video/d188429. html.